Decubitus te lijf

Decubitus te lijf

Handboek decubituspreventie voor verpleegkundigen

onder redactie van
Else Poot
Joke Mintjes-de Groot
Jan Weststrate
Liesbeth van der Eerden
Marian Adriaansen

Bohn Stafleu van Loghum
Houten

© 2008 Bohn Stafleu van Loghum, onderdeel van Springer Uitgeverij
Alle rechten voorbehouden. Niets uit deze uitgave mag worden verveelvoudigd, opgeslagen in een geautomatiseerd gegevensbestand, of openbaar gemaakt, in enige vorm of op enige wijze, hetzij elektronisch, mechanisch, door fotokopieën of opnamen, hetzij op enige andere manier, zonder voorafgaande schriftelijke toestemming van de uitgever.

Voor zover het maken van kopieën uit deze uitgave is toegestaan op grond van artikel 16b Auteurswet 1912 j° het Besluit van 20 juni 1974, Stb. 351, zoals gewijzigd bij het Besluit van 23 augustus 1985, Stb. 471 en artikel 17 Auteurswet 1912, dient men de daarvoor wettelijk verschuldigde vergoedingen te voldoen aan de Stichting Reprorecht (Postbus 3051, 2130 KB Hoofddorp). Voor het overnemen van (een) gedeelte(n) uit deze uitgave in bloemlezingen, readers en andere compilatiewerken (artikel 16 Auteurswet 1912) dient men zich tot de uitgever te wenden.

Samensteller(s) en uitgever zijn zich volledig bewust van hun taak een betrouwbare uitgave te verzorgen. Niettemin kunnen zij geen aansprakelijkheid aanvaarden voor drukfouten en andere onjuistheden die eventueel in deze uitgave voorkomen.

ISBN 978 90 313 5025 4
NUR 897

Ontwerp omslag: Bottenheft BNO, Marijenkampen
Ontwerp binnenwerk: Studio Bassa, Culemborg
Automatische opmaak: Pre Press, Zeist
Tekeningen: Crest, India

Bohn Stafleu van Loghum
Het Spoor 2
Postbus 246
3990 GA Houten

www.bsl.nl

Inhoud

	Lijst van redacteuren en auteurs	11
	Voorwoord	14
	Inleiding	16
1	**Prevalentie van decubitus**	**23**
1.1	Inleiding	23
1.2	Definitie van decubitus	24
1.2.1	Oorzaken	24
1.3	Meten van decubitus	25
1.3.1	Methode van meten	26
1.3.2	Meetinstrument	27
1.3.3	Populatie	27
1.4	Prevalentie en kenmerken van decubitus	28
1.4.1	Prevalentiecijfers naar instelling	29
1.4.2	Kenmerken van decubituswonden	30
1.5	Kosten decubitus	32
	Literatuur	33
2	**Oorzaken van decubitus**	**36**
2.1	Inleiding	36
2.2	Historie	37
2.3	Anatomie en functie van huid, vet en skeletspier	39
2.3.1	Huid	40
2.4	Mechanica	47
2.5	Indirecte factoren die invloed hebben op het ontstaan van decubitus	55
2.6	Theorieën die schade in weefsels willen verklaren	57
2.6.1	Ischemie	57

2.6.2	Reperfusieschade	58
2.6.3	Afsluiting van lymfesysteem	59
2.6.4	Vervorming van cellen	59
2.7	Conclusies	61
	Literatuur	62
3	**Diagnostiek van decubitus**	**64**
3.1	Inleiding	64
3.2	Historie	65
3.3	EPUAP-classificatie	65
3.4	Problemen bij classificatie	67
3.4.1	Betrouwbaarheid	67
3.4.2	Observatie van roodheid	67
3.4.3	Donkere huid	71
3.4.4	Decubitusclassificatie kan niet het helingsproces beschrijven	71
3.5	Onderscheid met andere huidletsels	72
3.5.1	Onderscheid tussen decubitus en vochtletsels	72
3.5.2	Onderscheid tussen decubitus en schaafwonden	78
3.6	Toekomst	79
3.7	Besluit	80
	Literatuur	80
4	**Preventie van decubitus**	**83**
4.1	Inleiding	84
4.2	Principes van preventie	84
4.2.1	Grootte van druk en schuifkrachten verminderen	85
4.2.2	Duur van druk en schuifkrachten verminderen	85
4.2.3	Continuïteit bij de preventie van decubitus	85
4.3	Risicobepaling	86
4.3.1	Risicoscorelijsten en klinische blik	86
4.3.2	Niet-wegdrukbare roodheid	91
4.4	Preventieve maatregelen	92
4.4.1	Drukverlaging: vermindering van de grootte van de druk en de schuifkracht	92
4.4.2	Drukpuntverandering: verminderen van de duur van de druk en de schuifkracht	100
4.4.3	Hielbeschermers/zwevende hielen	103
4.5	Betrokkenheid van patiënt en omgeving	104
4.6	Niet-effectieve maatregelen om decubitus te voorkomen	104

4.7	Rol van voeding bij preventie	107
4.8	Slotbeschouwing	108
	Literatuur	108

5	**Wondzorg bij patiënten met decubitus**	**116**
5.1	Fasen in de wondgenezing	117
5.2	Beïnvloedende factoren	119
5.2.1	Lokale factoren	120
5.2.2	Systemische factoren	122
5.3	De wond: anamnese en aanvullend onderzoek	124
5.3.1	De wondanamnese	124
5.3.2	Aanvullend onderzoek	128
5.4	Monitoren van het genezingsproces	129
5.5	Wondbehandeling	131
5.5.1	Wondreiniging	131
5.5.2	Verbandmaterialen	136
5.5.3	Wat is het juiste verband?	140
5.6	Tot slot	143
	Literatuur	143
	Bijlage 1 Decubitus Wond Score	148
	Bijlage 2 Pressucre ulcer healing scale	150

6	**Ketenzorg en decubitus**	**151**
6.1	Inleiding	151
6.2	Waar gaat het om bij ketenzorg: kaders en definities	153
6.2.1	Goede zorg voor de cliënt	153
6.2.2	Definities	154
6.2.3	Verbindingen tussen schakels	155
6.2.4	Professionele werkwijze in de keten	156
6.3	Schakels in de keten en de rol van de verpleegkundige daarin	157
6.3.1	De rollen van de verpleegkundige	157
6.3.2	Langdurende zorg	158
6.3.3	Kortdurende zorg	164
6.4	Samenwerken in de keten	169
6.4.1	Succesfactoren voor goede samenwerking	169
6.4.2	Goede voorbeelden uit de praktijk	171
6.4.3	Knelpunten in regionale samenwerking	173
6.5	Afronding	176
	Literatuur	177

7	**Leiderschap en decubitus**	179
7.1	Inleiding	179
7.2	Wat is leiderschap	180
7.3	Verandermanagement	181
7.4	Decubituszorg in de praktijk	182
7.4.1	Bestuur en management	184
7.4.2	Decubitusconsulent	184
7.4.3	Regionaal Decubitus Netwerk	187
	Literatuur	190
	Bijlage 1 Decubitus incidentie registratieformulier	192
	Bijlage 2 Regionaal protocol voor de preventie van decubitus	194
	Bijlage 3 Behandelingsprotocol	195
8	**Kwaliteit van zorg**	196
8.1	Inleiding	196
8.2	Wat is kwaliteit van zorg?	197
8.3	Welke partijen spelen een rol in de kwaliteit van zorg?	199
8.4	Welke methoden dragen bij aan de kwaliteit van zorg?	200
8.4.1	Klachtenregeling	201
8.4.2	Melden van (bijna-)fouten	201
8.4.3	Intervisie	201
8.4.4	Kwaliteitsmodellen/certificering	202
8.4.5	Patiëntenenquêtes	204
8.4.6	Indicatoren	205
8.4.7	Richtlijnen en protocollen	205
8.5	Richtlijnontwikkeling	207
8.5.1	Historie richtlijnontwikkeling	208
8.5.2	Ontwikkelen van richtlijnen	209
8.5.3	Autorisatie/legitimatie	210
8.5.4	Implementatie	210
8.5.5	Herzien van een richtlijn	210
8.5.6	Toekomstperspectief	211
	Literatuur	211
9	**Sturen met indicatoren**	214
9.1	Inleiding	214
9.2	Wat is een indicator?	215
9.3	Functie van indicatoren	216

9.3.1	Externe toepassing	216
9.3.2	Interne toepassing	217
9.4	Berekening	217
9.4.1	Streefnorm	218
9.5	Typen indicatoren	218
9.5.1	Structuurindicatoren	218
9.5.2	Procesindicatoren	219
9.5.3	Uitkomstindicatoren	219
9.6	Indicatoren decubitus	219
9.6.1	Het meten van de uitkomstindicator decubitus	220
9.7	Het verbeteren van de kwaliteit van zorg	223
9.7.1	De verbetercyclus	225
9.7.2	Stappenplan verbetertraject	225
	Literatuur	229
10	**Patiëntveiligheid**	**231**
10.1	Inleiding	231
10.2	Wat is patiëntveiligheid	232
10.3	Patiëntveiligheid binnen het zorgsysteem	233
10.3.1	Faalfactoren binnen het systeem	233
10.3.2	De mens als schakel in het zorgsysteem	235
10.4	Veiligheid Management Systeem (VMS)	235
10.5	Het voorkómen van fouten	236
10.5.1	Het melden van (bijna-)incidenten	237
10.5.2	Het analyseren van (bijna-)incidenten	238
10.6	Casus	241
	Literatuur	244
11	**Implementatie**	**246**
11.1	Inleiding	246
11.2	Wat is implementeren	247
11.2.1	Wat zijn innovaties	248
11.2.2	Wat zijn beïnvloedende factoren	249
11.2.3	Wat is een implementatiestrategie	250
11.3	Gedragsverandering	252
11.4	Proces van implementatie	255
11.5	Implementatie richtlijnen	258
11.5.1	Wat zijn richtlijnen	258
11.5.2	Hoe implementeer je richtlijnen	258
11.6	Checklist implementatiemonitor	260
11.7	Conclusie	260
	Literatuur	261

12	**Wet- en regelgeving en rechtspraak**	263
12.1	Inleiding	263
12.2	Professionele standaard	267
12.3	Patiëntenrechten: WGBO	269
12.3.1	Verslaglegging	270
12.3.2	Recht op informatie, toestemming, geheimhouding en inzage in dossier	271
12.3.3	Wilsbekwaamheid en vertegenwoordiging	273
12.4	Beroepsuitoefening: Wet BIG	274
12.4.1	Deskundigheid en bekwaamheid	274
12.4.2	Voorbehouden handelingen	275
12.4.3	Protocollen en richtlijnen	276
12.5	Kwaliteitswet zorginstellingen	277
12.6	Verantwoordelijkheid en aansprakelijkheid	278
12.6.1	Verantwoordelijkheid beroepsbeoefenaar	278
12.6.2	Tuchtrecht	280
12.6.3	Strafrecht	281
12.6.4	Civiel recht	282
12.6.5	Klachtrecht	282
12.6.6	Disciplinaire maatregelen	283
12.7	Slotbeschouwing	283
	Literatuur	283
13	**Decubitus internationaal**	286
13.1	Inleiding	286
13.2	De EPUAP	287
13.2.1	Conclusie	289
13.3	De NPUAP	289
13.4	Slotbeschouwing	291
	Literatuur	291
	Register	292

Lijst van redacteuren en auteurs

Redacteuren

Drs. E.P. Poot
adviseur, Landelijk Expertisecentrum Verpleging & Verzorging (LEVV), Utrecht

Dr. A.J. Mintjes-de Groot
directeur, Landelijk Expertisecentrum Verpleging & Verzorging (LEVV), Utrecht

Dr. J.T.M. Weststrate
adviseur (tot 30 september 2007) Landelijk Expertisecentrum Verpleging & Verzorging (LEVV), Utrecht; Research Fellow, Graduate School of Nursing Midwifery and Health, Victoria University of Wellington, Nieuw Zeeland

Dr. L.J.M. van der Eerden
adviseur (tot 31 december 2007) Landelijk Expertisecentrum Verpleging & Verzorging (LEVV), Utrecht

Drs. M.J.M. Adriaansen
directeur, Hogeschool van Arnhem en Nijmegen, Faculteit Gezondheidszorg, afdeling Opleiding Verpleegkunde

Auteurs

Mr. A.M. Buijse
jurist en verpleegkundige; adviseur, Landelijk Expertisecentrum Verpleging & Verzorging (LEVV), Utrecht

Drs. M. Crijns
adviseur, Landelijk Expertisecentrum Verpleging & Verzorging (LEVV), Utrecht

Prof. dr. Th. Dassen
hoogleraar Verplegingswetenschap, Charité, Universitätsmedizin Berlin

Prof. dr. T. Defloor
docent Verplegingswetenschap, Universiteit Gent

Dr. R. J.G. Halfens
universitair hoofddocent, Universiteit Maastricht, Faculteit der Gezondheidswetenschappen

Dr. F. Heule
dermatoloog, Erasmus MC Rotterdam

Drs. G. Holleman
adviseur, Landelijk Expertisecentrum Verpleging & Verzorging (LEVV), Utrecht

Dr. H.E.W. de Laat
verpleegkundig specialist decubituszorg, UMC St Radboud, Nijmegen

Drs. J. Mast
senior-medewerker, Vilans, Utrecht

Ir. E. Nap, RN
adviseur (tot 31 januari 2008) Landelijk Expertisecentrum Verpleging & Verzorging (LEVV), Utrecht; analist, PricewaterhouseCoopers Advisory, Amsterdam Zuidoost

Dr. ir. C.W.J. Oomens
biomedisch ingenieur, T.U. Eindhoven

Drs. E.P. Poot
adviseur, Landelijk Expertisecentrum Verpleging & Verzorging (LEVV), Utrecht

P. Quataert
Verpleegkundig Specialist, voorzitter V&VN Decubitus & Wondconsulenten

Dr. L. Schoonhoven
universitair docent, UMC St Radboud, Nijmegen

Prof. dr. P.H.M. Spauwen
hoogleraar plastische en reconstructieve chirurgie, UMC St Radboud, Nijmegen

Dr. ir. A. Stekelenburg
biomedisch ingenieur, T.U. Eindhoven

Dr. C.J.M. van der Vleuten
dermatoloog, UMC St Radboud, Nijmegen

Dr. J.T.M. Weststrate
adviseur (tot 30 september 2007) Landelijk Expertisecentrum Verpleging & Verzorging (LEVV), Utrecht; Research Fellow, Graduate School of Nursing Midwifery and Health, Victoria University of Wellington, Nieuw Zeeland

Voorwoord

Verbetering van de decubituszorg is de drijfveer van het Landelijk Expertisecentrum Verpleging & Verzorging (LEVV) geweest om dit boek te schrijven.
Ieder geval van decubitus is er één te veel, want nagenoeg alle gevallen zijn te voorkómen, mits er adequate preventieve maatregelen worden genomen. De preventie van decubitus behoort tot de verantwoordelijkheid van verpleegkundigen. Volgens het eerste uitgangspunt van de Nationale Beroepscode van Verpleegkundigen en Verzorgenden is de verpleegkundige persoonlijk verantwoordelijk voor de manier waarop hij/zij de zorg verleent. Het tweede uitgangspunt van de Beroepscode betreft de kennis die verpleegkundigen op peil moeten houden om hun beroep verantwoord uit te oefenen.

De afgelopen jaren is de kennis over decubitus fors toegenomen. Verpleegkundigen schreven er proefschriften over en brachten de prevalentie in kaart. De kennis over decubitus staat echter verspreid in diverse leerboeken en handboeken en is bovendien niet altijd up-to-date.

Dit boek biedt verpleegkundigen actuele vakinhoudelijke en aanverwante kennis over de preventie en behandeling van decubitus. Want naast de vakinhoud zijn er andere aspecten waarmee verpleegkundigen te maken krijgen, bijvoorbeeld implementatie en wet- en regelgeving. Daarom is expertise die binnen het LEVV aanwezig is aan het boek toegevoegd en ontstond een goede mix van relevante kennis.

Decubitus te lijf is bedoeld als 'meegroeiboek'. Doordat de hoofdstukken verschillen in moeilijkheidsgraad, is het boek te gebruiken bij initiële en voortgezette opleidingen en tijdens bij- en nascholingen. Daarnaast is het boek zeer geschikt als naslagwerk in de praktijk. Zowel beginners als gevorderden vinden er iets van hun gading.

Het LEVV dankt alle auteurs, zowel binnen het LEVV als daarbuiten, voor hun bijdrage aan dit boek. Zonder hun expertise was het niet mogelijk geweest dit praktische handboek te maken. We hopen dat verpleegkundigen en verzorgenden het boek met evenveel plezier gebruiken als waarmee het samengesteld is.

Dr. Joke Mintjes-de Groot
Directeur LEVV

Inleiding

Zolang we onderhevig zijn aan de zwaartekracht, zal er altijd decubitus bestaan. Zelfs 'Superman' (Christopher Reeves) was niet tegen zwaartekracht bestand en is uiteindelijk aan de gevolgen van een decubituswond overleden.[1] In 1995 raakte hij ten gevolge van een ongeluk tijdens het paardrijden vanaf zijn nek verlamd. Als beroemd acteur in een rolstoel werd hij een icoon door de Christopher Reeves Foundation op te richten met als doel onderzoek te stimuleren gericht op het verbeteren van de kwaliteit van leven van mensen met een dwarslaesie. Het voorkómen van decubitus is hiervan een onderdeel. In 2004 kreeg Christopher zelf een decubituswond. Deze wond raakte geïnfecteerd en er ontwikkelde zich een sepsis. Op 10 oktober van dat jaar overleed hij aan de gevolgen hiervan.

Een decubitusvrije wereld mag dan misschien een utopie zijn, met de ontwikkelingen op het gebied van decubituspreventie en -behandeling kunnen we het ontstaan van decubitus in de meeste gevallen voorkómen. Verpleegkundigen spelen een belangrijke rol in het vroegtijdig herkennen en het voorkomen van decubitus. Het is daarom van groot belang dat zij op de hoogte zijn van deze ontwikkelingen. Zij zijn namelijk de professionals die het dichtst bij de patiënt staan. Het geeft ze inzicht en zelfvertrouwen wanneer ze adequaat handelen in complexe zorgsituaties.

Naast inhoudelijke ontwikkelingen, zijn er maatschappelijke ontwikkelingen die het uitgeven van een boek voor verpleegkundigen over dit onderwerp rechtvaardigen. Decubitus is een nationale kwaliteitsindicator geworden. Jaarlijks geeft ieder ziekenhuis en verpleeghuis de prevalentie van decubitus door aan de Inspectie voor de Gezondheidszorg (IGZ). Deze gegevens zijn openbaar en te bekijken op www.kiesbeter.nl. Dit geeft de Inspectie en de patiënt inzicht in de prestatie van de diverse instellingen op dit onderdeel. De Landelijke Prevalentiemeting Zorgproblemen (LPZ) vanuit de Universiteit van

Maastricht, geeft jaarlijks een beeld hoe de deelnemende instellingen op deze indicator presteren.

In de tweede plaats zijn verpleegkundigen zich de afgelopen dertig jaar actief in de discussie in Nederland gaan mengen. Voor de jaren zeventig van de vorige eeuw was het nog veel meer een discussie onder technici en artsen, maar sinds twee decennia komen ook de verpleegkundigen aan het woord. We zien dit onder andere in het feit dat tot nu toe acht verpleegkundigen uit Nederland en België op dit onderwerp zijn gepromoveerd (zie tabel 1).
Het doel van dit boek is in te spelen op maatschappelijke verwachtingen met betrekking tot het verlenen van goede kwaliteit van zorg door verpleegkundigen (in opleiding) op het gebied van decubitus. Om dit te kunnen bereiken geeft dit boek praktische handvatten voor de preventie en behandeling van decubitus en legt daarmee een stevige basis voor het uitvoeren van effectief decubitusbeleid. Om het beleid daadwerkelijk te kunnen implementeren wordt decubitus in een breder perspectief gezet en worden onderwerpen behandeld waarmee verpleegkundigen (in opleiding) in de praktijk worden geconfronteerd. Tot slot geeft het boek een overzicht van de ontwikkelingen op het gebied van decubitus.

Historie

De oudste decubituswond dateert uit 1000 v.Chr. en is in de jaren zestig van de vorige eeuw ontdekt door Thomson Rowling.[2] Het betreft hier de mummie van een oude Egyptische priesteres. In Nederland beschreef de Leidse chirurg Fabricius Hildanus in 1593 als eerste de klinische kenmerken van 'gangraena' zoals hij decubitus noemde. Later (1777) is dit door Wohlleben 'gangraena per decubitum' (weefselversterf door liggen) genoemd. Als de drie belangrijkste oorzaken noemt hij de uitwendige natuurlijke factoren, de inwendige bovennatuurlijke factoren en de onderbreking in de toevoer van bloed en voedingstoffen ('pneuma').[3] In dezelfde tijdperiode als Fabricus Hildanus was de Franse chirurg Ambrose Paré bekend om zijn behandeling van decubitus. Als belangrijke aanbevelingen noemt hij het geven van gezonde voeding, het behandelen van de onderliggende aandoening, opheffing van druk, psychologische ondersteuning en uiteindelijk chirurgische behandeling en wondverzorging.[4]

Florence Nightingale was de eerste die de verpleegkundige een belangrijke rol toeschreef in de preventie van decubitus. In haar boekje

Tabel 1 Proefschriften van Nederlandse en Belgische onderzoekers (auteurs van cursief gedrukte proefschriften hebben een verpleegkundige achtergrond).

dr. G.L. Schut (1982), Diagnose decubitus.

dr. J.H. Meijer (1991), Conceptualization, measurement and identification of susceptibility to decubitus.

dr. ir. R.H.M. Goosens (1994), Biomechanics of body support. A study of load distribution, shear, decubitus risk and form of spine.

dr. J. Wille (1998), Prevention of pressure sores in surgical patients.

dr. R.J. van Marum (1998), Risk of developing pressure ulcers.

dr. T. Defloor (2000), *Drukreductie en wisselhouding in de preventie van decubitus.*

dr. E.M.H. Bosboom (2001), Deformation as the trigger for pressure sore related muscle damage.

dr. R.G.M. Breuls (2003), Experimental and theoretical analyses of compression induced muscle damage. Aetiological factors in pressure ulcers.

dr. *G.J.J.W. Bours (2003), Prevalence measurements as a tool for improving care.*

dr. *L. Schoonhoven (2003), Prediction of pressure ulcers: problems and prospects.*

dr. A. Stekelenburg (2005), Mechanisms associated with deep tissue injury induced by sustained compressive loading.

dr. I.G.P. Duimel-Peeters (2005), Massage to prevent pressure ulcers: knowledge, beliefs, practice and effectiveness.

dr. J.E.M. Feuchtinger (2005), Pressure ulcer prevention in cardiac surgery patients.

dr. *J.T.M. Weststrate (2005), The value of pressure ulcer risk assessment and interface pressure measurements in patients. A nursing perspective.*

dr. K. Vanderwee (2006), *Het effect van drukreducerendce maatregelen op het ontstaan van decubitus.*

dr. H.E.W. de Laat (2006), *Critical pressure. Pressure ulcer care in critically ill patients and hospitalised patients at large.*

dr. B.P.J.A. Keller (2006), Risk and risk-analysis for the development of pressure ulcers in surgical patients.

dr. D. Gawlitta (2007), Compression-induced factors influencing the damage of engineered skeletal muscle.

dr. R.H. Houwing (2007), Pressure ulcer or decubitus. Clinical and etiological aspects.

Notes on nursing maakt zij de volgende opmerking: '... if he (patiënt) has a bed-sore, it is generally the fault not of the disease, but of nursing'.[5] Gunningberg[6] meldt dat deze stelling zich door de jaren heen heeft ontwikkeld als dat slechte zorg de primaire oorzaak van decubitus zou zijn. Is niet veel eerder het omgekeerde het geval? Het tijdig geven van goede verpleegkundige zorg kan decubitus effectief voorkomen! Wanneer het geven van goede zorg onder druk komt te staan, krijgt de zwaartekracht letterlijk de kans een gat in de huid te slaan.[6]

Over de preventie van decubitus werd verschillend gedacht. Uit de Friese volksgeneeskunde is bekend dat decubitus werd voorkomen door een emmer water onder het bed te plaatsen.[7] Sir Thomas Paget was in 1873 een van de eersten die melding maakt dat het frequent wisselen van houding een belangrijk middel is in de preventie van decubitus.[8] Begin 1900 publiceerde dr. J.E. Stumpff, geneesheer-directeur van het Binnengasthuis in Amsterdam een van de eerste lesboeken voor de *verpleegsters*. Hierin is al sprake van een meer systematische benadering van het probleem. In dit 690 bladzijden tellende boek zijn ruim negen bladzijden gewijd aan het onderwerp decubitus en de preventie ervan. Stumpff onderscheidt in die tijd drie stadia van decubitus: het eczemateuze, het excoriatieve en het gangreneuze. Dit laatste kwam het meest voor en kon de dood tot gevolg hebben. Het was daarom dan ook de ernstige plicht van de zusters om, door het geven van goede zorg, dit stadium te voorkomen.

Stumpff was ervan overtuigd dat bij het ontstaan van decubitus vele *momenten* samenwerkten. Hij maakt melding van de drie meest belangrijke: slechte voedingstoestand, slechte doorbloeding van de huid, en een slechte neuromusculaire innervatie. Het gelijktijdige optreden van deze en meerdere *momenten* gecombineerd met bedverpleging zag hij als de oorzaak voor het ontstaan van een gangreneuze decubitus. Opmerkelijk is de volgende uitspraak van hem.

> 'Bij aandoeningen van het ruggenmerg zien wij een enkele maal, dat niettegenstaande de best mogelijke verzorging van den patiënt, dat plotseling bij het bovendeel van het sacrum een zeer uitgebreid diepgaand decubitus ontstaat: dit is de eenige vorm van doorliggen waarvoor de verpleging niet aansprakelijk gesteld kan worden' (Stumpff, pag. 440, 7e druk).

Met andere woorden, voor alle andere oorzaken van decubitus is de verpleegkundige verantwoordelijk! Een dergelijke opmerking sluit naadloos aan bij die van Florence Nightingale. Dit laat zien hoe krachtig het geschreven woord van haar in die tijd was. De redactie hoopt dat verpleegkundigen vandaag de dag beter weten. Natuurlijk hebben verpleegkundigen een professionele verantwoordelijkheid om decubitus te voorkomen. Maar zij hebben dat in een krachtenveld waarin soms tegenstrijdige verantwoordelijkheden spelen.

Naast deze verantwoordelijkheden geeft Stumpff verpleegkundigen ook een mandaat. Het mandaat om *vele maatregelen* in te zetten.

> [...] vele momenten kunnen samenwerken om de gangraeneuze decubitus te vormen, vele zullen uw maatregelen moeten zijn, om steeds met zekerheid het ontstaan te voorkomen (Stumpff, pag. 440, 7e druk).

Deze maatregelen liggen natuurlijk op het niveau van interventies bij de patiënt, zoals het inzetten van een drukverlagend matras. Ook liggen deze maatregelen meer op managementniveau, zoals het zorgen voor een up-to-date protocol, inkoop van goede materialen en de aanstelling van een decubitusverpleegkundige. Verpleegkundigen zullen vele maatregelen moeten inzetten om het ontstaan van decubitus tegen te gaan. Het vereist professioneel leiderschap om in alle hiërarchische lagen van de organisatie de stem van de verpleegkundige te laten horen.

Decubitus vanaf de twintigste eeuw

In de jaren zestig van de vorige eeuw wordt door Norton (1964) een voor de verpleegkundige belangrijk hulpmiddel aangedragen in de vorm van een decubitusrisicoschaal.[9] Dit instrument stelde verpleegkundigen in staat het risico op het ontstaan van decubitus in enige mate te kwantificeren. Na de Norton-schaal volgden nog vele andere schalen. Er bestaan ten minste veertig van dit soort schalen.[10] De belangrijkste daarvan zijn de Norton-, de Braden- en de Waterlow-decubitusrisicoschalen. De gedachte was dat met deze instrumenten het ontstaan van decubitus te voorspellen was. Schoonhoven (2002) heeft begin deze eeuw laten zien dat dit niet het geval is. De voorspellende waarde kon vergeleken worden met het opgooien van een euro voor kop of munt.[11] De voorspellende waarde stijgt wanneer we de decubitusrisicoschaal gebruiken als een checklist en hem combineren met de verpleegkundige expertise. Dit advies is opgenomen in de NICE-richtlijn.[12]

De afgelopen veertig jaar hebben behalve in het teken van risico-inschatting ook in het teken gestaan van het niet meer toepassen van onnuttige of zelfs schadelijke maatregelen. IJzen en föhnen is geschrapt van de lijst preventieve maatregelen. Verder wordt het gebruik van windringen, schapenvachten en hielringen sterk afgeraden. Recent is ook duidelijk geworden dat het masseren of wrijven van de huid om decubitus te voorkomen ontraden moet worden. Dit was een verpleegkundige routinehandeling om de doorbloeding te stimuleren. Nu blijkt, vooral bij de (niet-wegdrukbare) roodheid, dat het wrijven eerder de schade aan de huid vergroot dan dat het decubitus voorkomt.

Goede zorg om decubitus te voorkomen reikt verder dan directe patiëntenzorg. Het bestuderen van dit boek stelt verpleegkundigen in het hbo-onderwijs en werkzaam in de praktijk in staat de preventie van decubitus in een breder perspectief te plaatsen. Onderzoek naar patiëntveiligheid laat zien dat (vermijdbare) complicaties de kans krijgen te ontstaan wanneer verschillende professionals tegelijkertijd een 'gat' in de zorg laten vallen. Bij de preventie van decubitus is het dan ook van belang dat de gehele organisatie, van hoog tot laag zich houdt aan de evidence-based richtlijnen. Hunt (1981) Noemt vijf mogelijke redenen waarom verpleegkundigen niet volgens deze richtlijnen werken:
1 Ze zijn er niet mee bekend.
2 Ze begrijpen ze niet.
3 Ze geloven ze niet.
4 Ze weten niet hoe ze deze moeten toepassen.
5 Ze mogen ze niet toepassen.[13]

Na bestudering van dit boek zijn de eerste vier redenen niet meer van toepassing. Hierin verandering brengen hoort tot de professionele verantwoordelijkheid van verpleegkundigen. In het vijfde argument kunnen verpleegkundigen zelf verandering brengen door leiderschap te tonen. Het blijft de taak van de verpleegkundige om, in het belang van de patiënt, te handelen volgens actuele kennis, rekening houdend met de voorkeuren van de patiënt. De redactie is ervan overtuigd dat verpleegkundigen met de inhoud van dit boek voldoende kennis hebben om decubitus te lijf te gaan.

Literatuur

1 Cherry G. Christopher Reeve. EPUAP Review 2004;6(2):42.
2 Rowling JT. Pathological change in mummies. Proceedings of the Royal Society of Medicine, 1961; 54:409-15.
3 Defloor T. Drukreductie en wisselhouding in de preventie van decubitus. Gent: Universiteit Gent, 2000.
4 Levine JM. Historical notes on pressure ulcers: The cure of Ambrose Paré. Decubitus 1992;5:23-6.
5 Nightingale F. Notes on nursing. What it is and what is it not. 1860/1969. New York: Dover publications, Inc.
6 Gunningberg L. Prevention of pressure ulcers in patients with hip fractures. Department of public health and caring sciences. Uppsala: Uppsala University, 2001.

7 Kooi D. van der. Folkloristische en volksgeneeskundige sprokkelingen in de Friese wouden. Ned Tijdschr Geneeskunde 1933;77:50-66.
8 Paget J. Clinical lecture on bedsores. Student's J Hosp Gaz Lond 1873;1:144.
9 Norton D. Breakdown of pressure areas. Nurs Times 1964;60:399-401.
10 Nixon J, McGough A. Principles of patient assessment: screening for pressure ulcers and potential risk. In: Morrison MJ (editor). The prevention and treatment of pressure ulcers. Londen: Mosby, 2001;55-74.
11 Schoonhoven L, et al. Prospective cohort study of routine use of risk assessment scales for prediction of pressure ulcers. BMJ 2002;325(7368):797.
12 NICE/RCN. The management of pressure ulcers in primary and secondary care. Londen: National Institute of Health and Clinical Excellence, 2005.
13 Hunt J. Indicators for nursing practice: the use of research findings. J Adv Nurs 1981;6(3):189-94.
14 Stumpff J. Voorlezingen over ziekenverpleging. Haarlem: Uitg. De erven F. Bohn, 1919.

1 Prevalentie van decubitus

dr. R.J.G. Halfens en prof. dr. T. Dassen

Samenvatting

In dit hoofdstuk wordt de prevalentie van decubitus beschreven. Allereerst wordt ingegaan op de wijze waarop de prevalentie gemeten kan worden, en met welke factoren in het bijzonder rekening gehouden moet worden: de meetmethode, het meetinstrument en de populatie. Daarna volgt een beschrijving van de prevalenties zoals deze gevonden zijn in Duitsland en Nederland. Decubitus blijkt veel voor te komen, in Nederland nog meer dan in Duitsland, in het bijzonder in de Nederlandse verpleeghuizen. Decubituswonden graad 1 en 2 komen het vaakst voor en de meeste wonden bestaan korter dan drie maanden. Een relatief groot aantal blijkt echter al langer dan een jaar te bestaan. De meeste wonden ontwikkelen zich op de stuit of de hiel, terwijl ze voornamelijk in de eigen instelling zijn ontstaan. De kosten van de preventie en behandeling zijn hoog. Geschat wordt dat 1% van het totale budget voor de gezondheidszorg aan preventie en behandeling van decubitus wordt besteed. De veronderstelling is dat bij adequate preventie de kosten zullen dalen, maar met hoeveel is onduidelijk.

1.1 Inleiding

Decubitus, ook wel doorliggen genoemd, vormt een groot probleem in de gezondheidszorg. Het komt vaak voor, leidt tot veel ongemak en pijn bij de patiënt, en tot grote kosten voor de gezondheidszorg. In Nederland is berekend dat jaarlijks 1% van het gezondheidszorgbudget besteed wordt aan de preventie en behandeling van decubitus (Severens et al., 2002).
Hoewel duidelijk is dat decubitus veel voorkomt, is het moeilijk aan te geven hoe groot het probleem daadwerkelijk is. Cijfers zoals gevonden

in de literatuur laten zich erg moeilijk vergelijken en verschillen onderling aanzienlijk. Percentages kunnen variëren van 5 (Lyder et al., 2001) tot 40 (Thomson en Brooks, 1999), wat veroorzaakt wordt door een veelheid van factoren, zoals op welke wijze er gemeten is, wat er gemeten is, en bij welke populatie.

In dit hoofdstuk wordt daarom eerst ingegaan op het meten zelf van het vóórkomen van decubitus. Om inzicht te krijgen in het voorkomen van decubitus worden de resultaten gepresenteerd van twee grote studies uit Duitsland en Nederland. Beschreven wordt hoe vaak decubitus voorkomt in verschillende populaties en welke kenmerken de decubituswonden hebben. Allereerst wordt echter kort ingegaan op de vraag wat decubitus is.

1.2 Definitie van decubitus

Decubitus (ICD-9 code 707.0 en ICD-10 code L8[1]) wordt in de landelijke richtlijn decubitus van het CBO (CBO, 2002) omschreven als: 'weefselversterf, veroorzaakt door de inwerking op het lichaam van druk-, schuif- en wrijfkrachten of een van deze factoren'.

Het weefselversterf is hierbij het gevolg van zuurstoftekort door onvoldoende bloedtoevoer. De toevoer van het bloed wordt belemmerd door druk-, schuif- en/of wrijfkrachten (Gezondheidsraad, 1999). De ernst van decubitus wordt ingedeeld in vier graden. Voor een uitgebreidere beschrijving van deze graden verwijzen we naar hoofdstuk 5.

1.2.1 OORZAKEN

Drie krachten vormen de oorzaak van decubitus: druk-, schuif- en wrijfkrachten.

Drukkrachten gelden als de belangrijkste oorzaak voor het ontstaan van decubitus. Drukkrachten zijn de krachten die loodrecht op de huid worden uitgeoefend, wat het geval is als iemand in bed ligt of op een stoel zit. De capillaire stroming wordt geblokkeerd als de druk van de ondergrond op het lichaam groter is dan de capillaire druk. De kans op schade is groter naarmate de druk langer wordt uitgeoefend.

Schuifkrachten zijn de krachten die in de lengterichting op de huid worden uitgeoefend. Dit gebeurt bijvoorbeeld als een patiënt in halfzittende houding in bed onderuitschuift. Hierbij is de kracht die evenwijdig aan het weefsel wordt uitgeoefend, kleiner dan het kleef-

---

1 ICD = International Classification of Diseases; gepubliceerd door de World Health Organization. Deze codes worden internationaal gebruikt voor statistische informatie over morbiditeit en mortaliteit van aandoeningen.

vermogen van de huid aan de onderlaag, zodat de huid blijft kleven aan de onderlaag (Defloor et al., 2005). Het weefsel zal hierdoor vervormen, waardoor decubitus kan ontstaan.

Indien de kracht die evenwijdig aan het weefsel wordt uitgeoefend groter is dan het kleefvermogen van de huid aan de onderlaag, blijft de huid niet kleven aan de onderlaag, en zal de huid schuren over de onderlaag (*wrijfkracht*). Daardoor kunnen de epidermis en de verbindingslaag tussen de epidermis en de dermis beschadigen (schaafwond). Dit kan bijvoorbeeld gebeuren als de patiënt verschoven wordt over zijn steunvlak. Er is discussie over de vraag of wrijfkrachten wel genoemd moeten worden als oorzaak van decubitus. De letsels worden immers niet veroorzaakt door een zuurstoftekort. Preventieve maatregelen voor het opheffen van een zuurstoftekort zullen geen effect hebben op dit soort letsels (Defloor et al., 2005). Op de beschadigde plek is wel een verhoogde kans op decubitus, indien er ook sprake is van druk- of schuifkracht. Voor een uitgebreidere discussie over schaafwonden verwijzen we naar hoofdstuk 3, par. 3.5.2.

1.3 Meten van decubitus

Het vóórkomen van verpleegproblemen, zoals decubitus, wordt meestal uitgedrukt in een incidentie- of prevalentiecijfer. Dit cijfer bestaat uit drie elementen: een teller, een noemer en een tijdsperiode. De teller is het aantal personen dat leidt aan bijvoorbeeld decubitus. De noemer is de populatie waarbinnen gekeken is naar het aantal personen met decubitus (bijvoorbeeld alle patiënten in een ziekenhuis). De tijdsperiode waarbinnen gemeten is, kan een bepaald moment zijn of een duidelijk omschreven periode, zoals een jaar. Meestal drukt men het uiteindelijke cijfer uit in een percentage, dus per honderd personen. De teller wordt gedeeld door de noemer en vervolgens vermenigvuldigd met 100. Bijvoorbeeld, als 10 patiënten uit een populatie van 1000 patiënten decubitus hebben, dan is het percentage 10/1000 × 100 = 1%.

Een onderscheid wordt gemaakt in twee soorten cijfers: prevalentie- en incidentiecijfers. Prevalentie van decubitus is de proportie personen die decubitus *hebben* op een bepaald moment of periode in de tijd, terwijl incidentie de proportie personen is die gedurende een bepaalde tijd decubitus *ontwikkelen* (Dassen et al., 2006). Bij de prevalentie gaat het dus om de bestaande decubituswonden, en bij de incidentie alleen om de nieuw ontwikkelde decubituswonden.

Als de prevalentie gemeten is op een bepaald moment, spreekt men van puntprevalentie, wanneer deze gemeten is gedurende een bepaalde periode spreekt men van periodeprevalentie. Incidentiecijfers worden altijd over een bepaalde periode berekend.

De prevalentie van een verpleegprobleem hangt af van de incidentie. Hoe meer patiënten decubitus ontwikkelen hoe hoger de prevalentie wordt. De prevalentie hangt ook van de duur van de decubituswonden af. Naarmate decubituswonden langer bestaan, is de kans dat deze op het moment van de meting nog aanwezig zijn, groter. De prevalentie is dus een combinatie van de incidentie en de duur (Freeman en Hutchison, 1980).
Aangezien de incidentie afhangt van de effectiviteit van de preventie van decubitus, en de duur van de decubituswond van de effectiviteit van de behandeling van de wond, kan men ook zeggen dat de incidentie iets zegt over de effectiviteit van de preventie van decubitus en de prevalentie over de effectiviteit van de totale zorg (preventie plus behandeling) met betrekking tot decubitus.

Incidentiecijfers zijn bij uitstek geschikt om oorzaken van decubitus en effectiviteit van preventieve interventies vast te stellen. Het nadeel van incidentiecijfers is echter dat het verzamelen ervan een grote tijdsinvestering vergt. Dagelijks, dan wel om de paar dagen moeten alle patiënten beoordeeld worden op de aanwezigheid van decubitus. Een betrouwbare methode om de incidentie te meten is nog niet beschikbaar. Het medisch of verpleegkundig dossier is hiervoor niet geschikt, omdat diverse studies hebben laten zien dat deze rapportages wat betreft decubitus niet echt betrouwbaar zijn (Gunningberg en Ehrenberg, 2004).
Prevalentiecijfers zijn geschikt om de omvang van het probleem en de kwaliteit van de totale zorg met betrekking tot decubitus vast te stellen en om het effect van kwaliteitsprogramma's te evalueren. Het grote voordeel van prevalentiestudies is de beperkte tijdsinvestering, omdat men de patiënt slechts eenmaal hoeft te beoordelen.

Om het vóórkomen van decubitus adequaat te meten, moet rekening worden gehouden met drie belangrijke punten: de methode van meten, het meetinstrument en de populatie. Deze drie punten worden hierna uitgewerkt.

1.3.1 METHODE VAN METEN

Er is een grote diversiteit aan incidentie- en prevalentiecijfers. Een belangrijke reden hiervoor is dat er verschillende methoden gebruikt worden om inzicht te krijgen in het vóórkomen. Soms wordt een schriftelijke vragenlijst gebruikt die naar verpleegkundigen van instellingen wordt gestuurd met de vraag hoe vaak het voorkomt (Barrois et al.,1995, Inman en Firth, 1998; Shiels en Roe, 1998). Soms vindt er retrospectief dossieronderzoek plaats (Schwien et al., 2005; Zulkowski, 1999) en soms worden alleen de patiënten met een verhoogd risico bekeken (O'Dea, 1993; Meehan, 1994).

Halfens en Bours (Halfens, 1997; Bours et al., 1999) hebben een methode ontwikkeld om de prevalentie op een betrouwbare wijze te meten. Essentieel in deze methode is dat alle patiënten geïnspecteerd worden op de aanwezigheid van decubitus, en niet alleen de patiënten van wie men vermoedt dat zij decubitus hebben of die een verhoogd risico hebben op decubitus. Indien alleen de patiënten met een risico op decubitus worden geïnspecteerd, blijkt men meer dan een derde van het aantal decubituswonden te missen. Een ander essentieel onderdeel van de methode is dat elke patiënt door twee zorgverleners wordt beoordeeld: een zorgverlener van de afdeling van de patiënt zelf en een zorgverlener niet werkzaam op deze afdeling. Dit verhoogt de betrouwbaarheid van de meting aanzienlijk.

1.3.2 MEETINSTRUMENT

Behalve door de methode van meten kunnen er verschillen ontstaan door wat er gemeten is. In het verleden werden verschillende omschrijvingen/classificaties van decubitus gebruikt, waardoor de resultaten niet vergelijkbaar waren. In sommige studies werd verkleuring van de huid als decubitus geclassificeerd (Gruen et al., 1997; Vandenbroele et al., 1994; Eckman, 1989), in andere studies werd verkleuring als decubitus geclassificeerd als deze niet wegdrukbaar was (Barczak et al., 1997; Schue en Langemo, 1998) en in weer andere studies sprak men pas van decubitus wanneer de huid stuk was (Berlowitz et al., 1996). Tegenwoordig wordt in Europa de classificatie van de EPUAP (European Pressure Ulcer Advisory Panel) gebruikt, waarbij een indeling in 4 graden van ernst wordt gemaakt (zie ook hoofdstuk 3 par. 3.2).

Aangezien graad 1 moeilijk is te onderscheiden van de wegdrukbare roodheid, wordt in sommige studies pas gesproken van graad 1 als deze na een aantal uren nog steeds aanwezig is. Mede omdat de relevantie van graad 1 onduidelijk is (Halfens et al., 2001), laat men graad 1 steeds vaker weg bij het vergelijken van prevalenties.

1.3.3 POPULATIE

Een derde bron van verschillen tussen studies is de populatie waarbinnen gekeken is naar de aanwezigheid van decubitus. Zo worden verschillende prevalenties gevonden in verpleeghuizen en in ziekenhuizen (Lahman et al., 2005; Bours et al., 2002a; Zulkowski, 1999). Ook tussen soortgelijke instellingen kunnen aanzienlijke verschillen optreden door een niet-vergelijkbare populatie (Bours et al., 2002b). Bijvoorbeeld omdat in de ene instelling meer risicopatiënten aanwezig zijn dan in de andere instelling.

Ook binnen instellingen worden grote verschillen in vóórkomen gevonden, bijvoorbeeld naar medische diagnose (Young et al., 2002; Gawron, 1994; Bours et al., 2001). Enerzijds wordt dit veroorzaakt doordat patiënten met bepaalde diagnosen meer risico lopen op decubitus, anderzijds omdat juist op afdelingen met veel hoogrisicopatiënten preventie van decubitus als belangrijk wordt gezien.

Een goede definiëring van de populatie is daarom van belang bij het vergelijken van decubituscijfers. Om vergelijking te vergemakkelijken tussen instellingen wordt daarom aanbevolen ook de prevalentiecijfers voor de risicopatiënten weer te geven (Dassen et al., 2005). De risicopatiënten voor decubitus vormen een meer homogene groep dan de totale populatie, waardoor vergelijking van de prevalentie tussen groepen beter mogelijk is.

1.4 Prevalentie en kenmerken van decubitus

Er zijn weinig geschikte prevalentiegegevens bekend die voldoende betrouwbaar en/of bij meerdere instellingen gemeten zijn. Hier willen we ons daarom beperken tot de gegevens van twee grote studies. De jaarlijkse landelijke prevalentiemeting in Nederland en dezelfde meting in Duitsland. De meting in Nederland is in 1998 gestart (Halfens en Piersma, 1997; Bours et al., 1998) en vanaf 2001 wordt deze meting ook in Duitsland jaarlijks uitgevoerd (Dassen et al., 2001). Voor deze metingen wordt van dezelfde methode gebruikgemaakt zoals die door Halfens en Bours ontwikkeld is, en waarbij alle patiënten geïnspecteerd worden door steeds twee zorgverleners. Ook wordt dezelfde classificatie van decubitus van de EPUAP gebruikt. De gegevens zijn zodoende goed vergelijkbaar en geven een betrouwbaar beeld van het voorkomen van decubitus.

Van beide metingen worden de gegevens uit 2005 gebruikt (Halfens et al., 2005; Dassen et al., 2005). In Nederland hebben in totaal 257 instellingen geparticipeerd, waarvan 66 ziekenhuizen (41.122 patiënten), 92 verpleeghuizen (12.049 patiënten) en 27 thuiszorginstellingen (6052 patiënten). In Duitsland is de meting alleen verricht in ziekenhuizen (n = 37; 7256 patiënten) en verpleeghuizen (n = 39; 3530 patiënten).

1.4.1 PREVALENTIECIJFERS NAAR INSTELLING

In tabel 1.1 zijn de prevalentiecijfers voor beide landen weergegeven.

Tabel 1.1 Prevalentie van decubitus in Duitsland en Nederland in 2005 (in procenten).

land		alle patiënten inclusief graad 1	alle patiënten, exclusief graad 1	patiënten met risico, exclusief graad 1
Duitsland	ziekenhuizen	12,5	7,4	13,2
	verpleeghuizen	6,6	4,6	5,8
Nederland	ziekenhuizen	16,9	8,3	13,5
	verpleeghuizen	25,5	10,7	13,5
	thuiszorg	12,6	5,9	9,9

In de eerste kolom van tabel 1.1 zijn de prevalenties weergegeven, waarbij als noemer alle patiënten gebruikt zijn. Hieruit blijkt dat de prevalentie varieert tussen 6,6 en 25,5%. Bovendien is er een behoorlijk verschil tussen Duitsland en Nederland. Decubitus komt in Duitsland minder voor, vooral in verpleeghuizen. In tegenstelling tot in Nederland komt in Duitsland in ziekenhuizen meer decubitus voor dan in verpleeghuizen. Een mogelijke verklaring voor de verschillen kan zijn dat graad 1 minder goed gemeten is. Vandaar dat in de tweede kolom de prevalenties zijn weergegeven zonder graad 1. Uit deze prevalenties blijkt dat het verschil tussen Duitsland en Nederland weliswaar minder is geworden, met name voor de ziekenhuizen, maar dat het nog steeds aanwezig is.

In de laatste kolom zijn de prevalenties weergegeven, waarbij alleen de risicopatiënten als noemer zijn genomen. Hierdoor zijn de populaties onderling beter vergelijkbaar, zoals eerder is aangegeven. Uiteraard nemen de prevalenties binnen deze groep toe, omdat er binnen de risicogroep meer decubitus voorkomt dan in de groep zonder dit risico. Uit deze kolom blijkt dat de prevalenties tussen de Duitse ziekenhuizen en de Nederlandse ziekenhuizen en verpleeghuizen vergelijkbaar zijn. Ook uit een eerdere analyse met de gegevens van voorgaande jaren werd het verschil tussen de ziekenhuizen in Duitsland en Nederland beduidend kleiner (Tannen et al., 2004). In de Duitse verpleeghuizen komt echter nog steeds veel minder decubitus voor.

In tabel 1.1 zijn ook de gegevens van de thuiszorg weergegeven. Over de thuiszorg zijn echter alleen gegevens uit Nederland bekend. Uit deze gegevens blijkt dat 12,6% van de cliënten in de thuiszorg decubitus heeft. Zonder graad 1 is dat 5,9% voor de hele populatie, en 9,9% voor de risicopatiënten.

1.4.2 KENMERKEN VAN DECUBITUSWONDEN

Patiënten met decubitus hebben meestal meerdere wonden. Zo hebben patiënten in Nederland gemiddeld 1,5 wonden, terwijl in Duitsland bijna 40% van de patiënten met decubitus 2 of meer wonden heeft. In deze paragraaf worden enkele kenmerken van decubituswonden beschreven.

Ernst

In tabel 1.2 is de ernst van de wond in graden beschreven voor de verschillende soorten instellingen in Duitsland en Nederland.

Tabel 1.2 Ernst van decubitus in Duitsland en Nederland in 2005 (in procenten).

land		graad 1	graad 2	graad 3	graad 4
Duitsland	ziekenhuizen	45,0	33,0	13,1	9,0
	verpleeghuizen	32,1	37,8	15,7	14,4
Nederland	ziekenhuizen	56,3	30,7	10,2	2,8
	verpleeghuizen	65,0	20,4	10,5	4,1
	thuiszorg	59,0	22,8	14,4	3,8

Uit tabel 1.2 blijkt dat over het algemeen een vergelijkbaar patroon tussen de instellingen en de beide landen aanwezig is. Graad 1 en 2 omvatten de meeste wonden en graad 3 en 4 de minste. In Duitsland heeft men relatief iets minder graad 1 dan in Nederland, maar wel meer graad 4.

Duur

In tabel 1.3 is de duur van de decubituswond weergegeven voor Duitsland en Nederland. Het betreft hier de duur van de wond op het moment dat deze gemeten is. Aangezien de wond na de meting nog bestaat, betekent het dat de uiteindelijke duur nog langer is.
Uit tabel 1.3 blijkt dat de meeste wonden korter dan drie maanden bestaan. Slechts een klein percentage bestaat langer. Opmerkelijk is wel dat in de verpleeghuizen in beide landen alsook in de thuiszorg een relatief groot aantal wonden langer dan één jaar bestaat. Uiteraard

Tabel 1.3 Duur decubitus tot aan meting in 2005 (in procenten).						
land		minder dan 2 weken	2 weken tot 3 maanden	3 tot 6 maanden	6 maanden tot een jaar	meer dan 1 jaar
Duitsland	ziekenhuizen	60,0	32,9	4,7	1,5	0,9
	verpleeghuizen	31,7	52,2	11,3	4,8	15,6
Nederland	ziekenhuizen	62,0	33,5	2,8	0,5	1,2
	verpleeghuizen	30,5	40,4	13,5	7,0	8,6
	thuiszorg	15,2	40,1	16,7	10,2	17,8

zien we dit niet terug in ziekenhuizen. In ziekenhuizen zijn de wonden over het algemeen van kortere duur. Dat komt waarschijnlijk niet omdat ze daar sneller genezen, maar omdat patiënten daar niet zo lang opgenomen zijn.
Tussen Duitsland en Nederland zijn nauwelijks verschillen wat betreft de duur.

Lokalisatie
In tabel 1.4 is de plaats van de wond weergegeven.

Tabel 1.4 Locatie decubitus in 2005 (in procenten).									
land		stuit	hiel	zitbeen	elleboog	enkel	heupbeen	schouderblad	overige
Duitsland	ziekenhuizen	25,6	27,5	18,6	5,5	4,6	3,6	2,1	12,5
	verpleeghuizen	30,4	25,3	14,1	1,3	6,7	6,4	1,9	13,9
Nederland	ziekenhuizen	43,2	32,1	2,8	6,6	4,7	1,7	0,2	8,7
	verpleeghuizen	31,9	33,5	6,1	2,6	9,4	4,1	1,2	11,2
	thuiszorg	38,5	27,3	7,8	3,7	10,2	4,2	1,2	7,1

Uit tabel 1.4 blijkt dat decubituswonden het meest voorkomen op de stuit en de hiel. Tussen beide landen is er wel een verschil te zien tussen enerzijds de stuit en anderzijds het zitbeen. In Duitsland wordt iets minder de stuit genoemd, en iets meer het zitbeen.

Plaats van ontstaan

In tabel 1.5 is weergegeven waar de wond is ontstaan.

Tabel 1.5 Ontstaan decubitus.

land		huidige afdeling	andere afdeling	andere instelling	onbekend
Duitsland	ziekenhuizen	43,0	12,0	32,7	21,3
	verpleeghuizen	65,8	2,8	23,4	8,6
Nederland	ziekenhuizen	58,9	8,8	26,2	6,1
	verpleeghuizen	61,8	2,2	31,6	4,4
	thuiszorg	45,5	1,7	47,7	5,1

Uit tabel 1.5 blijkt dat de meeste decubituswonden in de eigen instelling ontstaan zijn. Tussen de instellingen en de beide landen zijn ook geen echt grote verschillen. Wel is het aantal wonden in de thuiszorg vaker ontstaan in een andere instelling. Dit is logisch, omdat patiënten die met een wond uit het ziekenhuis ontslagen worden, vaak nazorg krijgen van de thuiszorg.

1.5 Kosten decubitus

De Gezondheidsraad schat op basis van een voorzichtige raming dat in 1999 in Nederland jaarlijks minimaal 450 miljoen euro aan decubitus wordt besteed (Gezondheidsraad, 1999; Severens et al., 2002). Dit is meer dan 1% van het totale budget voor de gezondheidszorg, waardoor decubitus tot een van de duurste ziekten behoort.
Naarmate de ernst van de graden van decubitus hoger is, nemen de kosten per individuele patiënt toe. Bij de meer ernstige decubituswonden worden bijvoorbeeld meer geavanceerde antidecubitusbedden en -matrassen ingezet, is meer wondverzorging noodzakelijk en kan het nodig zijn een operatieve ingreep te doen. Toch vormen de meer ernstige wonden niet de grootste kostenpost. De totale kosten van decubituszorg worden vooral door de minder ernstige graden veroorzaakt. Dit komt voornamelijk doordat de minder ernstige decubituswonden veel vaker voorkomen.

Berekenen kosten

De berekening van de kosten voor decubitus is niet eenvoudig. Met een aantal factoren moet rekening worden gehouden. In de eerste plaats met de verlengde ligduur door decubitus. Aangenomen wordt dat wanneer decubitus ontstaat de patiënt langer in zorg moet blijven. Dit geldt natuurlijk vooral voor ziekenhuizen en thuiszorg. Voor de preventie en behandeling moet bovendien extra personeel ingezet worden, en tot slot zijn er extra materialen nodig.

De voorgaande berekening van de kosten in Nederland vormt een schatting. Bij de berekening heeft men verschillende aannamen moeten doen, die de nauwkeurigheid beïnvloeden. Een belangrijke aanname is het aantal extra ligdagen die veroorzaakt worden door decubitus. De vraag is of er tegenwoordig nog wel sprake is van verlengde ligduur als een patiënt decubitus heeft. Patiënten bij wie decubitus de enige reden zou zijn om langer in het ziekenhuis te verblijven, worden tegenwoordig niet meer langer opgenomen. Een probleem bij het berekenen is dat decubitus meestal niet het enige zorgprobleem is. Patiënten met decubitus zijn er over het algemeen slechter aan toe dan patiënten zonder decubitus. Zij hebben daarom meer zorgproblemen dan alleen decubitus. Om toch enig zicht te krijgen op een eventueel verlengde ligduur heeft Almann (Almann et al., 1999) een vergelijking gemaakt tussen patiënten met zoveel mogelijk vergelijkbare kenmerken, zoals leeftijd, geslacht, ziekte, en operatie. Het enige verschil tussen beide groepen was het hebben van decubitus. Op basis van die berekeningen bleek dat decubitus leidde tot een verlengde ligduur van gemiddeld vier dagen. Deze gegevens zijn echter uit 1999, en het is maar de vraag of deze nog steeds gelden.

Besparing kosten

Zoals aangegeven worden de kosten in Nederland geschat op 1% van het totale budget van de gezondheidszorg. Dit betekent echter niet dat dit bedrag jaarlijks vermeden kan worden met een adequate decubituspreventie. Ook preventie kost geld.

Literatuur

Allman RM, Goode PS, Burst N, Bartolucci AA, Thomas DR. Pressure ulcers, hospital complications, and disease severity: impact on hospital costs and length of stay. Advances in Wound Care 1999;12(1):22-30.

Barrois B, Allaert FA, Colin D. A survey of pressure sore prevalence in hospitals in the greater Paris region. Journal of Wound Care 1995;4(5):234-6.

Barczak CA, Barnett RI, Jarczynski-Childs E, Bosley LM. Fourth national pressure ulcer prevalence survey. Advances in Wound Care 1997;10(4):18-26.

Berlowitz DR, Brandeis GH, Brand HK, Halpern J, Ash AS, Moskowitz MA. Evaluating pressure ulcer occurrence in a long-term care: pitfalls in interpreting administrative data. Journal of Clinical Epidemiolgy 1996;49(3):289-92.

Bours GJJW, Halfens RJG, Winter A de. Landelijk prevalentie onderzoek decubitus: uitgebreide resultaten eerste jaarlijkse meting 1998. Maastricht: Universiteit Maastricht, Vakgroep Verplegingswetenschap, Stuurgroep Decubitus, 1998.

Bours GJJW, Halfens RJG, Lubbers M, Haalboom JRE. The development of a national registration form to measure the prevalence of pressure ulcers in the Netherlands. Ostomy Wound Management 1999;45(11):28-40.

Bours GJJW, Laat EH de, Halfens RJG, Lubbers M. Prevalence, risk factors and prevention of pressure ulcers in Dutch intensive care units: results of a cross-sectional survey. Intensive Care Medicine 2001;27(10):1599-1605.

Bours GJJW, Halfens RJG, Huijer Abu-Saad H, Grol RTPM. Prevalence, prevention and treatment of pressure ulcers: descriptive study in 89 institutions in the Netherlands. Research in Nursing & Health 2002a;25(2):99-110.

Bours G, Defloor T, Wansink S, Clark M. Summary report on pressure ulcer prevalence: data collected in Belgium, Italy, Portugal, Sweden and the United Kingdom over the 14th and 15th of November 2001. EPUAP, 2002b.

CBO. Decubitus. Alphen aan den Rijn: Van Zuiden, 2002.

Dassen T, Eisermann HJ, Halfens R, Heinze C, Knoppik J, Lahmann N, Lohrmann C. Dekubitus: Sturzereignisse, Pflege-abhängigkeit: Prävalenzerhebung 2001, Zentrum für Human- und Gesundheitswissenschaften der Berliner Hochschulmedizin, Institut für Medizin-/Pflegepädagogik und Pflegewissenschaft, 2001.

Dassen T, Petermann B, Heinze C, Lahmann N, Lohrmann C, Mertens E, Tannen A. Pflegeabhängigkeit, Sturzereignisse, Inkontinenz, Dekubitus: Prävalenz Erhebung 2005. Berlin: Charité, Universitätsmedizin Berlin, 2005.

Dassen T, Tannen A, Lahmann N. Pressure ulcer, the scale of the problem. In: Romanelli M, Clarc M, Cherry G, Colin D, Defloor T (eds). Science and practice of pressure ulcer management. Londen: Springer Verlag, 2006:1-6.

Defloor T, Herremans A, Grypdonck M, Schuijmer J de, et al. Richtlijn decubituspreventie 2005 (http://www.decubitus.be/richtlijnen/nl/index.htm).

Eckman KL. The prevalence of dermal ulcers among persons in the U.S. who have died. Decubitus 1989;2(2):36-40.

EPUAP. Pressure ulcer treatment guidelines. EPUAP, 1998.

Freeman J, Hutchison GB. Prevalence, incidence and duration. American Journal of Epidemiology 1980;112(5):707-23.

Gawron CL. Risk factors for and prevalence of pressure ulcers among hospitalized patients. Journal of Wound, Ostomy and Continence Nursing (JWOCN) 1994;21(6): 232-40.

Gezondheidsraad. Decubitus. Gezondheidsraad, 1999.

Gruen RL, Chang S, MacLellan DG. The point prevalence of wounds in a teaching hospital. Australian and New Zealand Journal of Surgery 1997;67(10):686-8.

Gunningberg L, Ehrenberg, A. Accuracy and quality in the nursing documentation of pressure ulcers: a comparison of record content and patient examination. Journal of Wound, Ostomy and Continence Nursing (JWOCN) 2004;31(6):328-35.

Halfens RJG, Bours GJJW, Lubbers M, Piersma J, Buss IC. The development of a national registration system for pressure sores in the Netherlands. New approaches to the management of chronic wounds. Milan Italy: Ramada Hotel, Macmillan Magazines Ltd, 1997.

Halfens RJG, Piersma J. Landelijke aanpak decubitus. Tijdschrift voor verpleegkundigen 1997;107(12):352-4.

Halfens RJG, Bours GJJW, Ast W van. Relevance of the diagnosis 'stage 1 pressure ulcer': an empirical study of the clinical course of stage 1 ulcers in acute care and long-term care hospital populations. Journal of Clinical Nursing 2001;10(6):748-57.

Halfens RJG, Janssen MAP, Meijers JMM, Mistiaen P. Rapportage resultaten: Landelijke Prevalentiemeting Zorgproblemen 2005. Maastricht, UM, Sectie Verplegingswetenschap, 2005:109.

Inman C, Firth JR. Pressure sore prevalence in the community. Professional Nurse 1998;13(7):515-20.

Lahmann NA, Halfens RJG, Dassen T. Prevalence of pressure ulcers in Germany. Journal of Clinical Nursing 2005;14(2):165-72.

Lyder CH, Preston J, Grady JN, Scinto J, Allman R, Bergstrom N, Rodeheaver G. Quality of care for hospitalized Medicare patients at risk for pressure ulcers. Archives of Internal Medicine 2001;161(12):1549-54.

Meehan M. Multisite pressure ulcer prevalence survey. Decubitus 1990;3(4):14-7.

Meehan M. National pressure ulcer prevalence survey. Advances in Wound Care 1994;7(3):27-30.

O'Dea K. Prevalence of pressure damage in hospital patients in the UK. Journal of Wound Care 1993;2(4):221-5.

Schue RM, Langemo DK. Pressure ulcer prevalence and incidence and a modification of the Braden scale for a rehabilitation unit. Journal of Wound, Ostomy and Continence Nursing (JWOCN) 1998;25(1):36-43.

Schwien T, Gilbert J, Lang C. Pressure ulcer prevalence and the role of negative pressure wound therapy in home health quality outcomes. Ostomy Wound Management 2005;51(9):47-60.

Severens JL, Habraken JM, Duivenvoorden S, Frederiks CMA. The cost of illness of pressure ulcers in the Netherlands. Advances in Skin & Wound Care 2002;15(2):72-7.

Shiels C, Roe B. Pressure sore care: a survey of residential and nursing homes for elderly people. Elderly Care 1998;10(2):30-4.

Tannen A, Dassen T, Bours G, Halfens R. A comparison of pressure ulcer prevalence: concerted data collection in the Netherlands and Germany. International Journal of Nursing Studies 2004;41(6):607-12.

Thomson JS, Brooks RG. The economics of preventing and treating pressure ulcers: a pilot study. Journal of Wound Care 1999;8(6):312-6.

Vandenbroele H, T'Siobbel G, Geys L, Loon H van. Decubitus in de thuisverpleging: het risico en de screening. Brussel: Nationale Federatie van de Wit-Gele-Kruisvereniging, 1994.

Young J, Nikoletti S, McCaul K, Twigg D, Morey P. Risk factors associated with pressure ulcer development at a major western Australian teaching hospital from 1998 to 2000: secondary data analysis. Journal of Wound, Ostomy and Continence Nursing (JWOCN) 2002;29(5):234-41.

Zulkowski K. A conceptual model of pressure ulcer prevalence: MDS + items and nutrition. Ostomy Wound Management 1999;45(2):36-44.

Oorzaken van decubitus

dr. ir. C.W.J. Oomens, dr. ir. A. Stekelenburg en dr. F. Heule

Samenvatting

De bedoeling van dit hoofdstuk is een overzicht te geven van de oorzaken van decubitus. We bespreken daartoe de langer bekende en wetenschappelijk gevalideerde inzichten, maar ook een aantal recente onderzoekgegevens.
Na de inleiding volgt een beschrijving van de anatomie van huid, vet- en spierweefsel. Daarbij ligt de nadruk op aspecten die van belang zijn voor het ontstaan van decubitus. Daarna is er een korte les mechanica, waarin we begrippen als schuifkrachten, druk en wrijfkrachten behandelen. Daaruit zal blijken dat het niet zo eenvoudig is om aan te geven welke krachten de patiënt precies ondervindt en wat daarvan de gevolgen zijn. Dit wordt nog duidelijker als wordt behandeld welke factoren allemaal een rol spelen bij het krijgen van decubitus. Vervolgens gaan we heel fundamenteel in op wat er inwendig in het weefsel gebeurt als het langdurig mechanisch wordt belast. Tot slot geven we nog een korte vooruitblik op toekomstig onderzoek.

2.1 Inleiding

Dit hoofdstuk gaat in op de oorzaken en ontwikkeling van decubitus. De medische term voor drukwond of doorligwond is decubitus. In dat laatste woord zit de primaire oorzaak al verwerkt. Toen Wohlleben in 1777 de complicatie 'gangraena per decubitum' introduceerde had hij het letterlijk over 'weefselversterf door het liggen'. Daarmee gaf hij aan dat de langdurig aangehouden mechanische druk, die een patiënt ondervindt als hij of zij lang op bed moet liggen, schade veroorzaakt aan de huid, onderhuids vetweefsel en spieren. Het woord *liggen* is eigenlijk te beperkt, want het blijkt dat op elke plaats waar langdurig krachten op zacht weefsel worden uitgeoefend decubitus kan ontstaan. Denk hierbij bijvoorbeeld aan decubitus achter de oren bij patiënten die zuurstof toegediend krijgen via een bevestiging van een zuurstofmasker. Ook zijn situaties bekend van decubitus op de kin bij een persoon die op zijn buik heeft gelegen tijdens een rugoperatie en bij mensen met een prothese na een beenamputatie. Het is evident, dat een kracht die gedurende lange tijd wordt uitgeoefend de primaire oorzaak is. Zonder dat ontstaat geen decubitus.

Als hiermee het verhaal over decubitus volledig was zou de oplossing simpel zijn. Reduceer, waar dat mogelijk is, de krachten die op zachte weefsels werken en het aantal gevallen van decubitus zal zienderogen afnemen! Het is echter onmogelijk om in alle situaties krachten helemaal weg te nemen, men kan ze hooguit verminderen of variëren (door middel van wisselligging). Gelet op de loonkosten zou het ook erg duur worden en bovendien is het niet wenselijk om dit bij iedere patiënt te proberen. De ontlastende maatregelen kunnen zelfs belastend zijn (beweging kan voor een patiënt heel pijnlijk zijn). Verder blijkt dat lang niet elke patiënt even gevoelig is voor decubitus, en hoeft dus niet iedereen voortdurend ontlast te worden. Dit laatste is een belangrijk punt. Wanneer namelijk heel precies bekend is welke patiënt gevoelig is, kunnen heel gericht preventieve maatregelen worden genomen voor de hoogste risicogroep. De gevoeligheid van patiënten voor het ontstaan van decubitus kan variëren. Een voorbeeld hiervan is de dwarslaesiepatiënt die jarenlang probleemloos in een rolstoel zit en ineens, in een hete zomer of na een ziekte een drukwond heeft. Om hierop meer greep te krijgen is kennis nodig van de etiologie van drukwonden. Etiologie beschrijft de oorzaken en de manier waarop een ziektebeeld zich ontwikkelt en waarom dat bij de ene persoon anders is dan bij de andere.

2.2 Historie

Serieus onderzoek naar de oorzaken van drukwonden wordt eigenlijk pas gedaan sinds de jaren veertig en vijftig van de vorige eeuw. Dit was aanvankelijk vooral dierexperimenteel onderzoek. Ratten, muizen, honden en varkens werden onderworpen aan een langdurige mechanische belasting door een stempel met een zekere kracht in de huid te drukken. Vervolgens werden de dieren opgeofferd en werd het weefsel histologisch onderzocht op schade. Het doel van de meeste van deze studies was het vinden van een schadedrempel. Hiermee wordt een maat bedoeld die iets zegt over het moment waarop weefsel beschadigt. Die maat kan van alles zijn, variërend van een druk of kracht tot de mate waarin weefsel is vervormd. Tot op de dag van vandaag is niet helemaal duidelijk wat de beste maat is om als schadedrempel te gebruiken.

Er werden verschillende druk/tijdcombinaties gebruikt, en aan de hand van histologisch onderzoek bepaalde men boven welke waarden er schade ontstond. Een soortgelijke curve werd door Reswick en Rogers[1] bepaald aan de hand van een studie met 800 gezonde mensen en patiënten. De druk tussen de huid en het kussen werd gemeten en aan de hand van gegevens over drukwonden werd een curve bepaald (zie figuur 2.1).

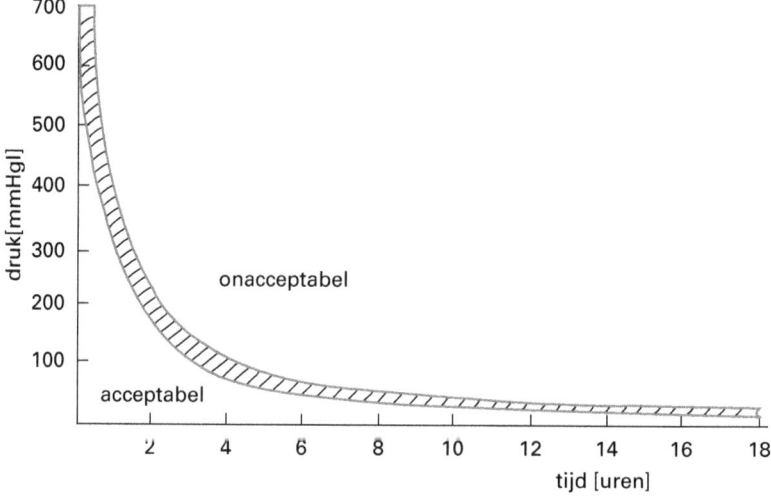

Figuur 2.1 Risicocurve voor het ontstaan van decubitus. Tijd/drukcombinaties boven de lijn resulteren in weefselschade (bewerkt[1]).

Al deze curven hadden dezelfde vorm, namelijk een inverse relatie tussen druk en tijd. Een hoge druk leidt snel tot schade, terwijl een lagere druk pas na een langere tijd schade veroorzaakt (op de vorm van deze curve wordt in par. 2.6 dieper ingegaan). De focus van al deze studies was op de druk tussen huid en ondersteunende materialen (matrassen of kussens). Onderzoek heeft echter aangetoond dat deze druk weinig zegt over de situatie in de dieper gelegen weefsels. Juist wat daar gebeurt, is bepalend voor de schade die ontstaat. Dit wordt in paragraaf 2.4 verder besproken.

In de jaren negentig van de vorige eeuw zijn de onderzoekstechnieken verder uitgebreid met behulp van in het laboratorium gekweekte cellen en weefsels. Deze kunnen in leven worden gehouden in een incubator (broedstoof) en bestudeerd worden met geavanceerde microscopen en biochemische methoden. Dit zijn goede alternatieven, waardoor het aantal noodzakelijke dierproeven zeer sterk verminderd kan worden. Daarnaast wordt veel gedetailleerder dan in het verleden gekeken naar de wijze waarop weefsels reageren op mechanische krachten en wanneer dat tot schade leidt. Naast heel veel nieuwe kennis roept dit type onderzoek steeds meer vragen op en het blijkt dat er nog veel te leren valt over allerlei vormen van decubitus. Het wordt ook duidelijker dat er niet één oorzaak is, maar dat verschillende vormen van decubitus een verschillende oorzaak kunnen hebben en zich op een andere manier ontwikkelen.

Een voorbeeld hiervan is het onderscheid tussen decubitus die in de huid begint en die in dieper gelegen weefsels, bijvoorbeeld de spier, ontstaat. De locatie waar de schade begint, hangt af van de soort mechanische belasting en van de lokale geometrie (combinatie van bouw, structuur en plaats, later wordt dit begrip vaak gebruikt) van de weefsels en de aanwezigheid van botuitsteeksels. De schade bij de twee vormen verloopt in verschillende richting. Schade in de huid kan zich, als deze niet herstelt, verder ontwikkelen naar dieper gelegen weefsels, terwijl de schade die in dieper gelegen weefsels begint, zich verder kan ontwikkelen richting huidlaag. Bij deze laatste vorm kan er dus al een zeer grote wond zijn op het moment dat de huid slechts licht beschadigd is. Het probleem van deze laatste wonden is dus hun vroege detectie en het feit dat ze niet met het bestaande gradatiesysteem (zie hoofdstuk 5) gekwalificeerd kunnen worden.

2.3 Anatomie en functie van huid, vet en skeletspier

Als patiënten decubitus krijgen, kunnen, afhankelijk van de ernst van de wond, alle zachte weefsels beschadigd raken. Vaak komt het voor dat niet alleen de huid is aangetast maar ook subcutaan vetweefsel en spierweefsel. In deze paragraaf wordt een korte beschrijving gegeven van de anatomie en de functie van huid, vet- en spierweefsel. Daarbij wordt vooral gekeken naar feiten die van belang zijn voor de ontwikkeling van decubitus. Voor een uitgebreidere beschrijving wordt verwezen naar leerboeken over fysiologie en anatomie.[2]

2.3.1 HUID

De huid is een heel complex orgaan met als belangrijkste functies:
1. barrière om vochtverlies tegen te gaan en weefsels in te sluiten;
2. bescherming tegen fysische, chemische en biologische aanvallen van buiten: bijvoorbeeld zon, wrijving, toxische stof, bacterie of virus;
3. receptor voor uitwendige prikkels (gevoel en pijnsensaties);
4. regeling van de lichaamstemperatuur via doorbloeding, haartjes en verdamping (transpiratie);
5. regeling van de bloeddruk;
6. bijdrage aan het zelfbeeld van de mens, identiteit, samen met het pigment, het haarkleed en de nagels.

Bij de pasgeborene is de huid nog niet volledig volgroeid, vooral wat betreft de verhoorning. De jonge huid is vochtrijker en herstel gaat vlotter. Bij de oudere mens is het tegengestelde het geval met atrofische verandering (zie verder).

De huid bestaat globaal uit twee hoofdlagen (figuur 2.2). De epidermis is de dunne toplaag (dikte: 0,07-0,12 mm), de rest wordt dermis genoemd (dikte: 1-4 mm). Daartussen ligt het basaalmembraan. De epidermis is opgebouwd uit vijf cellagen van keratinocyten: stratum germinativum, stratum spinosum, stratum granulosum, lamina lucida, stratum corneum. In het stratum germinativum (kiemlaag, met huidstamcellen) worden voortdurend nieuwe cellen gevormd, die naar boven toe prolifereren (uitrijpen) en keratiniseren (verhoornen d.m.v. het harde eiwit keratine). Dwars door de cellen en over de cel-celgrens ligt een structuur die we het cytoskelet noemen. De hele epidermis wordt daarmee tot een stevig geheel. De oudere huidcellen veranderen geleidelijk van vorm, grootte en eigenschappen. In het eindstadium sterft de cel(kern) af waardoor er een buitenste laag, het stratum corneum (ongeveer 15 µm dik), overblijft van verhoornde celmassa (eigenlijk alleen nog het cytoskelet) dat geleidelijk slijt en afschilfert. Op deze manier blijft de huid ondanks aangroei van binnenuit steeds even dik. Met name het stratum corneum heeft een belangrijke rol bij de barrièrefunctie van de huid.
Geringe beschadigingen van deze laag (bijvoorbeeld na scheren of door een wond) leiden onmiddellijk tot een verhoogd vochtverlies. De eigenschappen van het stratum corneum zijn ook afhankelijk van de hoeveelheid vocht aan het oppervlak van de huid (transpiratie). Dit speelt onder andere een rol bij het risico op het ontstaan van decubitus.

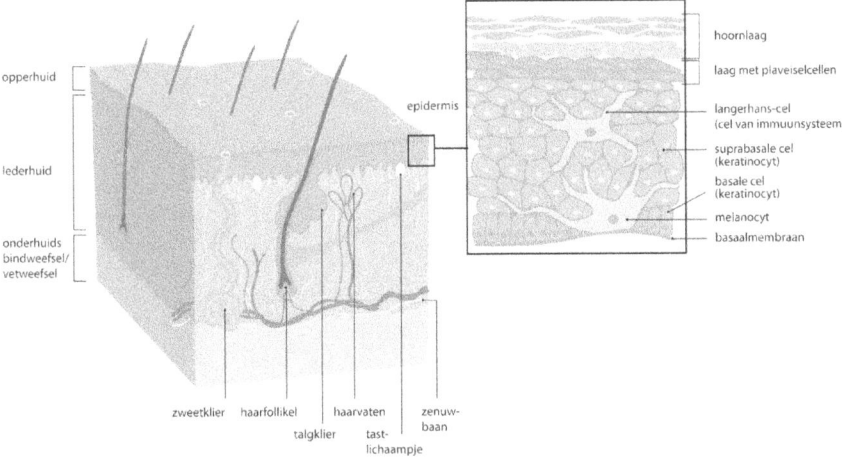

Figuur 2.2 *Schematische doorsnede van de huid (bewerkt).*[3]

De gezonde huid voelt vettig aan door de aanmaak van talg (talgklieren, tegen de haren liggend) en vet uit het sebum. Dit is van belang voor de conditie van de huid en de barrièrefunctie tegen vochtverlies en binnendringen van vloeistoffen. Overmaat zeep of alcohol doet dat vet verdwijnen.

Onderzoek van de afgelopen decennia heeft de kennis van de overgangszone tussen epidermis en dermis, de 'basaalmembraanzone' (BMZ) flink uitgebreid. De epidermis en de dermis liggen als twee eierdozen tegen elkaar en dat verhoogt de weerstand tegen schuifkrachten. Bovendien lopen er vezels vanuit het cytoskelet dwars door het basaalmembraan (via de hemidesmosoom met het eiwit laminine) tot in de dermis, waar ze hechten in de structuureiwitten (collageen-VII) (figuur 2.3).
De dermis is in mechanisch opzicht het belangrijkste deel van de huid en bestaat uit twee structureel verschillende lagen. De papillaire laag vormt de grens met de epidermis en is een vrij losse structuur waarin zich een grote hoeveelheid levende cellen bevindt, waartussen rondtrekkende cellen (vanuit de bloedsomloop) zich bewegen zoals leukocyten, lymfocyten en plasmacellen. Deze cellen hebben een immunologische functie (herkennen en opruimen van vreemde stoffen, bacteriën, etc.). De dieper gelegen reticulaire laag is in mechanisch opzicht erg belangrijk, omdat die de stijfheid en sterkte van de huid bepaalt. In deze laag liggen de fibroblasten, letterlijk betekent dit

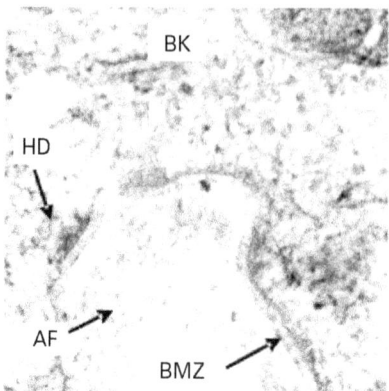

Figuur 2.3 Elektronenmicroscopische (EM-)opname van de huid op het niveau van de basaalmembraan (ca. 3500×) (met dank aan dr. J. den Hollander, ErasmusMC, Rotterdam[4]).

BK = basale keratinocyt; HD = hemidesmosoom; AF= anchoring fibers (ankervezels); BMZ = basaalmembraanzone.

'cellen die vezels maken'. De hele laag bestaat uit een dicht netwerk van vezels, ingebed in een amorfe (structuurloze) gelachtige substantie. Het betreft hier voornamelijk collageenvezels (ongeveer 80% van het droog gewicht van de huid) en een kleiner deel bestaat uit elastinevezels (ongeveer 4% van het droog gewicht). Collageenvezels zijn heel stijf (er is namelijk een grote kracht nodig om ze een stukje te verlengen) en ook zeer sterk (er is een grote kracht nodig om ze kapot te trekken). Elastinevezels zijn over het algemeen heel dun, kunnen grote vervormingen ondergaan voor ze kapot gaan (als een elastiekje) en hebben een relatief lage stijfheid (zeker een factor 1000 kleiner dan die van collageen). Naast deze structuren die voornamelijk verantwoordelijk zijn voor het mechanisch gedrag, bevinden zich in de huid, zoals gezegd talloze soorten cellen uit de bloedcirculatie, de haarzakjes met de talgklieren die tot diep in de dermis reiken, en allerlei klieren (vetklieren, zweetklieren) en bloedvaten, lymfevaten en zenuwen (figuur 2.2).

De bloedvaten in de huid vormen een dicht capillair netwerk. Een belangrijk deel van dit netwerk bevindt zich op de overgang van dermis naar epidermis (plexus). Deze overgang heeft een enigszins golvend karakter en de capillairen zitten in de toppen van deze papillen. Verder worden hoge concentraties aan capillairen gevonden rondom de klieren en de haarzakjes. De toevoerende grotere vaten bevinden zich in diepere lagen met uitlopers loodrecht op het huidoppervlak. In feite begint het vaatnetwerk direct na de weefselspleten tussen de individuele cellen. Daarna wordt een vat gevormd door endotheelcellen (van de bloedvatwand). Door het fijnste vat gaat nog net een erytrocyt, al dan niet enigszins vervormd. Zo komt zuurstof maar ook (energierijke) voeding dicht bij de keratinocyt en kunnen afvalstoffen wegstromen. Elk celsysteem wordt geprikkeld tot groei door hormonen en sommige daarvan zijn heel specifiek: bijvoorbeeld de vaatcelgroei factor (VGF). Belangrijk voor de problematiek rondom decubitus is dat het vaatbed in de huid in hoge mate redundant is. Daarmee wordt bedoeld dat er veel meer bloedvaten in de huid zitten dan voor het huidmetabolisme nodig is. Dat komt omdat het al dan niet openen van bloedvaten in de huid een van de manieren voor de huid is om de lichaamstemperatuur te regelen. Meer bloed door de huid betekent meer afkoeling. Met betrekking tot decubitus en wondgenezing is ook van belang dat de huid veel (immuun)cellen bevat die cytokinen en chemokinen kunnen uitscheiden. Deze stoffen spelen een rol bij wondgenezing en in heel vroege stadia van decubitus. Een wegdrukbare roodheid van de huid is in feite een uiting van hyperemie: meer bloedvaten gaan openstaan waardoor de huid meer doorbloed raakt. Dit is een natuurlijke reactie en nog geen schade van de huid. Niet-wegdrukbare roodheid duidt echter op een beschadigde huid (lees! beschadigde endotheelcellen van de bloedvaten) en wordt geclassificeerd als een graad 1 drukwond (zie ook hoofdstuk 3).

Subcutaan vetweefsel
Onder de cutis (dat is de epidermis en dermis samen), bevindt zich de subcutis, die bestaat uit een zeer grote hoeveelheid vetcellen, bijeengehouden door 'membranen' van bindweefsel, waarin bloedvaten liggen. Het geheel heet subcutaan vetweefsel (figuur 2.4). Door de druk krijgen de cellen een honingraatstructuur. De membranen houden de pakketjes bij elkaar. De dikte van deze laag hangt in hoge mate af van individuele verschillen tussen mensen. Ook het geslacht speelt hierbij een belangrijke rol. Over het lichaam verdeeld zijn er grote verschillen in dikte van de lagen en zelfs in de samenstelling van de vetlaag.
De voornaamste functie van vet is de vorming van een buffer van brandstof. De basisbrandstof voor het lichaam, om het metabolisme op peil te houden, is glucose. Als hieraan een tekort ontstaat, gaat het lichaam over op vetverbranding. Periodes van extreem hongeren (cachexie bij slokdarmkanker, of anorexia door zelfgekozen afvallen met een streng dieet) verminderen de vetreserves en doen de huid die eerst

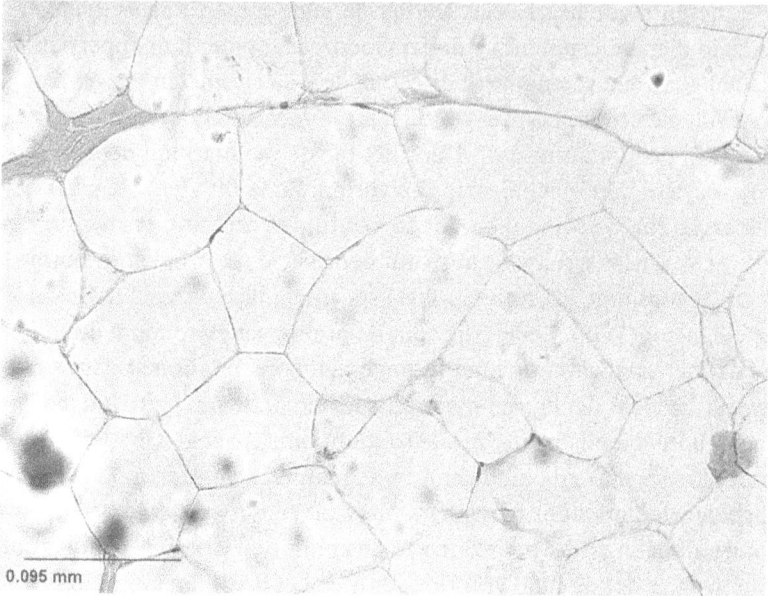

Figuur 2.4 *Histologische coupe met daarop individuele vetcellen in vetweefsel.*

ruim zat, in plooien neerhangen. Het tegengestelde, vetzucht (obesitas of adipositas) is een welvaartsziekte met ingewikkelde multifactoriële etiologie; dat wil zeggen dat zowel sociaal-culturele als persoonlijke en biologische (genetische) factoren een rol spelen.
Het zal duidelijk zijn dat de samenstelling en dikte van de vetlaag ook invloed hebben op de temperatuurregeling en op de wijze waarop mechanische krachten inwerken op het lichaam. Dit laatste is natuurlijk relevant als het gaat om het risico op decubitus.

Spierweefsel
De belangrijkste functies van het skeletspierstelsel zijn: zorgen dat het lichaam stevigheid en samenhang houdt en het stelt ons in staat te bewegen en krachten uit te oefenen op onze omgeving. Het bijzondere van (willekeurige, dwarsgestreepte) spieren is dat ze kunnen verkorten en actief kracht kunnen uitoefenen. Spieren bestaan uit bindweefsel, bloedvaten, zenuwen en als voornaamste bestanddeel spiervezels. De spiervezels zijn complexe structuureiwitten (myofibrillen). Het bindweefsel houdt de spiervezels in bundels bij elkaar en verbindt de spieren met de botten rond de gewrichten. Elke bundel bestaat uit een grote hoeveelheid lange spiercellen (figuur 2.5). Een spiercel bevat meerdere kernen en kan tot 400 myofibrillen omvatten. Iedere myofibril is weer opgebouwd uit een groot aantal elementen die kunnen

verkorten: de sarcomeren. De regelmatige organisatie van de moleculen actine en myosine in deze sarcomeren zorgen voor de karakteristieke dwarsstreping (onder de microscoop) van gezonde spiercellen.

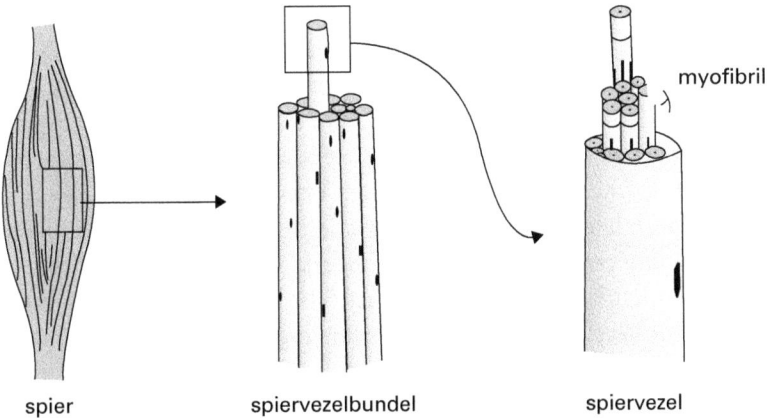

Figuur 2.5 *Schematische weergave van een spier.*

Spieren zijn ervoor gemaakt om grote krachten uit te oefenen gedurende kortere of langere perioden. In het laatste geval gaat het om wisselende belastingen (bijvoorbeeld bij lopen, rennen of fietsen). Om die redenen hebben spieren een heel flexibel metabolisme. Voor snelle actie kan creatinefosfaat worden omgezet in creatine (levert voor ongeveer 15 seconden energie), glucose kan op anaërobe wijze worden omgezet in lactaat (30-60 seconden) en glucose kan op aërobe wijze worden omgezet. De laatste manier is het meest efficiënt en kan uren worden volgehouden. Als brandstoffen voor dit proces kunnen ook vetten en aminozuren worden gebruikt wanneer glucose op raakt. Verder zijn er nog gespecialiseerde vezels voor snelle, kortdurende actie en vezels die meer geschikt zijn voor duurwerk. Voor een uitvoerige beschrijving van de opbouw en fysiologie van spieren wordt geadviseerd een goed fysiologieboek te raadplegen.[5,6]

Voor het ontstaan van decubitus is het van belang te beseffen dat spieren, ofschoon gemaakt voor ontwikkeling van kracht, minder goed tegen een langdurig aangehouden constante belasting kunnen en vooral niet als die loodrecht op de vezelrichting is gericht. Als de vervormingen erg groot zijn (bijvoorbeeld bij een zittend persoon, zie figuur 2.11) kan dit al heel snel tot structurele schade in de spier leiden. Omdat het spierweefsel metabool zo actief is, zal ischemie (een toestand waarbij bloedvaten worden dichtgedrukt en er geen zuurstof in het weefsel komt) op zekere termijn tot schade leiden.

In het verleden hebben onderzoekers wel beweerd dat spierweefsel gevoeliger is voor schade dan andere weefsels.[7,8] Of dit waar is, is niet helemaal duidelijk, omdat gevoeligheid voor schade ook te maken heeft met de geometrie van bijvoorbeeld botuitsteksels, waardoor de vervorming van de spieren groter kan zijn dan van andere weefsels. Het is wel duidelijk dat spierschade altijd begint op celniveau (figuur 2.6). Het eerste signaal is een verlies aan dwarsstreping; met andere woorden de interne organisatie van het cytoskelet van de cel raakt verstoord. In het eerste begin van schade zien we vaak gezonde cellen naast kapotte cellen. Als de schade beperkt blijft en de spier niet langer mechanisch is belast, kan dergelijke schade op celniveau binnen 72 uur hersteld zijn. Houdt de belasting echter aan dan kan de schade zich verder uitbreiden en uiteindelijk irreversibel worden en uitgroeien tot een wond.

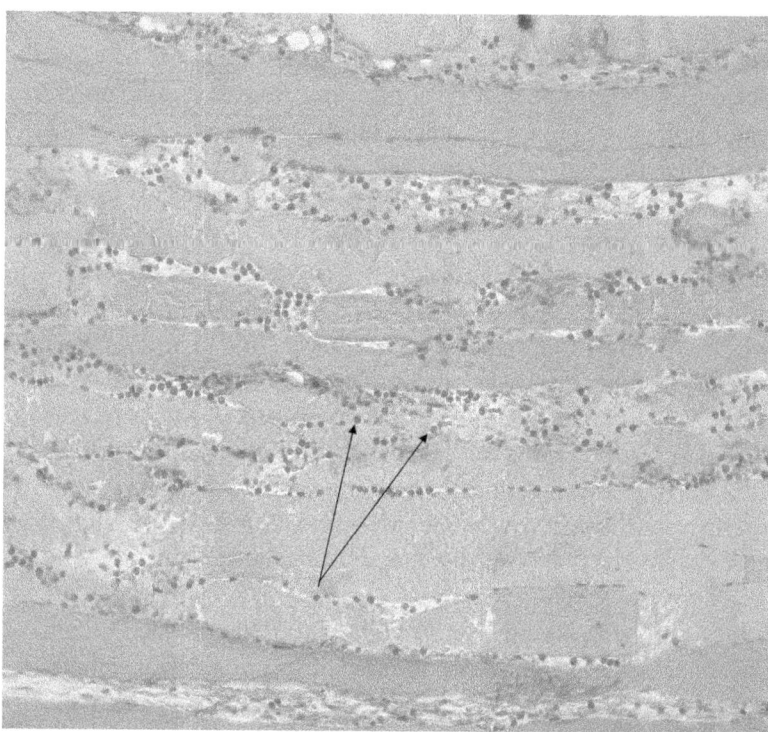

Figuur 2.6 *Histologische coupe van een beschadigde spier. Naast gezonde cellen worden cellen gevonden waarbij de dwarsstreping verdwenen is en waar al infiltratie van mononucleaire cellen wordt gevonden (zie pijlen).*[9]

Veroudering
Recent zijn nieuwe inzichten verkregen uit onderzoek over de veroudering van de huid. De huid bij kinderen is nog in de groei, wat betekent dat de aanmaak de afbraak overtreft. Dit heeft ook gevolgen voor de kwaliteit. De jonge huid voelt goed gevuld, soepel, vochtig en vettig. Hij herstelt zich snel bij wondjes. Zodra er bijvoorbeeld iets met de afweer gebeurt, ontstaat er algauw een dermatitis door urine of smetten van de liesplooi.
Bij het ouder worden zal langzamerhand eerst een evenwicht tussen aanmaak en afbraak ontstaan. Ten slotte zal de afbraak het winnen van de aanmaak. De snelheid van dit proces verschilt per persoon. Er zijn intrinsieke factoren als erfelijkheid, geslacht, ziekten en extrinsieke factoren zoals leefstijl (zonlicht, roken) of medicijnen. Een voorbeeld: bij de erfelijke ziekte progeria treedt een fataal verouderen al op rond de tienerleeftijd; door roken treedt ook aderverkalking op van de bloedvaatjes van de huid!
Door deze factoren kunnen bepaalde cellen hun receptor voor de groeihormonen verliezen, de voedingsstoffen niet goed verwerken of juist gevoeliger worden voor toxische stoffen. Wat zien we klinisch aan zo'n oudere huid? Rimpels en plooien (door afgenomen elasticiteit van de dermis), bruine vlekken (door andere verdeling van het pigment, of bloedlekkage), stugheid (door deposities van minderwaardig tussenstofmateriaal), atrofie door dunner worden van de huid. In figuur 2.7 is te zien hoe dun de epidermis wordt bij veroudering. Al snel zijn dan ook traumatische beschadigingen zichtbaar. De oudere huid verliest ook zijn herstelfunctie, zodat littekens niet goed gevormd worden (breed en atrofisch i.p.v. normo- of hypertrofisch) en de wond traag geneest. Het feit dat er weinig immuuncellen circuleren in de dermis betekent dat er weinig adequate respons zal zijn op ontstekingsprikkels. De papierdunne huid bij lang prednisongebruik geeft bijzondere problemen met bijna spontane scheuren en traag herstel. Secundaire vetafzetting kan dit maskeren.
Ouderen zullen in toenemende mate ('vergrijzing') onze aandacht vragen, ook in de zorg. Inzicht in de oorzaken van decubitus en middelen of procedures ter preventie zijn daarom cruciaal. Factoren als comorbiditeit, voeding of geneesmiddelgebruik bepalen bij deze groep nog belangrijke luxerende momenten.[10]

2.4 Mechanica

Mechanica houdt zich bezig met het effect van krachten die werken op lichamen. In de mechanica wordt bestudeerd hoe lichamen bewegen

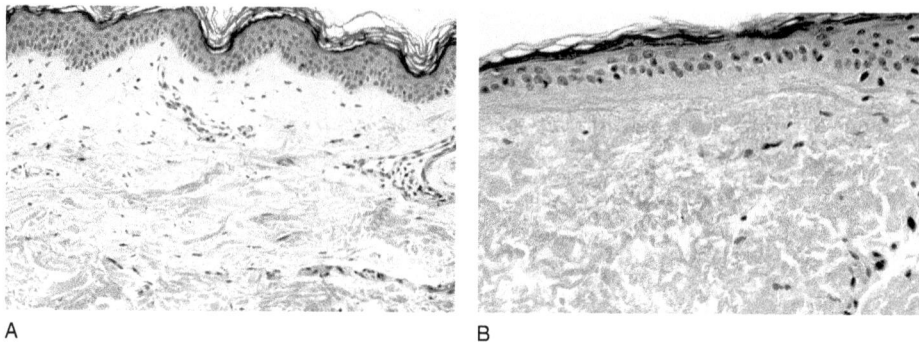

Figuur 2.7 De huid van iemand van 40 jaar (A) en iemand van 60 plus (B). Let op hoe dun de epidermis is. De plooien van de papillaire laag zijn volledig vlak. Onder het basaalmembraan ligt amorf materiaal en dieper in de dermis zien we weinig immuuncellen. Het collageen is afgenomen omdat de fibroblasten in rust zijn gegaan.

en vervormen onder invloed van krachten die erop worden uitgeoefend. Daarnaast wordt bestudeerd, wanneer lichamen kapotgaan als gevolg van die krachten. De biomechanica past mechanica toe op biologische weefsels. Om iets te kunnen zeggen over de krachten die op weefsels werken en uiteindelijk tot decubitus kunnen leiden is het nodig om eenduidige definities te hanteren.

Onder degenen die zich met decubitus bezighouden speelt zich een levendige discussie af over termen als schuifkrachten (Engels: shear forces), normaalkrachten, compressiekrachten, wrijfkrachten en druk. Dit komt tot uiting in leerboeken voor verpleegkundigen die expliciet op deze termen ingaan en ze koppelen aan een behandelmethode. Dit is noodzakelijk, omdat de verpleegkundige moet weten hoe in een bepaalde situatie te handelen en dat gaat het best als die situatie duidelijk is gedefinieerd. Voor een behandeling van de etiologie zijn deze begrippen echter minder geschikt. De reden hiervoor is dat ze vooral iets zeggen over de krachten die werken op het contactvlak tussen de huid van de patiënt en de ondersteuning en weinig over hoe dat inwendig leidt tot vervormingen en spanningen in het weefsel. Die inwendige vervorming leidt uiteindelijk tot een beschadiging van weefsels. Met andere woorden, we moeten een onderscheid maken tussen *krachten* die werken op het lichaam en de *vervormingen* die daarvan een gevolg zijn. Dat kan op verschillende manieren, maar dat wordt in paragraaf 2.6 nader uitgewerkt.

We gaan eerst in op de begrippen compressie en afschuiving. In figuur 2.8 wordt een blokje belast door er een plaatje op te leggen en vervolgens daarop een gewicht te zetten. Het plaatje wordt wrijvingloos verondersteld, waardoor het blokje gemakkelijk zijdelings kan uitzetten. Daardoor wordt het blokje dunner en het zet ook een beetje uit. Dit blokje wordt gecomprimeerd, maar de rechthoek blijft een rechthoek (we noemen dit situatie A).

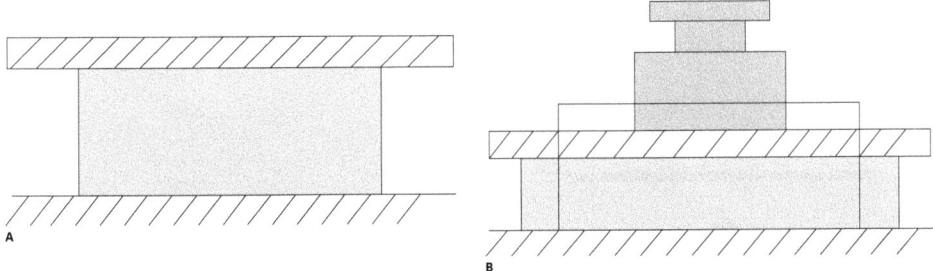

Figuur 2.8 *Het linkerblokje is niet vervormd. Het rechterblokje is vervormd onder invloed van een gewicht dat erop is geplaatst. Daarbij wordt het dunner en zet een beetje in horizontale richting uit. De blauwe lijn geeft de vorm van het oorspronkelijke blokje aan.*

In figuur 2.9 wordt een zelfde blokje op een andere manier belast, waardoor het schuine zijden krijgt. Het plaatje is nu vastgemaakt aan het blokje en door een kracht parallel aan het plaatje (pijl) verplaatsen het plaatje en de bovenzijde van het blokje in horizontale richting. Het blokje verandert heel duidelijk van vorm. Deze belasting noemt men afschuifvervorming (in het Engels 'shear', dit noemen we situatie B). Een kenmerk van 'shear' is dat de hoeken van de rechthoek (oorspronkelijk 90 graden) veranderen. Terwijl dat in figuur 2.8 niet gebeurt.

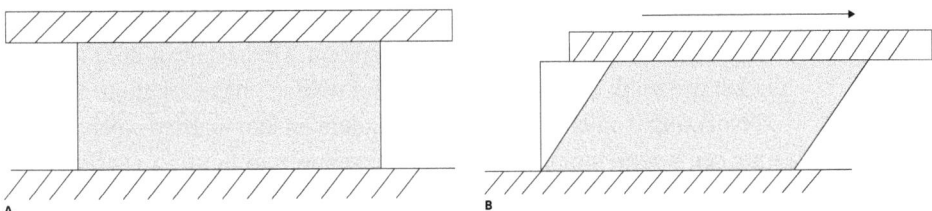

Figuur 2.9 *Voorbeeld van afschuifvervorming. Er wordt een kracht op het bovenvlak (pijl) in horizontale richting uitgeoefend (schuifkracht), waardoor het rechthoekige blokje van vorm verandert.*

Bij een oppervlakkige beschouwing van beide situaties valt te veronderstellen dat in situatie A geen afschuifvervorming optreedt, maar in situatie B wel. Dit is echter een vergissing. In gedachten bekijken we in het oorspronkelijke blokje naar een vierkantje dat 450 is gedraaid ten opzichte van de horizontale as (figuur 2.10). Gaan we het totale blokje nu comprimeren, zoals in situatie A dan verandert het gedraaide vierkantje in een ruit; met andere woorden dat vierkantje ondergaat toch een afschuifvervorming.

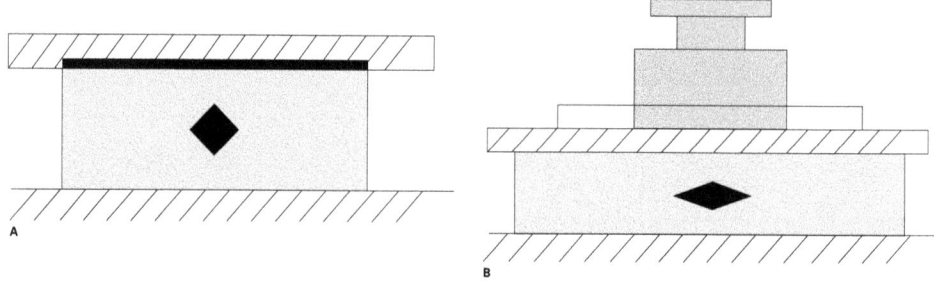

Figuur 2.10 *Weer een blokje onder compressie. Kijken we naar het donkere vierkantje dan blijkt dat ook bij compressie hoeken kunnen veranderen en er dus ook afschuifvervorming plaatsvindt.*

De belangrijke conclusie die hieruit valt te trekken is dat je afschuif vervormingen op heel onverwachte plaatsen kunt tegenkomen. Wordt deze bevinding aan het feit gekoppeld dat weefsels (huid, vet en spieren) heel slecht tegen afschuifvervorming kunnen dan besef je dat het gevaar voor decubitus uit onverwachte hoek kan komen.

Een voorbeeld uit de praktijk is te zien in figuur 2.11. In figuur 2.11 afbeelding A is een opname te zien gemaakt in een MRI-scanner van het onderlichaam van een zittend persoon. Op basis van deze beelden is het mogelijk de vervorming van het weefsel uit te rekenen. Deze vervorming is in elk stukje weefsel anders en kan worden weergegeven met een hoogtelijnenkaart die is weergegeven in figuur 2.11 afbeelding B. Grijs wil zeggen dat de vervorming klein is, roze geeft aan dat de vervorming heel groot is. In de figuur valt op dat het roze gebied in het spierweefsel in de buurt van het bot zit en niet aan de oppervlakte. De grootste vervormingen treden dus op in de spieren in de buurt van het botuitsteeksel en er is een grote kans dat de schade aan het weefsel hier begint. Het kan inderdaad voorkomen dat een decubituswond inwendig begint en zich uitbreidt naar de oppervlakte. Bij dwarslaesiepatiënten, die ongevoelig zijn in dit gebied, betekent dit dat een wond vaak pas wordt ontdekt als die zichtbaar wordt aan het oppervlak en dan kan die al heel ernstige vormen hebben aangenomen. Vroege detectie van dit soort wonden is dus van heel groot belang.

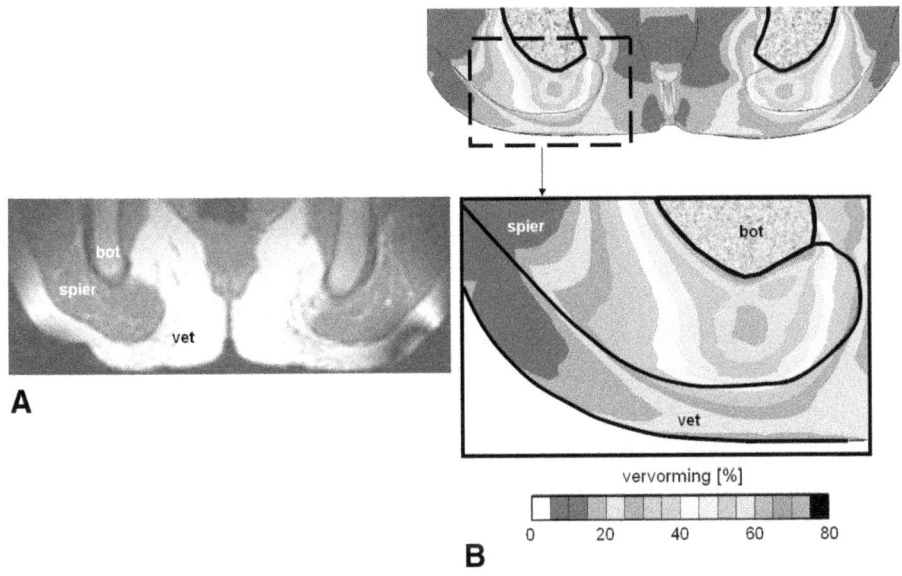

Figuur 2.11 A Een MR-opname van een zittende persoon in een open MR-apparaat. B Hoogtelijnenkaart die aangeeft waar de gebieden met de grootste vervorming zitten. Roze is hoog, blauw is laag. Het is duidelijk dat de grootste vervorming in de spier en in de buurt van het bot optreedt (bewerking).[11]

De meeste vormen van decubitus ontstaan echter aan de oppervlakte van de huid en zijn relatief goed waar te nemen, wat overigens niet wil zeggen dat voorkómen dat ze ontstaan of erger worden eenvoudig is. Zoals in de introductie vermeld is, spelen naast de vervormingen die optreden ook zaken een rol die te maken hebben met de gevoeligheid van de individuele patiënt voor het ontstaan van wonden. Hierop wordt ingegaan in paragraaf 2.5.

Waarom is het noodzakelijk *schuifkrachten* aan het oppervlak te voorkómen? Het is al lang bekend dat schuifkrachten, bijvoorbeeld omdat een patiënt in halfopgerichte houding in bed ligt, een verhoogd risico meebrengen. Waarom dit zo is, is niet helemaal duidelijk, maar er zijn wel enkele aannemelijke verklaringen voor.
- Vaak zal in situaties waar schuifkrachten een rol spelen de totale mechanische belasting groter zijn, waardoor ook inwendige vervormingen groter worden.
- Door afschuifkrachten worden de diverse toplagen van de huid: stratum corneum, levende epidermis en dermis als het ware uit elkaar getrokken en daartegen is de verbinding niet goed bestand. Lagen kunnen dus loslaten.
- Door de wijze waarop de bloedvaten in de huid liggen kunnen ze bij afschuifvervorming gemakkelijker worden afgekneld (denk aan een tuinslang die je sluit door hem een knik te geven).

Naast afschuifkrachten wordt vaak gesproken over *wrijfkrachten*. Daarmee wordt bedoeld dat de huid langs het contactvlak schuift. Er is dus beweging van bijvoorbeeld huid ten opzichte van het ondersteunende laken, waarbij toch wrijvingskrachten werken. Het eerste wat daarbij opvalt is dat als dit snel en met relatief grote kracht gebeurt er veel warmte wordt opgewekt wat tot een vorm van brand/schaafwond kan leiden. Voortdurende, lang volgehouden geringe wrijving kan op den duur ook schade aan de huid veroorzaken. Ook hier is een aantal verklaringen voor te bedenken (die echter nog niet bewezen zijn; het zijn dus hypothesen):
- Voortdurend wrijven haalt bij elke beweging een minuscule hoeveelheid materiaal van de huid weg (het stratum corneum). Dit verstoort de barrièrefunctie van die toplaag en dat leidt uiteindelijk tot schade.
- De irritatie van de huid door wrijven leidt tot een cytokineproductie in de huid, waardoor een ontstekingsreactie op gang komt (die er eigenlijk niet zou moeten zijn). Met andere woorden: het zou kunnen dat de normale reactie, die voor wondgenezing essentieel is, bij voortdurende wrijving juist schadelijk is.

Of de hiervoor gegeven verklaringen juist zijn, is nog niet duidelijk, maar dat wrijfkrachten (mits lang volgehouden) tot schade van de huid leiden is evident.

Een belangrijke les uit deze paragraaf moet zijn dat schuifkracht, druk- en wrijfkracht termen zijn die in de literatuur over decubitus vooral duiden op wat er gebeurt op het contactvlak tussen de patiënt en de ondersteuning. Het gevolg van deze krachten kan zijn dat er inwendig grote vervormingen optreden die uiteindelijk tot schade leiden. Die vervormingen kunnen heel groot zijn in diepere lagen, in de buurt van botuitsteeksels.

We hopen duidelijk gemaakt te hebben, dat het belangrijk is te begrijpen hoe de krachten die op het contactvlak tussen patiënt en omgeving werken inwendig leiden tot het stukgaan van weefsel. Om in de discussie niet telkens te hoeven praten over wrijfkrachten, druk-, schuifkrachten enzovoort die op het contactvlak werken, noemen we wat er aan de rand gebeurt de *mechanische belasting*. De eerste vraag is welke veranderingen die mechanische belasting inwendig teweegbrengt. Die veranderingen drukken we uit in vervormingen (rek) en inwendige krachten (spanningen). Daarnaast hebben krachten een grote invloed op het inwendig transport van allerlei stoffen: zuurstof, voedingsstoffen en afvalstoffen. Hoe groot die rek, spanningen en veranderingen in transport zijn, hangt af van de *mechanische belasting*, maar ook van de *geometrie* van de verschillende weefsels en van de *mechanische eigenschappen*.

Geometrie. Hiermee bedoelen we de vorm en dimensies van de verschillende weefsels. Ieder mens is anders. Huid kan dikker of dunner zijn. Datzelfde geldt voor vetweefsel en spierweefsel. De vorm van een bot kan anders zijn. Die combinatie van vormen kan ertoe leiden dat eenzelfde mechanische belasting bij twee personen tot een verschillende interne rek en spanning kan leiden. Hier spelen dus de sekse, het gewicht en de genetische aanleg van patiënten een rol. Ook het ziektebeeld speelt bijvoorbeeld een rol: denk maar aan de patiënt met een dwarslaesie of diabetes (afwijking van de zenuwen) of reumapatiënten met misvormingen van het skelet en bewegingsbeperking.

Mechanische eigenschappen. Hiermee wordt de manier van vervormen van weefsels bedoeld onder invloed van belasting. Een elastiekje kun je gemakkelijker van vorm veranderen dan een stuk staal. Wij zeggen dat staal stijver is dan rubber. Dit geldt ook voor biologische weefsels. Bot is stijver dan spieren. Spieren zijn stijver dan vetweefsel. Dat betekent dat bot nauwelijks vervormt als een patiënt in een stoel zit, maar spier en vet wel. Deze eigenschappen kunnen ook veranderen. Het is bekend dat bij dwarslaesiepatiënten met name de spieren atrofiëren en slapper worden. Dit betekent dat ze bij gelijkblijvende mechanische belasting meer zullen vervormen en dat impliceert een direct hoger risico van beschadiging. Een ander, meer voorkomend, voorbeeld is incontinentie. Urine en feces zijn op twee manieren risicoverhogend. Het vocht en de stoffen in de urine kunnen de huid door chemische aantasting beschadigen, maar het is ook bekend dat met name het stratum corneum veel vocht kan opnemen en dat de mechanische eigenschappen zeer snel minder worden onder invloed van vocht. Het stratum corneum wordt daardoor kwetsbaarder voor druk en afschuifkrachten en het risico op een drukwond neemt toe.

Uit voorgaande beschouwing zou duidelijk moeten zijn geworden dat de uitwendig gemeten druk, zoals weergegeven in de curve van Reswick en Rogers uit de inleiding (figuur 2.1) niet zo heel veel zegt, omdat het effect van de druk inwendig sterk patiëntafhankelijk is. De absolute waarden van de getallen zijn ook minder belangrijk. Het gaat meer om de trend van de curve.
De mechanische veranderingen in het weefsel als gevolg van de uitwendige mechanische belasting zijn in principe af te leiden en te meten, hoewel dat erg lastig is. Figuur 2.11 liet al een voorbeeld zien van een meting met behulp van MRI. Het is ook mogelijk deze effecten uit te rekenen met computermodellen.

Of de vervormingen en spanningen uiteindelijk tot een decubituswond zullen leiden, hangt af van de *gevoeligheid* van de weefsels en dat is een veel minder grijpbaar fenomeen. Niet elke patiënt is even gevoelig. Sterker nog, de gevoeligheid van een patiënt kan met de leeftijd veranderen, maar ook met het ziektebeeld. Ofschoon het nooit is aangetoond, zouden er ook genetische redenen kunnen zijn voor een verschil in gevoeligheid tussen mensen.

De risicoscorelijsten die in hoofdstuk 4 worden behandeld combineren in feite de risico's die met de mechanische belasting te maken hebben: mobiliteit, operatie ja/nee, gewicht, leeftijd (andere eigenschappen van weefsels) en risico's die samenhangen met gevoeligheid: voedingstoestand, bijkomende pathologie als diabetes of een blaarziekte. Om tot een meer gevoelige en specifieke methode te komen, zou meting van een interne weefselreactie op een gecontroleerde mechanische belasting mogelijk moeten zijn. Hieraan wordt door onderzoeksgroepen gewerkt, maar een dergelijke methode bestaat bij het verschijnen van dit boek nog niet.

2.5 Indirecte factoren die invloed hebben op het ontstaan van decubitus

Er is een groot aantal factoren in de literatuur beschreven die invloed kunnen hebben op het ontstaan van decubitus. Deze factoren worden in de praktijk gebruikt om in te schatten of een individuele patiënt meer of minder risico loopt om decubitus te krijgen. Daarop wordt in hoofdstuk 4 uitvoerig ingegaan. In deze paragraaf proberen we die factoren in een mechanische context te behandelen, waardoor zaken wellicht iets eenvoudiger en eenduidiger worden. We doen dit aan de hand van het schema in figuur 2.12.

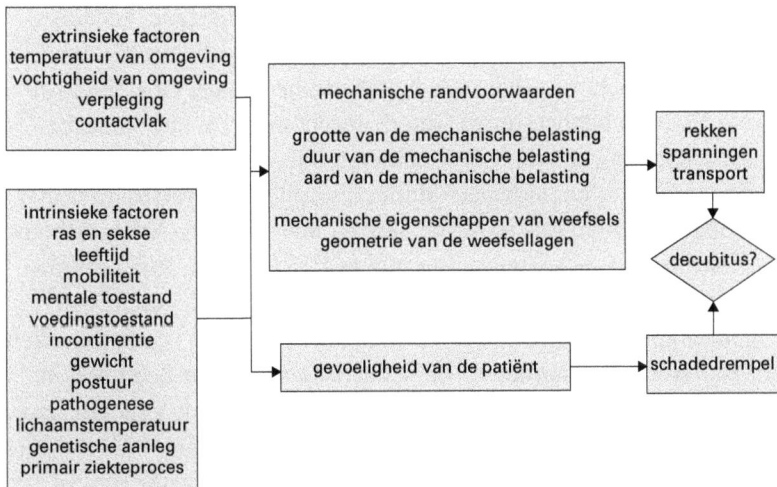

Figuur 2.12 Schematische weergave van factoren die het ontstaan van decubitus beïnvloeden.

Vaak wordt een onderscheid gemaakt tussen *extrinsieke* en *intrinsieke* factoren.

De extrinsieke factoren hebben te maken met de omgeving waarin de patiënt zich bevindt en zijn in principe te beïnvloeden. Denk aan de fysische omgeving: temperatuur en vochtigheid in de kamer (en op het contactvlak tussen patiënt en ondersteuning), het contactvlak zelf, bijvoorbeeld matras of kussen (hard, zacht, absorberend, met plooien of naden). Tot deze factoren hoort ook de verpleegkundige verzorging (bijv. wel of geen wisselligging) die de patiënt krijgt.

Vanuit mechanisch standpunt bezien, beïnvloeden de extrinsieke factoren enerzijds de randvoorwaarden: 'hoe groot zijn de krachten die werken op de patiënt (wordt beïnvloed door contactvlak en de positie die de patiënt op bed of in een rolstoel inneemt), hoe lang wordt die belasting aangehouden (wisselligging ja/nee)?'. Verder beïnvloeden die factoren de mechanische eigenschappen en dus de gevoeligheid voor schade. Een (te) warme omgeving leidt tot overmatig zweten, en dus vocht. Vocht heeft een negatief effect op de eigenschappen van het stratum corneum (wordt slapper bij meer vocht) en maakt de huid dus kwetsbaarder. Bovendien kan vocht de wrijvingseigenschappen tussen ondersteunend vlak en huid veranderen, waardoor de schuifkrachten toenemen.

De *intrinsieke* factoren zijn niet of slechts langzaam te beïnvloeden en hebben te maken met de fysieke toestand van de patiënt. Hieronder vallen ras en sekse, leeftijd, mobiliteit, mentale toestand, voedingstoestand, incontinentie, gewicht (BMI), postuur, primaire ziektebeeld, lichaamstemperatuur (koorts!) en genetische aanleg. Ook de intrinsieke factoren hebben invloed op de mechanica. De mechanische eigenschappen van weefsels veranderen bijvoorbeeld met de leeftijd: huid wordt over het algemeen dunner, slapper en kwetsbaarder met het ouder worden. Ras en sekse hebben invloed op de lichaamsbouw en daardoor op de wijze waarop uitwendige krachten leiden tot inwendige vervormingen. Lichaamstemperatuur beïnvloedt diffusie-eigenschappen van weefsels, waardoor transport van voedingsstoffen en zuurstof kan veranderen. De lichaamstemperatuur heeft ook invloed op het metabolisme en als gevolg daarvan op de behoefte aan zuurstof.

Incontinentie is ook een intrinsieke factor. Of deze factor een rol speelt bij het ontstaan van decubitus, heeft deels te maken met hoe goed het mogelijk is de negatieve effecten ervan teniet te doen (extrinsiek, c.q. verpleging). Urine verhoogt de pH (verlaagt de zuurgraad) van het stratum corneum, wat een negatief effect heeft op de mechanische eigenschappen. Het zal duidelijk zijn dat het gewicht en het postuur van de patiënt ook veel invloed hebben op de mechanica. Hoe hoger het gewicht hoe hoger de externe mechanische belasting. Daar staat tegenover dat dik zijn betekent dat er meer weefsel (met name vet) zit tussen de scherpe botuitsteeksels en de huid, wat op zich weer een beschermende werking zou kunnen hebben. Of dit positief of negatief uitpakt, is niet in zijn algemeenheid te zeggen, omdat dat, zoals in de vorige paragraaf besproken is, afhangt van een ingewikkeld samenspel van geometrie (vorm van botten, dikte van diverse weefsellagen) en mechanische eigenschappen (stijver of slapper).

Een deel van de kans dat een patiënt decubitus krijgt is te verklaren vanuit mechanica. Bij een gegeven externe mechanische belasting horen inwendige vervormingen (zoals zichtbaar in figuur 2.11). Als die vervormingen boven een bepaalde grens komen (gedurende een zekere tijd) ontstaat schade en uiteindelijk een wond. Bij welke vervorming schade ontstaat, is afhankelijk van de gevoeligheid van de patiënt. Dit laatste punt heeft vooralsnog iets ongrijpbaars. We weten dat pathologie, mentale toestand, wellicht genetische aanleg en misschien ook voedingstoestand van de patiënt invloed hebben op die gevoeligheid, maar hoe en hoeveel is nog een groot wetenschappelijk raadsel.

In de praktijk van de verpleegkundige zorg, dienen alle genoemde parameters aandacht te krijgen voor een adequate preventieve aanpak. Een goed protocol voor het beleid is essentieel.

2.6 Theorieën die schade in weefsels willen verklaren

In de afgelopen drie decennia zijn er diverse hypothesen geformuleerd over de wijze waarop mechanische belasting tot schade in weefsel leidt. De belangrijkste zijn:
- ischemie;
- reperfusieschade;
- vervorming van cellen;
- verlaagd transport in de interstitiële ruimte en blokkering van het lymfesysteem.

Deze hypothesen worden hierna apart besproken.

2.6.1 ISCHEMIE

Ischemie is de meest genoemde verklaring voor het ontstaan van decubitus. Door de compressie van het weefsel worden bloedvaten afgekneld of dichtgedrukt, waardoor er een toestand van ischemie in de weefels ontstaat. Doordat er lokaal geen doorbloeding meer is, ontstaat er zuurstofgebrek en voedingsstoffen kunnen de cellen niet meer bereiken. In eerste instantie gaan cellen over op een zuurstofarm metabolisme, waardoor lactaten worden gevormd die het weefsel verzuren. Door de afwezigheid van doorbloeding kunnen deze afvalproducten niet meer worden afgevoerd en uiteindelijk sterft het weefsel af.

Deze relatie tussen lactaatproductie en te lage zuurstofspanning wordt aardig geïllustreerd door experimenten die beschreven zijn door Knight et al. (figuur 2.13)[9]

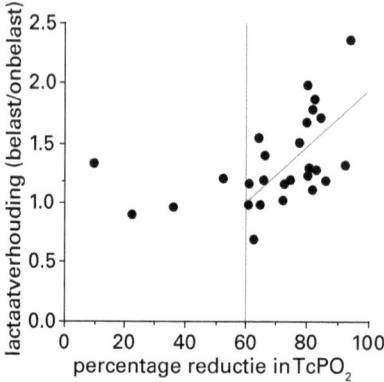

Figuur 2.13 Relatie tussen lactaatconcentratie in zweet en percentage reductie van de zuurstofspanning in de huid (TcPO$_2$) (bewerkt).[9]

Met een speciaal daarvoor vervaardigde opstelling brachten zij met een stempel een gecontroleerde druk aan op de huid. Ze maten de zuurstofspanning in de huid en verzamelden tegelijkertijd met behulp van speciale filters zweet tussen stempel en huid. Het zweet werd geanalyseerd op de aanwezigheid van lactaat. Het bleek dat bij een druk van meer dan 45 mmHg de zuurstofspanning in de huid begon af te nemen. Bij een reductie van de zuurstofspanning van 60% begon de lactaatconcentratie in het zweet toe te nemen, wat wijst op een anaëroob metabolisme van de cellen in de huid. Als deze metabole afvalproducten niet in voldoende mate kunnen worden afgevoerd, zal dit uiteindelijk leiden tot schade van cellen.

Ischemie kan echter zeker niet alle drukwonden verklaren. Dit volgt bijvoorbeeld uit het feit dat drukwonden binnen enkele uren kunnen ontstaan, terwijl het bekend is dat spierweefsel minstens 6 uur en huidweefsel zelfs 24 uur zonder doorbloeding kan. Het is echter zeker dat ischemie een belangrijke rol speelt in de ontwikkeling van decubitus, of het nu de initiële trigger is of niet. Als er schade is in de huid of in ondergelegen weefsels is doorbloeding namelijk een essentiële voorwaarde voor het begin van herstel en reparatie.

2.6.2 REPERFUSIESCHADE

Hoewel in de vorige paragraaf het belang van de doorbloeding is beschreven, kan het herstel van de doorbloeding na een ischemische periode ook schadelijk zijn voor het weefsel. Tijdens de toestand van ischemie ontstaan in de cellen zogenoemde vrije radicalen. Dit zijn stoffen die zeer heftig reageren met zuurstof en als dit gebeurt, kan dit tot schade leiden. De veronderstelling is dat wanneer reperfusie snel optreedt na een toestand van ischemie, die vrije radicalen zeer heftig reageren met de op dat moment beschikbaar komende zuurstof. Dit proces zou juist tot extra schade leiden. Een geleidelijk laten toenemen van de zuurstof, gepaard gaande met een voldoende snelle afvoer van de vrije radicalen zou de schade kunnen beperken. Wetenschappelijk bewijs voor deze hypothese voor het ontstaan van decubitus begint geleidelijk te komen.[12,13] Er is wel gerelateerd onderzoek gedaan naar het geleidelijk herstellen van de doorbloeding na een operatie waarbij bepaalde gebieden ischemisch gemaakt waren. Daaruit bleek dat het geleidelijk herstellen, in plaats van ineens herstellen van de doorbloeding inderdaad minder weefselschade veroorzaakt.

Er wordt intussen wel geëxperimenteerd met zogenoemde antioxidanten. Daarmee probeert men de invloed van vrije radicalen na periodes van ischemie te verkleinen. Een effect van antioxidanten als DMSO (dimethylsulphoxide) en vitamine E bij preventie en behandeling van decubitus is echter nog niet aangetoond.[14]

2.6.3 AFSLUITING VAN LYMFESYSTEEM

Afsluiting van het lymfestelsel beperkt de afvoer van afvalstoffen en verstoort het evenwicht in de interstitiële ruimte tussen capillairen en cellen. De mechanische belasting verandert namelijk de druk, de vloeistofstroming en de concentraties van moleculen en ionen in de interstitiële ruimte, en daardoor wordt het transport van voedingsstoffen en zuurstof naar de cellen verstoord. Daarnaast wordt de afvoer van afvalstoffen van de cellen via het lymfesysteem verhinderd. Dit betekent een verstoring van het metabole evenwicht rond de cellen en omdat dit evenwicht niet hersteld kan worden gaat het weefsel dood. Deze hypothese is echter voornamelijk gebaseerd op theoretische analyses.

2.6.4 VERVORMING VAN CELLEN

Deformatie van (spier)cellen kan ook tot schade leiden zonder een toestand van ischemie. Er zijn vele onderzoeken gedaan op verschillende gebieden die aantonen dat te grote vervormingen desastreus zijn voor cellen. Er is bijvoorbeeld veel onderzoek gedaan naar spierschade na het sporten. Het blijkt dat door het uitrekken van de spieren, de spiervezels lokaal uit elkaar getrokken worden.

Het is bekend dat drukwonden vaak in de buurt van botuitsteeksels beginnen, en juist op die plekken zijn de vervormingen het grootst. In

een studie van Stekelenburg[15] is gekeken naar de correlatie tussen de locatie van schade en de locatie van grote rek.
Daarvoor werden een diermodel en verschillende magnetisch resonantie (MR-)technieken gebruikt. In het diermodel werd een stempel geplaatst op de achterpoot van een rat, waardoor de huid en de onderliggende spier werden ingedrukt. Hiermee werd de indrukking die plaatsvindt tijdens het zitten nagebootst. In het model konden de locatie van de schade, de mate van doorbloeding in de poot en de grootte van de lokale vervormingen worden gemeten.

In figuur 2.14a staat een zogeheten T2-gewogen weergave van de dwarsdoorsnede van de onderpoot van een rat (Ti = tibia, Fi = fibula, TA is de tibialis anterior). Zo'n T2-gewogen plaatje kleurt grijs op plaatsen waar gezonde spier zit en wit op plaatsen met spierschade (in de figuur bij de zwarte pijl). In dit experiment blijkt de schade zich te bevinden in een smalle band tussen de locatie waar het stempel werd aangebracht (witte pijl) en het bot. In figuur 2.14b geven de kleuren de grootste vervorming in het weefsel aan. Grijs is weinig vervorming, roze is heel veel vervorming. Ook hier is te zien dat slechts een smal gebied onderhevig is geweest aan grote vervormingen. Figuur 2.14c geeft de perfusie aan ten tijde van de vervorming. Het grijs gekleurde gebied (dat is de hele TA) is ischemisch, dat wil zeggen niet doorbloed. Het schadegebied komt duidelijk overeen met het gebied van de grootste vervorming en niet met het ischemische gebied. De schade werd gevonden in de spierlaag. Dit wil overigens niet zeggen dat ischemie niet schadelijk is, maar slechts dat op deze tijdschaal (2 uur)

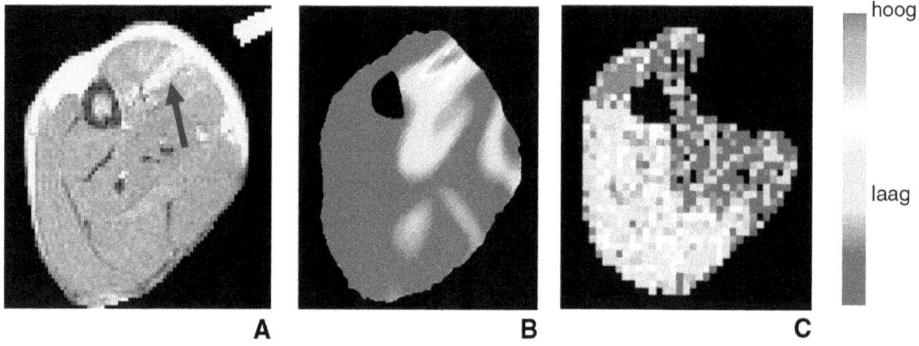

Figuur 2.14 *Resultaten van dierproeven van Stekelenburg et al.*[15] *A T2-gewogen MR-afbeelding. Schade wordt gevonden bij de zwarte pijl; B vervorming; C perfusie.*

met de gebruikte techniek geen ischemische schade kon worden gevonden.

Het is dus waarschijnlijk dat er boven een bepaalde rek altijd schade optreedt. Dat werpt een ander licht op de druk/tijdcurve zoals beschreven in de introductie. In figuur 2.15 is een druk/tijdcurve afgebeeld waarin rekening is gehouden met voorgaande. Deze curve waarschuwt dus voor grote lokale vervormingen die heel snel tot schade kunnen leiden. Verder bleek uit de experimenten dat de snelheid waarmee de vervorming werd aangebracht ook invloed had op de hoeveelheid schade. Snel belasten leidt tot veel schade. Dit kan bijvoorbeeld belangrijk zijn bij het weer gaan zitten na het 'liften' bij rolstoelgebruikers en bij het positioneren van patiënten op onderzoeks- en röntgenbanken of operatietafels (die vaak ook nog eens hard zijn, en dus resulteren in grote vervormingen).

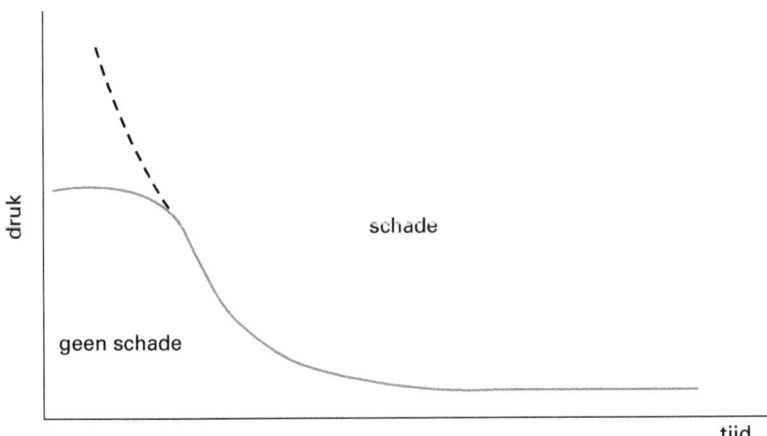

Figuur 2.15 Druk/tijdcurve, rekening houdend met de schade ten gevolge van grote vervormingen. De stippellijn bij hoge druk en korte tijd geeft het verloop zoals is gegeven in de oorspronkelijke curve van Reswick en Rogers (figuur 2.1). De doorgetrokken lijn geeft de curve zoals die voorgesteld wordt in recent onderzoek.

2.7 Conclusies

Wij hopen dat uit dit hoofdstuk duidelijk is geworden dat de etiologie van drukwonden, ofschoon er steeds meer over bekend wordt, voor een deel nog onbegrepen is. Hoewel langzaam helderder wordt welke mechanismen tot schade leiden, is nog steeds onbegrepen wat de weefseltolerantie bepaalt. Het feit dat de risicoscorelijsten zo slecht voorspellen moet te maken hebben met verschillen in gevoeligheid tussen patiënten die niet direct terug te voeren zijn op eenvoudig zichtbare kenmerken. Wellicht verloopt het ontstaan van de decubituswond bij de ene patiënt sneller dan bij de andere en is dat genetisch bepaald of een direct gevolg van de ziekte waaraan de patiënt lijdt. De uitdaging voor onderzoekers is naar meetbare kenmerken bij die patiënt te zoeken die wellicht iets kunnen zeggen over die gevoeligheid. In verschillende onderzoeksinstituten wordt sinds kort gekeken naar biochemische markers in bloed, zweet en urine of op het huidoppervlak die iets kunnen zeggen over beginnende weefselschade of een weefselreactie om schade te voorkómen. Het gaat hierbij bijvoorbeeld om stoffen die weglekken als cellen beschadigd raken of overgaan op een ander metabolisme. Een andere mogelijkheid is het meten van signaalstoffen, die cellen tot expressie brengen om een ontstekingsreactie op te wekken (cytokines).

In ieder geval is de aandacht voor het probleem decubitus het afgelopen decennium sterk toegenomen bij verpleegkundigen en artsen en staat nu op de (internationale) politieke agenda van beleidmakers in de zorg en researchgroepen. Dit impliceert dat (weliswaar heel geleidelijk) meer fondsen beschikbaar komen voor onderzoek. Methoden om dit onderzoek te kunnen doen zijn de afgelopen jaren aanzienlijk uitgebreid en verbeterd en dit moet uiteindelijk leiden tot een aanzienlijk terugdringen van de prevalentie en incidentie van deze ernstige complicatie.

Literatuur

1 Reswick JB, Rogers JE Experience at ranch los amigos hospital with devices and techniques to prevent pressure sores. In Kenedi RM, Cowden JM (eds). Bedsore biomechanics. Baltimore: University Park Press, 1976:301-10.
2 Burns DA, Breathnach SM, Cox N, Griffith CE (eds). Rook's textbook of dermatology. 7e druk. Hoofdstukken: anatomie (3), functies (4), histologie (7), moleculaire biologie (8), inflammatie (9), wondgenezing (11), de neonaat (14), subcutaan vet (55) en veroudering (70). Oxford, Engeland: Blackwell Uitg, 2004.
3 Bader D, Bouten C, Colin D, Oomens C (eds). Pressure ulcer research: current and future perspectives. Berlijn: Springer Verlag, 2005.
4 Agache P, Humbert P (eds). Measuring the skin. Berlijn, Heidelberg, New York: Springer Verlag, 2004.
5 Marieb EN. Human anatomy and physiology. 5th edition. San Francisco: Benjamin Cummings Inc., 2001.
6 Silverthorn DE. Human physiology – an integrated approach. 3rd edition. San Francisco: Pearson, Benjamin Cummings, 2004.
7 Kosiak M. Etiology of pressure ulcers. Archives of Physical Medicine and Rehabilitation 1961;42:19-29.

8 Fore J. A review of skin and effects of aging on skin structure and function. Ostomy/wound management 2006;52(9):24-35.
9 Knight SL, Taylor RP, Polliack AA, Bader DL. Establishing predictive indicators for the status of soft tissues. J Appl Physiol 2001;90:2231-7.
10 Daniel RK, Priest DL, Wheatley DC. Etiological factors in pressure sores: An experimental model. Archives of Physical medicine and Rehabilitation 1981;62: 492-8.
11 Linder-Ganz E, Shabshin N, Itzchak Y, Gefen A (2006). Assessment of mechanical conditions in sub-dermal tissues during sitting: A combined experimental-MRI and finite element approach, Journal of Biomechanics 2007;40(7):1443-54. Epub ahead of print.
12 Peirce SM, Skalak TC, Rodeheaver GT. Ischemia-reperfusion injury in chronic pressure ulcer formation: a skin model in the rat. Wound Repair Regeneration 2000;8:68-76.
13 Reid RR, Sull AC, Mogford JE. A novel murine model of cyclical cutaneous ischemia-reperfusion injury. J Surg Res 2004;16(1):172-80.
14 Houwing R. Pressure ulcer or decubitus. Clinical and etiological aspects (hoofdstuk 7 Pressure induced skin lesions in pigs: reperfusion injury and the effects of vitamin E). Proefschrift. Utrecht: UMCU, 2007.
15 Stekelenburg A. Mechanisms associated with deep tissue injury induced by sustained compressive loading. Proefschrift. Eindhoven: Technische Universiteit Eindhoven, 2006.

Diagnostiek van decubitus

prof. dr. T. Defloor en dr. L. Schoonhoven

Samenvatting

Decubitusclassificatie is gebaseerd op de identificatie van de verschillende weefsellagen en de uitgebreidheid van de weefselschade. Decubitus wordt geclassificeerd in vier graden: niet-wegdrukbare roodheid (graad 1), blaar of ontvelling (graad 2), oppervlakkige decubitus (graad 3) en diepe decubitus (graad 4). Wegdrukbare roodheid wordt hierbij niet beschouwd als decubitus.
Er bestaan twee observatiemethoden om een onderscheid te kunnen maken tussen wegdrukbare en niet-wegdrukbare roodheid: de vingerdrukmethode en het drukschijfje. Het transparante drukschijfje verdient de voorkeur.
Bij patiënten met een donkere huid moet om een graad 1 decubitus te kunnen onderscheiden, ter hoogte van het drukpunt gelet worden op blijvende rode, blauwe of paarse huidtinten gecombineerd met een wijziging in een of meerdere van de volgende kenmerken: gewijzigde huidtemperatuur, vaste of weke weefselconsistentie en pijn of jeuk. Decubitus correct kunnen classificeren vraagt training en ervaring. Een onderscheid maken met andere huidletsels is niet eenvoudig.

3.1 Inleiding

Decubitusclassificatie is een methode om enerzijds de ernst van een decubitusletsel te evalueren en om anderzijds te kunnen vaststellen of een huidletsel een decubitusletsel is of niet.
Een classificatiesysteem beschrijft een aantal graden (of stadia). Deze numerieke indeling is gemaakt op basis van de ernst van de weefselschade. Hoe hoger de graad, hoe ernstiger de weefselschade.

3.2 Historie

Er bestaan veel soorten classificaties van decubitus (Torrance, 1983; Shea, 1975; David et al., 1983; Panel for the Prediction and Prevention of Pressure Ulcers in Adults, 1992; Haalboom et al., 1997). Sommige classificaties zijn zo uitgebreid dat ze in de praktijk niet hanteerbaar zijn en niet leiden tot een eensluidende correcte classificatie van decubitusletsels.

Shea, een orthopedisch chirurg, publiceerde in 1975 als eerste een decubitusclassificatiesysteem. Hij deelde decubitus in vijf graden in, gebaseerd op de aantasting van de verschillende weefsellagen en de diepte. De meeste classificatiesystemen zijn gebaseerd op het werk van Shea en hanteren vier tot vijf graden (Shea, 1975; Reid en Morison, 1994; Maklebust en Sieggreen, 1995). Enkele systemen onderscheiden zelfs zes graden, waarbij nog subgradaties worden gebruikt. Het meest complexe systeem was dat van Stirling met vier graden, waarbij telkens tot vier subcategorieën werd gedefinieerd (Lowthian, 1987; Reid en Morison, 1994; Yarkony et al., 1990).

In Europa is het frequentst gebruikte classificatiesysteem dat van de EPUAP (European Pressure Ulcer Advisory Panel). Dit bestaat uit vier graden.

3.3 EPUAP-classificatie

De European Pressure Ulcer Advisory Panel (EPUAP) classificeert decubitus in vier graden op basis van de ernst van het letsel: niet-wegdrukbare roodheid (graad 1), blaar of ontvelling (graad 2), oppervlakkige decubitus (graad 3) en diepe decubitus (graad 4) (zie tabel 3.1 en figuur 3.1).

Deze classificatie werd opgesteld tijdens een consensusmeeting in 1999. Basis voor deze indeling was de classificatie van de Amerikaanse National Pressure Ulcer Advisory Panel (NPUAP) (Panel for the Prediction and Prevention of Pressure Ulcers in Adults, 1992; Russell en Reynolds, 2001).

De EPUAP heeft er uitdrukkelijk voor gekozen om de verschillende decubitusletsels onder te verdelen in graden en niet in stadia. Stadia zijn opeenvolgende fasen van een proces, terwijl graden juist verschijningsvormen van decubitus zijn. Decubitus kan bij sommige patiënten starten als een blaar of een oppervlakkige of zelfs een diepe decubitus (bijvoorbeeld een zwarte necroseplek aan de hiel). Soms kan een blaar direct evolueren naar een zwarte necroseplek (diepe decubitus).

Tabel 3.1	Classificatie van decubitus (European Pressure Ulcer Advisory Panel).
Graad 1	Niet-wegdrukbare roodheid van de intacte huid. Verkleuring van de huid, warmte, oedeem en verharding (induratie) zijn andere mogelijke kenmerken.
Graad 2	Oppervlakkig huiddefect van de opperhuid (epidermis), al dan niet met aantasting van de huidlaag daaronder (lederhuid of dermis). Het defect manifesteert zich als een blaar of een oppervlakkige ontvelling.
Graad 3	Huiddefect met schade of necrose van huid en onderhuids weefsel (subcutis). De schade kan zich uitstrekken tot aan het onderliggende bindweefselvlies (fascie).
Graad 4	Uitgebreide weefselschade of weefselversterf (necrose) aan spieren, botweefsel of ondersteunende weefsels, met of zonder schade aan opperhuid (epidermis) en lederhuid (dermis).

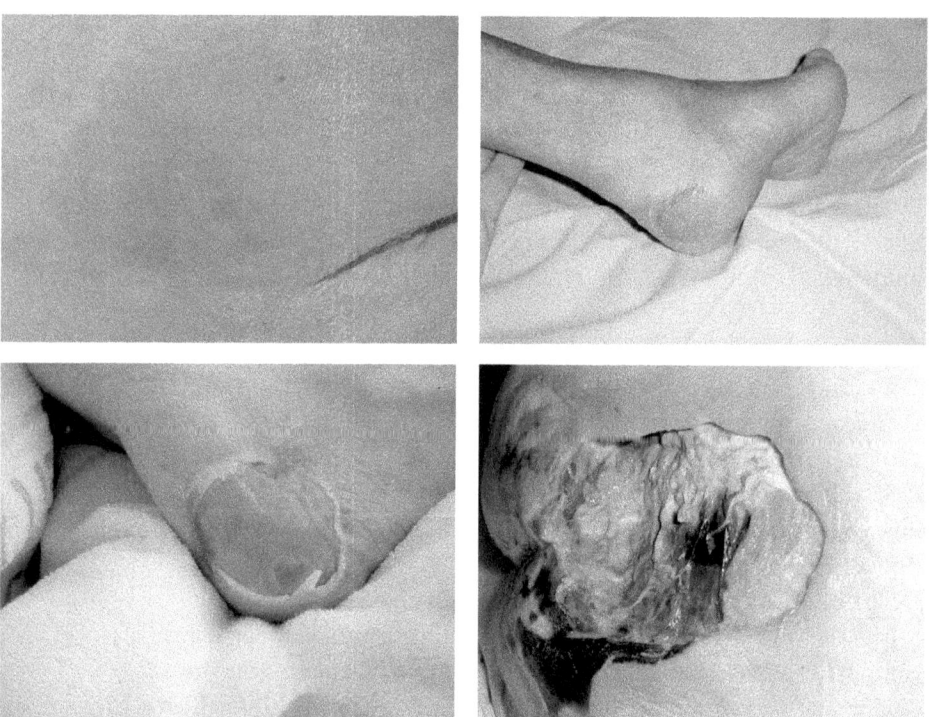

Figuur 3.1 *Voorbeelden van de verschillende decubitusgraden.*

3.4 Problemen bij classificatie

Het observeren en classificeren van decubitus kent meerdere problemen: betrouwbaarheid van de classificatie, onderscheid tussen wegdrukbare en niet-wegdrukbare roodheid, observatie bij patiënten met een donkere huid en het foutief gebruiken van de decubitusclassificatie om het helingsproces te beschrijven.

3.4.1 BETROUWBAARHEID

In verschillende studies werd de interbeoordelaarsbetrouwbaarheid van classificatie van decubitus onderzocht (Allcock et al., 1994; Healey, 1995; Buntinx et al., 1996; Nixon et al., 1998; Bours et al., 1999; Russell en Reynolds, 2001; Defloor en Schoonhoven, 2004; Pedley, 2004; Defloor et al., 2006). De interbeoordelaarsbetrouwbaarheid is de mate waarin twee of meer observatoren onafhankelijk van elkaar dezelfde graad toekennen aan het huidletsel (Polit, 2001). Bij zowel de studies die foto's laten classificeren als bij de studies die decubitusletsels rechtstreeks bij patiënten laten observeren worden zeer uiteenlopende resultaten verkregen. Soms wordt een goede betrouwbaarheid van het classificatiesysteem gerapporteerd, maar vaak wordt een zwakke tot zeer zwakke betrouwbaarheid gevonden. Veel lijkt af te hangen van de mate waarin verpleegkundigen geschoold zijn in het observeren van decubitus (Defloor et al., 2006).

3.4.2 OBSERVATIE VAN ROODHEID

Bij de observatie van roodheid moet een onderscheid gemaakt worden tussen wegdrukbare en niet-wegdrukbare roodheid. Om dit onderscheid te maken, worden verschillende observatiemethoden gebruikt.

Wegdrukbare roodheid
Wanneer na een periode van drukbelasting de druk wordt opgeheven, ontstaat er reactieve hyperemie of wegdrukbare roodheid. Deze verhoogde doorbloeding in het weefsel is een beschermend autoregulatiemechanisme dat het zuurstoftekort in het weefsel herstelt (Michel en Gillot, 1992; Bliss, 1998; Nixon en Mc Gough, 2001). Deze roodheid wordt wegdrukbare roodheid genoemd, omdat de plek wit wordt na het drukken met de vinger of met een transparant drukschijfje. Wegdrukbare roodheid wordt niet beschouwd als decubitus en is dus ook niet opgenomen in het EPUAP-classificatiesysteem.

Niet-wegdrukbare roodheid

Wanneer de hyperemie niet wit kan worden gedrukt met de vinger of met een transparant drukschijfje, wordt dit als niet-wegdrukbare roodheid (graad 1) geclassificeerd (Derre, 1998; Halfens et al., 2001). Dit kan wijzen op klinisch zichtbare schade ten gevolge van druk en schuifkracht (Witkowski en Parish, 1982; Parish et al., 1997).
In principe is niet-wegdrukbare roodheid omkeerbaar als druk en schuifkracht onmiddellijk na het optreden ervan worden opgeheven (Maklebust, 1987; Smith, 1995; Halfens et al., 2001; Vanderwee et al., 2006).
Er is discussie of niet-wegdrukbare roodheid wel als decubitus moet worden beschouwd. Het wordt als een alarmsignaal gezien, een moment waarop preventie zeker moet starten (Vanderwee et al., 2007). De EPUAP raadt aan om bij prevalentiemetingen niet-wegdrukbare roodheid afzonderlijk te rapporteren en niet zomaar op te tellen bij de overige graden van decubitus (Defloor et al., 2005a). In elk geval moet de huid ter hoogte van de drukpunten goed worden geobserveerd en moet bij het ontstaan van decubitus direct decubituspreventie worden gestart.

Observatiemethoden

Er zijn twee methoden om het onderscheid te maken tussen wegdrukbare en niet-wegdrukbare roodheid: de vingerdrukmethode en het drukschijfje.

Vingerdrukmethode. De klassieke methode om de wegdrukbaarheid van roodheid te bepalen is de vingerdrukmethode. Hierbij wordt met de vinger of duim voorzichtig druk uitgeoefend op de rode huidplek. Als de rode huidplek wit wordt, wordt dit geclassificeerd als wegdrukbare roodheid (Maklebust, 1987). De microcirculatie is intact gebleven en er is geen teken van weefselschade.
Als er te weinig druk wordt uitgeoefend, blijft de huidzone rood en kan dit ten onrechte beschouwd worden als niet-wegdrukbare roodheid. Als er te veel druk wordt uitgeoefend, kan een niet-wegdrukbare roodheid mogelijk ten onrechte beschouwd worden als wegdrukbare roodheid.

Drukschijfje. Om een onderscheid te kunnen maken tussen wegdrukbare roodheid en niet-wegdrukbare roodheid kan een drukschijfje (drukglaasje, druklens) gebruikt worden (Derre, 1998; Halfens et al., 2001). Een drukschijfje bestaat uit een transparant, afgerond stukje plastiek met een diameter van ongeveer 5 cm (bijv. sleutelhanger of een vergrootglaasje). Het maakt het mogelijk druk uit te oefenen op de huid en tegelijkertijd te observeren of de huid wit gedrukt kan worden of niet (zie figuur 3.2).

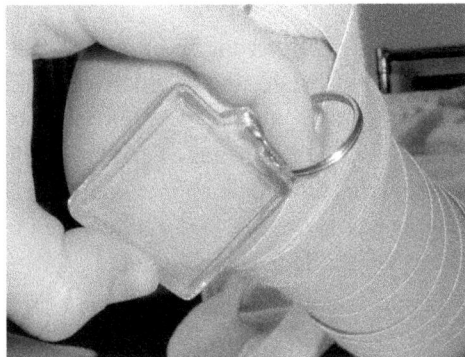 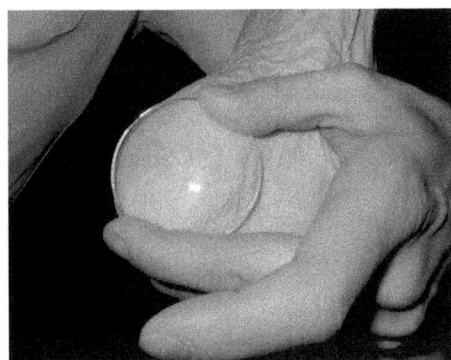

Figuur 3.2 Drukschijfjes.

Het gebruik van een transparant drukschijfje biedt een aantal voordelen (Vanderwee et al., 2006). Met het transparante drukschijfje worden meer drukpunten met niet-wegdrukbare roodheid gedetecteerd dan met de vingermethode. Dit is positief gezien de negatieve gevolgen van het niet tijdig detecteren van patiënten met een verhoogd risico op decubitusletsels. Een tweede voordeel is dat de hoeveelheid druk die met het drukschijfje op de huid wordt uitgeoefend beter kan worden gestandaardiseerd. Door het drukschijfje aan de rand tussen de vingers vast te nemen en op de huid te drukken kan het glaasje niet dieper en harder in de huid worden geduwd. Bij de vingermethode kan de op de huid uitgeoefende druk sterker variëren tussen verschillende observatoren. Een derde voordeel is dat het dynamische proces van het wit worden van de roodheid zichtbaar is door het transparante drukschijfje heen. Dit maakt de observaties gemakkelijker bij patiënten bij wie het wit worden maar zeer kort zichtbaar is na het opheffen van de druk, doordat de bloedvaatjes zich snel weer vullen.

Betrouwbaarheid

De interbeoordelaarsbetrouwbaarheid van de observatie van niet-wegdrukbare roodheid werd slechts in enkele studies geëvalueerd. De interbeoordelaarsbetrouwbaarheid van de observatie van niet-wegdrukbare roodheid was hoog (Derre et al., 1998; Halfens et al., 2001; Vanderwee et al., 2006). Vanderwee et al. (2006) komen in hun onderzoek tot de conclusie dat het transparante drukschijfje een betrouwbaarder methode is dan de vingermethode. Voorwaarde is wel dat zorgverleners geschoold worden in het gebruik ervan. Pel-Littel (2003) merkt dan ook een lage betrouwbaarheid van de observaties bij verpleegkundigen die niet werden geschoold in het gebruik van een transparant drukschijfje.

De interbeoordelaarsbetrouwbaarheid is lager voor de observaties ter hoogte van de hielen dan die ter hoogte van de stuit (Vanderwee et al., 2006; Vanderwee et al., 2007). Dit is waarschijnlijk te wijten aan het feit dat de hielen meestal geobserveerd zijn wanneer de patiënt op de rug ligt. Dit bemoeilijkt de zichtbaarheid van de hielen en kan leiden tot een foutieve classificatie. Het is daarom aan te bevelen de hielen te observeren wanneer de patiënt in zijligging is gepositioneerd.

Belang van observatie van roodheid

Een correcte identificatie van niet-wegdrukbare roodheid is noodzakelijk om tijdig drukgerelateerde schade te kunnen onderscheiden van een normale reactie op druk en preventie te kunnen starten (Bliss, 1998; Collier, 1999).

Als een patiënt ondanks preventieve maatregelen toch niet-wegdrukbare roodheid ontwikkelt, kan dit erop wijzen dat de gegeven preventie niet effectief of niet intensief genoeg is. Het is waarschijnlijk dat de patiënt een decubitus graad 2 of ernstiger ontwikkelt, indien geen intensievere preventieve maatregelen worden gestart. Een accurate identificatie van niet-wegdrukbare roodheid is dus essentieel in de preventie van decubitus (Vanderwee, 2006).

Risicoschalen die trachten te bepalen of een patiënt risico loopt op het ontwikkelen van decubitus, voorspellen vaak onvoldoende adequaat de ontwikkeling van decubitus (Schoonhoven et al., 2002). Sommige patiënten die door de risicoschalen niet worden geïdentificeerd als risicopatiënt, ontwikkelen toch decubitus. Het is belangrijk om ook deze patiënten tijdig op te sporen, zodat preventieve en therapeutische maatregelen nog op tijd kunnen worden gestart.

Vanderwee et al. (2007) kwamen in hun onderzoek tot de conclusie dat het beter is preventie te starten op het moment dat niet-wegdrukbare roodheid zichtbaar wordt. Bij veel minder patiënten zijn dan preventieve maatregelen vereist en toch is het resultaat even goed als wanneer met preventie gestart wordt vanaf het moment dat een risicoschaal aangeeft dat de patiënt risico op decubitus loopt.

3.4.3 DONKERE HUID

Niet-wegdrukbare roodheid is het belangrijkste kenmerk van graad 1 decubitus (Panel for the Prediction and Prevention of Pressure Ulcers in Adults, 1992).

Bij personen met een lichte huidskleur is dit klinisch zichtbaar als een omlijnde zone met blijvende roodheid. Bij personen met een donkere huid kan zich een omlijnde zone met blijvende rode, blauwe of paarse tinten aftekenen. Dit is echter veel moeilijker zichtbaar. Deze kleurverandering gaat ook gepaard met een wijziging in een of enkele kenmerken (Panel for the Prediction and Prevention of Pressure Ulcers in Adults, 1992):
- huidtemperatuur (hoger dan de omgevende huid);
- weefselconsistentie (vast door verharding van de huid of week door oedeem);
- gevoeligheid (pijn).

3.4.4 DECUBITUSCLASSIFICATIE KAN NIET HET HELINGSPROCES BESCHRIJVEN

Decubitusclassificatie op basis van graden kan alleen gebruikt worden om de maximale anatomische diepte van het beschadigde weefsel in het letsel te beschrijven nadat necrose werd verwijderd.

De vier graden moeten worden beschouwd als verschijningsvormen van decubitus en niet als fasen die op elkaar moeten volgen. De opeenvolging van graden in de omgekeerde richting mag ook niet worden gebruikt om de genezing van decubitus te beschrijven (Ayello, 1997; Cuddigan, 1997; Maklebust, 1997; Stotts, 2001).

Soms worden de graden van decubitus – ten onrechte – in omgekeerde volgorde gebruikt om bijvoorbeeld het genezen van een decubitusletsel te beschrijven. Het gebruik van graden om het genezingsproces te beschrijven veronderstelt dat de beschadigde weefsellagen vervangen worden door identieke weefsels. Klinische studies tonen aan dat een genezend graad 4 decubitusletsel geleidelijk aan minder diep wordt. Het verloren spierweefsel, het onderhuids vetweefsel en de huid worden niet vervangen voordat er re-epithelisatie optreedt. Een graad 4 decubitus wordt niet eerst een graad 3 en dan een graad 2 en daarna een graad 1. Omgekeerde gradatie kan dus niet gebruikt worden om het genezingsproces van een decubitusletsel te beschrijven.

Het genezingsproces van decubitusletsels moet gedocumenteerd worden met objectieve parameters zoals: grootte, diepte, hoeveelheid necrotisch weefsel, hoeveelheid exsudaat, aanwezigheid van granulatieweefsel, enzovoort. Hiervoor bestaan aangepaste schalen waarmee het wondbeleid bepaald kan worden.

3.5 Onderscheid met andere huidletsels

Niet alleen het onderscheid tussen de verschillende decubitusgraden blijkt moeilijk te zijn, ook wordt decubitus vaak met andere huidletsels verward.

3.5.1 ONDERSCHEID TUSSEN DECUBITUS EN VOCHTLETSELS

Het onderscheid tussen decubitus en vochtletsels blijkt moeilijk te zijn.

Vochtletsel

Druk en schuifkracht zijn de oorzaken van een decubitusletsel, maar dat geldt niet voor een vochtletsel.
Door de continue aanwezigheid van urine, ontlasting, transpiratie en wondvocht kan de huid verweken en kan roodheid ontstaan. Door de invloed van schuifkrachten op de verweekte huidlagen ontstaat vervolgens erosie van de epidermis (Gray et al., 2002; Defloor en Schoonhoven 2004; Ersser et al., 2005). Deze letsels worden vochtletsels genoemd. Chemische irritatie van de huid door urine en feces werkt het ontstaan van deze vochtletsels in de hand (Ankrom et al., 2005).
Vanzelfsprekend kunnen decubitusletsels en vochtletsels soms tegelijkertijd voorkomen bij dezelfde patiënt.

Onderscheid tussen decubitus en vochtletsels

Het onderscheid tussen decubitus en vochtletsels is niet eenvoudig. Dat hebben verschillende onderzoeken aangetoond (Defloor et al., 2005c).
De EPUAP heeft een overzicht gemaakt van wondgerelateerde kenmerken (oorzaken, locatie, vorm, diepte, randen en kleur) en patiëntgerelateerde kenmerken die kunnen helpen bij het differentiëren tussen decubitus en vochtletsels (zie tabel 3.2 en 3.3). Met behulp van het e-learning programma PUCLAS2 kunnen gebruikers zichzelf scholen in decubitusclassificatie en het onderscheid tussen decubitus en vochtletsels. Uit onderzoek naar het effect van dit e-learning pakket blijkt dat na scholing met PUCLAS2 de classificatievaardigheden verbeteren (Beeckman et al., 2006). PUCLAS 2 is beschikbaar via de website over decubitus van de Universiteit Gent (www.decubitus.be).

Tabel 3.2 Het onderscheid tussen decubitus en vochtletsels: wondgerelateerde kenmerken (Defloor et al., 2005c).

	decubitus	vochtletsel	opmerkingen
oorzaken	Druk en/of schuifkrachten moeten aanwezig zijn.	Vocht moet aanwezig zijn (direct of indirect) (bijv. glanzende, vochtige huid veroorzaakt door incontinentie van urine of feces).	Als vocht en druk/schuifkrachten gelijktijdig voorkomen, kan het letsel zowel een druk- als een vochtletsel zijn.
plaats	Een letsel, niet boven een botuitsteeksel gelegen, is waarschijnlijk geen decubitusletsel.	Een vochtletsel kan voorkomen op een botuitsteeksel. Belangrijk is dat druk- en schuifkrachten uitgesloten worden als mogelijke oorzaken en dat vocht aanwezig is (direct of indirect). Een letsel beperkt tot de bilnaad en dat spleetvormig is, is een vochtletsel. Perianale roodheid/huidirritatie is hoogstwaarschijnlijk een vochtletsel ten gevolge van stoelgang.	De ontwikkeling van een decubitusletsel is mogelijk op plaatsen waar er druk bestaat op zacht weefsel (bijv. door een voedingssonde, neusbril voor zuurstoftoediening, urinekatheter). Wonden in huidplooien bij zeer obese patiënten kunnen veroorzaakt zijn door een combinatie van frictie, vocht en druk. Bij patiënten met belangrijk gewichtsverlies kunnen botuitsteeksels zorgen voor extra drukpunten.
vorm	Een letsel beperkt tot één plek wijst waarschijnlijk op een drukletsel. Circulaire wonden wijzen meestal op drukletsels, hoewel de mogelijkheid van schaafwonden uitgesloten moet worden.	Diffuse en verschillende, oppervlakkige plekken wijzen waarschijnlijk op vochtletsels. Bij letsels die elkaars spiegelbeeld zijn (kopieletsel) is het waarschijnlijk dat minstens een van de wonden veroorzaakt is door vocht (urine, feces, zweet of exsudaat van de wond).	Onregelmatige wondvormen komen vaak voor in een gecombineerde wond. Wrijving ter hoogte van de hielen kan een circulaire wond met uitgebreide huiddefecten veroorzaken. Het onderscheid tussen een schaafwond en drukletsel moet gebaseerd zijn op de voorgeschiedenis en observatie.

	decubitus	vochtletsel	opmerkingen
diepte	Een oppervlakkig huiddefect (gedeeltelijke dikte van huid) is aanwezig als de epidermis en/of dermis beschadigd is (graad 2). Bij uitgebreide huiddefecten (volledige dikte van huid) zijn alle huidlagen beschadigd (graad 3 of 4). Een uitgebreid huiddefect zonder schade aan de spierlaag is een drukletsel graad 3. Defect met schade aan de spierlaag is een drukletsel graad 4.	Vochtletsels zijn meestal oppervlakkig (gedeeltelijke dikte van huid). Dit kan evolueren naar een uitgebreid huiddefect. Als een vochtletsel geïnfecteerd wordt, kunnen de diepte en omvang van de wond sterk toenemen.	Een schaafwond wordt veroorzaakt door wrijving. Het uitoefenen van wrijving op een vochtletsel leidt tot een oppervlakkig huiddefect waarbij huidfragmenten verscheurd en gekarteld worden.
necrose	Een zwarte necrotische korst op een botuitsteeksel is een drukletsel graad 3 of 4. Geen of beperkte schade aan spieren onder de necrose wijst op een drukletsel graad 4. Necrose aan de hielen bij een intacte huid is mogelijk: een zwart/blauwe glans is zichtbaar onder de huid (het letsel zal waarschijnlijk evolueren naar een letsel met een necrotische korst).	Er is geen necrose aanwezig bij een vochtletsel.	Necrose start zonder scherpe randen maar evolueert ernaar. Necrose kan zacht worden en van kleur veranderen (bijvoorbeeld blauw, bruin, geel, grijs), maar is nooit oppervlakkig. Er dient onderscheid gemaakt te worden tussen een zwarte necrotische korst en een ingedroogde bloedblaar.
randen	Duidelijk te onderscheiden randen wijzen meestal op drukletsel. Wonden met verheven en ronde randen zijn oude wonden.	Vochtletsels hebben vaak diffuse of onregelmatige randen (niet scherp omlijnd).	Gekartelde randen worden aangetroffen bij vochtletsels die blootgesteld zijn aan wrijving.

decubitus		vochtletsel	opmerkingen
kleur	rode huid: Niet-wegdrukbare roodheid is hoogstwaarschijnlijk een drukletsel graad 1. Bij mensen met een donkere huid kan deze langdurige 'roodheid' zich manifesteren als blauw of paars. Rood in het wondbed: Rood weefsel in het wondbed wijst op een decubitusletsel graad 2, 3 of 4 met granulatieweefsel in het wondbed. Geel in het wondbed: Vervloeide necrose is een roomachtige, dunne en oppervlakkige laag. Dit wijst op een decubitusletsel graad 3 of 4. Zacht geworden necrose is geel en niet oppervlakkig. Dit wijst op een decubitusletsel graad 3 of 4. Zwart in het wondbed: Zwart necrotisch weefsel in het wondbed wijst op een drukletsel graad 3 of 4.	rode huid: Roodheid die niet uniform verspreid is, wijst meestal op een vochtletsel (uitsluiten van druk- en schuifkrachten als oorzaken is noodzakelijk). Een roze of witte omliggende huid: verweking door vocht.	rood: Rode en droge huid (of letsel) of rood met een witte waas, kan o.a. wijzen op een schimmelinfectie of intertrigo. Dit wordt vooral geobserveerd ter hoogte van de bilnaad. Groen in het wondbed: infectie (of ten gevolge van wondbehandeling). Let op: zinkoxidezalven geven een bleke huid. Hoewel gebruik van eosine of mercurochroom niet aanbevolen is, wordt het soms nog gebruikt. Het kleurt de huid rood en belemmert de observatie van de huid.

Tabel 3.3 Het onderscheid tussen decubitus en vochtletsels: patiëntgerelateerde kenmerken (Defloor et al., 2005c).

Vind uit wat het letsel veroorzaakt

Ga de wondhistorie na in het patiëntendossier.

– Als het letsel begon als groot en diep letsel, is het onwaarschijnlijk dat het een vochtletsel is.

– Als het letsel begon na een langere periode van druk en schuifkracht (bijv. chirurgie, spoedgeval, radiologisch onderzoek), is de kans groot dat het om decubitus gaat (zelfs al is de druk/schuifkracht nu beperkt).

Welke maatregelen zijn genomen/welke zorg wordt gegeven?

– Oppervlakkige lineaire letsels zijn meestal veroorzaakt door het verwijderen van kleefpleister en zijn geen decubitus of vochtletsel.

– Als een letsel na 7 à 10 dagen niet verbetert ondanks drukverlagende maatregelen, moet de mogelijkheid van een vochtletsel overwogen worden.

– Als een letsel na 2 dagen niet verbetert ondanks huidbarrièreproducten en maatregelen ter voorkoming van incontinentie/vochtigheid en druk/schuifkracht is aanwezig, moet de mogelijkheid van een decubitusletsel overwogen worden. Excludeer de mogelijkheid van contactallergie. Vraag bij twijfel een dermatologisch consult aan.

Controleer de huidconditie ter hoogte van de drukpunten.

– Als decubitus aanwezig is op een drukpunt, is de kans groot dat een letsel op een ander drukpunt ook decubitus is.

Controleer of bewegingen, transfers, houdingen oorzaak kunnen zijn van het letsel.

– Als het gelegen is ter hoogte van een drukpunt, is het waarschijnlijk een decubitusletsel.

– Als het niet gelegen is ter hoogte van een drukpunt, is het waarschijnlijk geen decubitusletsel.

– Als frictie werd uigeoefend op een vochtletsel, zal dit waarschijnlijk resulteren in een oppervlakkig huidletsel met gescheurde en gekartelde wondranden.

– Continue frictie veroorzaakt schaafwonden.

– Als schuifkracht de oppervlakkige en diepe weefsels vervormt, kan dit tot decubitus leiden.

– Als een letsel ter hoogte van de hiel ontstaat, controleer of het veroorzaakt werd door:

- druk en/of schuifkracht => waarschijnlijk decubitus;
- beweging/transfer/schoenen => waarschijnlijk frictieletsel/schaafwond, geen decubitus.

Als een patiënt incontinent is, zoek uit of het letsel geen vochtletsel is.

– Als huidbarrièreproducten worden gebruikt bij incontinente patiënten, is de kans op een nieuw vochtletsel klein.

– Als luiers of incontinentiedoeken vaak erg verzadigd zijn, denk aan de mogelijkheid van een vochtletsel.

Sluit andere oorzaken uit.

- Het kan soms moeilijk zijn om een onderscheid te maken tussen een vochtletsel en een infectie (bijv. candida intertrigo), ook gekarakteriseerd door onregelmatige wondranden en 'eilandjes voor de kustlijn' (*satellite lesions*). In deze gevallen kan het klinisch beeld (koorts, leucocytosis) helpen te differentiëren met vochtletsels.

- Bij twijfel is een dermatologisch consult aan te bevelen.

Aanvullende parameters

Textuur van de huid

- Als de huid droog/leerachtig aanvoelt en niet plooibaar is, is het dood weefsel.

Temperatuur van de huid

- Vergelijk temperatuur ter hoogte van drukpunt met temperatuur omgevende huid.
- Huid ter hoogte van drukpunt is warmer: hyperemie – recent letsel.
- Huid ter hoogte van drukpunt is kouder: verminderde bloedtoevoer – oud letsel.

Pijn

- Bij 37% tot 87% van patiënten met decubitus (De Laat et al., 2005).
- Geen discriminerende factor.
- Oorzaak:
  - irritatie van sensibele zenuwuiteinden in en rond letsel;
  - bij wondzorg (debrideren);
  - hulpmiddelen die drukken op de wond (bijv. leidingen, drains);
  - schuren van verband tegen wond;
  - verwijderen van verband dat kleeft aan wondoppervlak.
- Vorm: acute en chronische pijn.
- Beschrijving: brandend, prikkend, scherp, stekend, prikkelend.

Belang van het onderscheiden van decubitus en vochtletsels

Een correct onderscheid kunnen maken tussen decubitus en vochtletsels is essentieel voor een adequate behandeling en preventie. De oorzaken van beide typen van letsels zijn verschillend en vergen dus een verschillende aanpak.

De preventie van decubitus is gericht op het nemen van maatregelen die de intensiteit en de duur van druk en schuifkrachten verminderen. Dit kan op vele manieren bereikt worden: wisselhouding, alternerende matrassen, drukverlagende matrassen en kussens, aangepaste lig- en zithoudingen, enzovoort. Deze maatregelen zijn ook bij de behandeling van decubitus van belang.

Daar vochtletsels veroorzaakt worden door een combinatie van chemische irritatie, verweking van de huid en frictie, zijn andere maatregelen nodig dan maatregelen om decubitus te voorkomen (Maklebust en Sieggreen, 1995). Om vochtletsels te voorkomen en om verergering te voorkomen zijn huidbeschermende maatregelen nodig, zoals mictietraining, het gebruik van geschikt incontinentiemateriaal en/of het gebruik van vochtafstotende crèmes en sprays.

Het gebruik van decubitusmaatregelen bij vochtletsels en het gebruik van huidbeschermende maatregelen bij decubitus leidt tot suboptimale resultaten. Dergelijke onnodige inzet van vaak dure en arbeidsintensieve maatregelen is maatschappelijk niet te verantwoorden en kan ook leiden tot onderbehandeling.

Onderscheid maken tussen decubitus en vochtletsels is in de praktijk niet eenvoudig. Soms worden letsels fout geclassificeerd. Dit betekent dat het belangrijk is goed te blijven observeren. Indien een vochtletsel niet verbetert na twee dagen en dit *ondanks de genomen maatregelen*, moet overwogen worden of het toch geen decubitus is. Bij twijfel is dermatologisch consult aangewezen. Dezelfde redenering geldt bij een decubitus die niet verbetert na zeven tot tien dagen (Defloor et al., 2005c).

3.5.2 ONDERSCHEID TUSSEN DECUBITUS EN SCHAAFWONDEN

Ook een frictieletsel is geen decubitus. Het kapot schuren van de huid (schaven) door continue wrijving over ruwe lakens of door dwangmatige bewegingen leidt tot subepidermale blaarvorming en verlies van oppervlakkige huidlagen. Er ontstaan schaafwonden of zelfs pijnlijke brandletsels. Dergelijke schaafwonden treden vooral op ter hoogte van ellebogen, maar kunnen ook ter hoogte van de hielen, enkels of knieën voorkomen. Het door frictiekracht veroorzaakte letsel is alleen een huidletsel. Er treedt geen schuifkracht en weefselvervorming op. Er ontstaat geen zuurstoftekort. Decubituspreventiemethoden betekenen voor deze letsels geen snellere genezing. Huidverzorgende maatregelen kunnen deze letsels helpen genezen of misschien zelfs voorkomen.

Ook andere letsels (zoals schimmelinfecties, extravasatie bij toediening van cytostatica) kunnen soms lijken op decubitusletsels (Defloor et al., 2005b).

3.6 Toekomst

Welk classificatiesysteem in de toekomst het best gebruikt kan worden, is onderwerp van internationaal debat.

Binnen de EPUAP staat de vraag ter discussie of niet-wegdrukbare roodheid wel thuishoort in de classificatie van decubitus en niet eerder als een alarmsignaal moet worden gezien (Defloor et al., 2005a). Het debat gaat eveneens over het verminderen van het aantal decubitusgraden. Een mogelijke indeling zou kunnen zijn: gezonde huid, niet-wegdrukbare roodheid en decubitusletsels. Decubitusletsels zouden dan nog twee graden omvatten: oppervlakkig en diep.

Het onderscheid tussen de huidige graad 2, 3 en 4 is in de prakrijk weinig relevant. Het leert niet welke preventieve maatregelen moeten worden genomen. Ook voor de behandeling is het onderscheid tussen de graden weinig relevant. Hiervoor zijn wondmanagement instrumenten meer geschikt (Bates-Jensen, 1997; Fletcher, 2005).

De NPUAP heeft het aantal decubitusgraden verhoogd tot 6 door er twee graden aan toe te voegen: 'diep weefselletsel' (*deep tissue injury*) en 'onclassificeerbaar' (*unstageable*) (Black et al., 2007).

Onder een diep weefselletsel wordt een paarse of donkerrode intacte huidzone of bloedblaar verstaan ten gevolge van een letsel van de onderliggende zachte weefsels en dit door druk of schuifkracht. De huidzone kan omgeven zijn door weefsel dat pijnlijk, hard, zacht, gelatineus, warmer of kouder is dan het omgevende weefsel. Een diep weefselletsel kan moeilijk te observeren zijn bij personen met een donkere huid. De zone kan snel evolueren, waarbij andere weefsellagen aangetast worden, zelfs indien de behandeling optimaal is.

Onder onclassificeerbaar wordt een letsel verstaan waarbij alle huidlagen beschadigd zijn en waarbij de echte diepte van het letsel door de aanwezigheid van zachtgeworden necrose (geel, beige, grijs, groen of bruin) en/of een necrotische korst (beige, bruin of zwart in het wondbed) niet te beoordelen is.

Beide typen letsels werden aan de Amerikaanse classificatie toegevoegd om de kans op het juridisch aansprakelijk gesteld worden te verminderen als een letsel verergert ondanks goede zorg. Eraan ten grondslag ligt de NPUAP-opvatting dat herclassificeren van decubitusletsels niet mag, zelfs niet als later duidelijk wordt dat de oorspronkelijke classificatie fout was en de reële weefselschade groter is dan eerst gedacht.

3.7 Besluit

Het observeren en correct classificeren van decubitus is belangrijk voor de preventie van decubitus. De EPUAP beveelt aan om decubitus onder te verdelen in vier verschillende graden: niet-wegdrukbare roodheid, blaar of ontvelling, oppervlakkige decubitus en diepe decubitus. Met deze graden is het mogelijk om de uitgebreidheid van een letsel te beoordelen. De verschillende decubitusgraden zijn geen fasen die op elkaar moeten volgen. De opeenvolging van graden in de omgekeerde richting kan ook niet worden gebruikt om de genezing van decubitus te beschrijven.

Decubitus onderscheiden van andere huidletsels is een complexe vaardigheid. Het correct leren gebruiken van dergelijke classificatie vergt opleiding en ervaring.

Literatuur

Allcock N, Wharrad H, Nicolson A. Interpretation of pressure-sore prevalence. Journal of Advanced Nursing 1994;20(1):37-45.

Ankrom MA, Bennett RG, Sprigle S. Pressure-related deep tissue injury under intact skin and the current pressure ulcer staging systems. Advances in skin & wound care 2005;18:35-42.

Ayello EA. Assessment of pressure ulcer healing. Advances in Wound Care 1997;10(5):10.

Bates-Jensen BM. The Pressure Sore Status Tool a few thousand assessments later. Advance in Wound Care 1997;10(5):65-73.

Beeckman D, Boucqué H, Van Maele G, Defloor T. E learning ter verbetering van de classificatie van decubitus: een onderzoek bij verpleegkundigen en studenten verpleegkunde. Master in de Verpleegkunde en Vroedkunde Gent: Universiteit Gent, 2006.

Black J, Bahrestani M, Dorner B, Edsberg L, Langemo D, Taler G, Zulkowski K. Proposed staging system and deep tissue injury definitions with descriptions. In Saunders DA, Knapp S (eds). Charting the course for pressure ulcer prevention and treatment. 10th National NPUAP Biennial Conference & 20th Anniversary Celebration. San Antonio, TX, VS, 2007.

Bliss MR. Hyperaemia. Journal of Tissue Viability 1998;8(4):4-13.

Bours GJ, Halfens RJ, Lubbers M, Haalboom JR. The development of a national registration form to measure the prevalence of pressure ulcers in The Netherlands. Ostomy/Wound Management 1999;45(11):28-33, 40.

Buntinx F, Beckers H, De Keyser G, Flour M, Nissen G, Raskin T, De Vet H. Interobserver variation in the assessment of skin ulceration. Journal of Wound Care 1996;5(4):166-70.

Collier M. Blanching and non-blanching hyperaemia. Journal of Wound Care 1999;8:63-6.

Cuddigan J. Pressure ulcer classification: What do we have? What do we need? Advances in Wound Care 1997;10(5):13-15.

David JA, Chapman RG, Chapman EJ, Lockett B. An investigation of the current methods used in nursing for the care of patients with established pressure sores. Guildford: Nursing Practice Research Unit, 1983.

Dealey C, Lindholm C. Pressure ulcer classification. In Romanelli M, Clark M, Cherry G, Colin D, Defloor T, editors. Science and practice of pressure ulcer management. Berlijn: Springer, 2006:37-41.

Defloor T, Clark M, Witherow A, Colin D, Lindholm C, Schoonhoven L, Moore Z. EPUAP statement on prevalence and incidence monitoring of pressure ulcer occurence 2005. EPUAP Review 2005a;6(3):74-80.

Defloor T, Herremans A, Grypdonck M, De Schuijmer J, Paquay L, Schoonhoven L, Van den Bossche K, Vanderwee K et al. Belgische Richtlijn voor decubituspreventie 2005. Gent: Story Scientia, 2005b.

Defloor T, Schoonhoven L, Fletcher J, Furtado K, Heyman H, Lubbers M, Lyder C, Witherow A. Pressure ulcer classification. Differentiation between pressure ulcers and moisture lesions. EPUAP review 2005c;6(3):81-5.

Defloor T, Schoonhoven L, Vanderwee K, Weststrate J, Myny D. Reliability of the European Pressure Ulcer Advisory Panel classification system. Journal of Advanced Nursing 2006;54(2):189-98.

Defloor T, Schoonhoven L. Inter-rater reliability of the EPUAP pressure ulcer classification system. Journal of Clinical Nursing 2004;13(8):952-9.

Laat EH de, Scholte op Reimer, WJ, Van Achterberg T. Pressure ulcers: diagnostics and interventions aimed at wound-related complaints: a review of the literature. Journal of Clinical Nursing 2005;14:464-72.

Derre B. Evolutie van beginnende decubitus op intensieve zorgen. Scriptie Medisch-sociale wetenschappen. Gent: Universiteit Gent, 1998.

Ersser SJ, Getliffe K, Voegeli D, Regan S. A critical review of the inter-relationship between skin vulnerability and urinary incontinence and related nursing intervention. International Journal of Nursing Studies 2005;42:823-35.

European Pressure Ulcer Advisory Panel (EPUAP): www.epuap.org

Fletcher J. Wound bed preparation and the TIME principles. Nurs Stand 2005;20(12): 57-66.

Gray M, Ratliff C, Donovan A. Perineal skin care for the incontinent patient. Advances in skin & wound care 2002;15(4):170-8.

Haalboom JRE, Van Everdingen JJE, Cullum N. Incidence, prevalence, and classification. In: Parish LC, Witkowski JA, Crissey JT, editors. The decubitus ulcer in clinical practice. Berlijn: Springer, 1997:12-23.

Halfens RJG, Bours GJJW, Van Ast W. Relevance of the diagnosis 'stage 1 pressure ulcer': an empirical study of the clinical course of stage 1 ulcers in acute care and long-term care hospital populations. Journal of Clinical Nursing 2001;10(6):748-57.

Healey F. The reliability and utility of pressure sore grading scales. Journal of Tissue Viability 1995;5(4):111-4.

Lowthian P. The classification and grading of pressure sores. Care – Science and Practice 1987;5:5-9.

Maklebust J, Sieggreen M. Pressure ulcers: guidelines for prevention and nursing management. Pennsylvania: Springhouse Corporation, 1995.

Maklebust J. Policy implications of using reverse staging to monitor pressure ulcer status. Advance in Woundcare 1997;10(5):32-5.

Maklebust J. Pressure ulcers: etiology and prevention. Nursing Clinics of North America 1987;22(2):359-77.

Michel CC, Gillot H. Microvascular mechanism in stasis and ischaemia. In: Bader DL (ed). Pressure sores: clinical practice and scientific approach. Londen: Mac Millan, 1992:153-63.

Nixon J, Mc Gough A. The pathophysiology and aetiology of pressure ulcers. In Morison M (ed). The prevention and treatment of pressure ulcers. Edingburgh: Mosby, 2001:17-36.

Nixon J, McElvenny D, Mason S, Brown J, Bond S. A sequential randomised controlled trial comparing a dry visco-elastic polymer pad and standard operating table mattress in the prevention of post-operative pressure sores. International Journal of Nursing Studies 1998;35(4):193-203.

Panel for the Prediction and Prevention of Pressure Ulcers in Adults. Pressure ulcers in adults: prediction and prevention. Clinical practice guideline number 3. Rockville: Agency for Health Care Policy and Research, Public Health Service, U.S. Department of Health and Human Services, AHCPR Publication No. 92-0047, 1992.

Parish LC, Witkowski JA, Crissey JT. The decubitus ulcer in clinical practice. Berlijn: Springer, 1997.

Pedley GE. Comparison of pressure ulcer grading scales: a study of clinical utility and inter-rater reliability. International Journal of Nursing Studies 2004;41(2):129-40.

Pel-Littel R. Betrouwbaarheid en validiteit van meetinstrumenten voor het meten van graad 1 decubitus. Maastricht: Universiteit Maastricht, 2003.

Polit DF, Beck CT, Hungler BP. Essentials of nursing research. Methods, appraisal, and utilization. 5th ed. Philadelphia: Lippincott Williams & Wilkins, 2001.

Reid J, Morison M. Towards a consensus: classification of pressure sores. Journal of Wound Care 1994;3(3):157-60.

Russell LJ, Reynolds TM. How accurate are pressure ulcer grades? An image-based survey of nurse performance. Journal of Tissue Viability 2001;11(2):67-75.

Schoonhoven L, Haalboom JRE, Bousema MT, Algra A, Grobbee DE, Grypdonck MH, Buskens E. Prospective cohort study of routine use of risk assessment scales for prediction of pressure ulcers. British Medical Journal 2002;325(7368):797-800.

Shea JD. Pressure sores: classification and management. Clin Orthop Rel Res 1975;112: 89-100.

Smith DM. Pressure ulcers in the nursing home. Annals of Internal Medicine 1995; 123(6):433-42.

Stotts NA. Assessing a patient with a pressure ulcer. In Morison MJ, editor. The prevention and treatment of pressure ulcers. Edingburgh: Mosby, 2001:99-115.

Torrance C. Pressure sores aetiology, treatment and prevention. Beckenham: Croom Helm, 1983.

Vanderwee K, Grypdonck M, Defloor T. Non-blanchable erythema as an indicator for the need for pressure ulcer prevention: a randomized-controlled trial. Journal of Clinical Nursing 2007;16:325-35.

Vanderwee K, Grypdonck MH, De Baquer B, Defloor T. The reliability of two observation methods of nonblanchable erythema, Grade 1 pressure ulcer. Applied Nursing Research 2006;19:156-62.

Vanderwee K. Het effect van drukreducerende maatregelen op het ontstaan van decubitus. Een bijdrage tot een evidence based verpleegkundige praktijkvoering. Proefschrift Doctor in de Sociale Gezondheidswetenschappen. Gent: Universiteit Gent, 2006.

Witkowski JA, Parish LC. Histopathology of the decubitus ulcer. Journal of the American Academy of Dermatology 1982;6(6):1014-21.

Yarkony GM. Pressure ulcers: a review. Arch Phys Med Rehabil 1994;75:908-17.

Yarkony GM, Kirk PM, Carlson C, Roth EJ, Lovell L, Heinemann A, King R, Lee MY, Betts HB. Classification of pressure ulcers. Arch Dermatol 1990;126(9):1218-9.

4 Preventie van decubitus[1]

dr. L. Schoonhoven en prof. dr. T. Defloor

Samenvatting

Effectieve decubituspreventie richt zich op het beïnvloeden van de oorzaak van decubitus: druk en schuifkrachten.
Preventie van decubitus begint bij het opsporen van patiënten die risico lopen op het ontwikkelen van decubitus. Hiervoor wordt gebruikgemaakt van risicoscorelijsten en de klinische blik van de verpleegkundige. Ontwikkelt een patiënt niet-wegdrukbare roodheid, dan moeten onmiddellijk preventieve maatregelen worden gestart.
Grofweg zijn er twee principes voor preventie: preventie door de *grootte* van de druk en schuifkracht te verminderen (drukverlaging) en preventie door de *duur* van de druk en schuifkracht te verminderen (drukpuntverandering). Uiteraard kunnen deze twee principes ook gecombineerd worden.
Maatregelen die zich richten op de *weefseltolerantie* (bijv. maatregelen met betrekking tot voeding en vocht) kunnen slechts een aanvullende waarde hebben, maar kunnen preventie niet vervangen.
Drukverlaging wordt bereikt door de houding van de patiënt aan te passen en/of door gebruik van een drukverlagend matras of kussen. Bij een semi-fowlerhouding van 30° zijn de druk en schuifkracht in rugligging het laagst. In zijligging wordt een patiënt bij voorkeur gepositioneerd in zijligging 30°.
Foammatrassen verlagen de druk, maar dienen gecombineerd te worden met wisselhouding. Andere drukverlagende matrassen zijn 'air-fluidised' bedden en 'low air-loss' bedden. Bij opzitten kan een patiënt het best gepositioneerd worden met de rugleuning achterover gekanteld en de onderbenen gesteund op een bankje (hielen niet

---

1 Dit hoofdstuk is grotendeels gebaseerd op de Belgische en Nederlandse richtlijnen voor decubituspreventie.[1,2]

ondersteund). Dikke luchtkussens worden aanbevolen. Bij zitten is de druk hoger dan bij liggen, waardoor wisselhouding nodig is. *Drukpuntverandering* wordt bereikt door het geven van wisselhouding of door inzet van een alternerend matras. De frequentie waarmee van houding gewisseld moet worden is afhankelijk van de onderlaag. Bij liggen om de twee tot vier uur, bij zitten om het uur.

4.1 Inleiding

Decubitus ontstaat doordat bloedvaten dichtgedrukt worden door weefselvervorming, waardoor onder andere zuurstoftekort ontstaat. Deze vervorming van het weefsel wordt veroorzaakt door een combinatie van druk en schuifkrachten. Effectieve decubituspreventie richt zich daarom op het beïnvloeden van deze druk en schuifkrachten. Preventieve maatregelen kosten echter veel geld en zijn soms arbeidsintensief. Daarom zouden ze alleen toegepast moeten worden bij mensen die daadwerkelijk risico lopen op het ontwikkelen van decubitus.

4.2 Principes van preventie

Effectieve decubituspreventie richt zich op het beïnvloeden van de oorzaak van decubitus: druk en schuifkrachten.
Druk kan omschreven worden als een kracht die loodrecht op het weefsel wordt uitgeoefend (zie figuur 4.1A). Als de kracht die evenwijdig aan het weefsel wordt uitgeoefend kleiner is dan het kleefvermogen van de huid aan de onderlaag, blijft de huid kleven aan de onderlaag (zie figuur 4.1B) en zal het weefsel vervormen en kan decubitus ontstaan (zie figuur 4.1C). Er is dan sprake van *schuifkracht*.

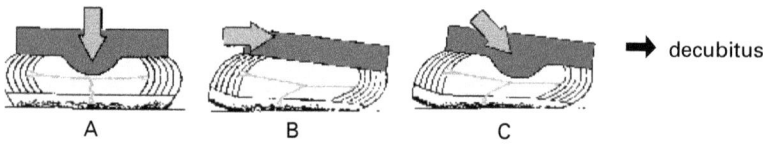

Figuur 4.1 *Druk (A), schuifkracht (B), vervorming (C = A + B).*

Bron: www.decubitus.be

Grofweg zijn er twee principes voor preventie. Preventie door de *grootte* van de druk en schuifkracht te verminderen en preventie door de *duur* van de druk en schuifkracht te verminderen. Uiteraard kunnen deze twee principes ook gecombineerd worden.

Maatregelen die zich richten op de weefseltolerantie (bijv. het nemen van maatregelen met betrekking tot voeding en vocht) hebben alleen maar een aanvullende waarde. Deze maatregelen worden besproken in paragraaf 4.7.

4.2.1 GROOTTE VAN DRUK EN SCHUIFKRACHTEN VERMINDEREN

Hoe lager de druk en schuifkracht, hoe kleiner de kans dat de bloedtoevoer naar het weefsel wordt belemmerd. Het weefsel wordt minder vervormd en er ontstaat geen onomkeerbare schade.

Hoe groot de druk is, wordt onder andere bepaald door de grootte van het oppervlak waarmee een patiënt steunt op de matras of het kussen, het zogenoemde contactoppervlak. Hoe groter het contactoppervlak is, hoe meer de druk gespreid kan worden en hoe lager die wordt. Ook de dikte van het lichaamsweefsel waarop de patiënt steunt en de mate waarin dit lichaamsweefsel samengedrukt kan worden, bepalen in welke mate de druk in het weefsel gespreid kan worden. Zo zal op de hielen, waar slechts een dunne laag weefsel over het bot aanwezig is, minder druk nodig zijn om decubitus te laten ontstaan dan op de stuit.

4.2.2 DUUR VAN DRUK EN SCHUIFKRACHTEN VERMINDEREN

Hoe korter het weefsel onderhevig is aan druk en schuifkracht, hoe kleiner de kans dat decubitus ontstaat. Essentieel is dat de weefselvervorming, die veroorzaakt wordt door druk en schuifkracht, niet te lang aanhoudt. Anders treedt onomkeerbare schade op. Hoe lang de druk en schuifkracht mogen aanhouden hangt onder andere af van de mate waarin de zuurstofaanvoer ter hoogte van de cel vermindert. Hoe minder die zuurstofaanvoer is, hoe sneller onomkeerbare letsels optreden.

4.2.3 CONTINUÏTEIT BIJ DE PREVENTIE VAN DECUBITUS

Voor een effectieve preventie is het belangrijk dat de continuïteit van de preventieve maatregelen gewaarborgd wordt. Dit betekent dat bij een risicopatiënt 24 uur per dag 7 dagen per week preventieve maatregelen moeten worden genomen. Dus zowel wanneer de patiënt in bed ligt als wanneer hij opzit in de (rol)stoel, tijdens transfers en tijdens een operatie. Als dit niet gebeurt, is de kans groot dat de patiënt alsnog decubitus ontwikkelt.

Neem bijvoorbeeld een patiënt die een drukreducerende matras heeft, wisselligging krijgt volgens het wisselhoudingsschema zoals aanbevolen in dit hoofdstuk en bij wie het principe van zwevende hielen wordt toegepast. Deze maatregelen zijn volledig in overeenstemming met de aanbevelingen uit de richtlijnen. Deze patiënt beschikt echter niet over een drukreducerend zitkussen en krijgt ook geen wisselhouding tijdens het opzitten. Bij deze patiënt wordt dus op een correcte manier aan decubituspreventie gedaan bij het liggen, maar niet bij het opzitten. Noch de grootte, noch de duur van de druk en schuifkracht wordt verminderd tijdens het zitten, wat mogelijk leidt tot het ontstaan van decubitus. Daardoor kan hier niet gesproken worden van adequate preventie.

Adequate decubituspreventie houdt dus in dat de continuïteit van preventieve maatregelen gegarandeerd wordt naast het toepassen van de correcte preventieve maatregelen.

Samenvattend, decubitus wordt veroorzaakt door een combinatie van druk en schuifkracht. Dit betekent dus dat om decubitus te voorkomen zowel de grootte als de duur van de druk en de schuifkracht continu verminderd moet worden. In paragraaf 4.5.3 wordt beschreven hoe dit mogelijk is.

4.3 Risicobepaling

Preventieve maatregelen kosten geld en zijn soms arbeidsintensief. Daarom zouden ze alleen toegepast moeten worden bij mensen die daadwerkelijk risico lopen op het ontwikkelen van decubitus. Preventie van decubitus begint dus bij het opsporen van deze patiënten. Hiervoor kan gebruikgemaakt worden van risicoscorelijsten in combinatie met de klinische blik van verpleegkundigen (zie paragraaf 4.3.1) of van het vroegtijdig signaleren van niet-wegdrukbare roodheid (zie paragraaf 4.3.2).

4.3.1 RISICOSCORELIJSTEN EN KLINISCHE BLIK

Risicoscorelijsten

Een risicoscorelijst is een wetenschappelijk onderbouwd meetinstrument met als doel de risicogroep te bepalen.[4] Tot op heden zijn ten minste veertig risicoscorelijsten beschreven.[5] Van de meeste risicoscorelijsten bestaan meerdere varianten. Er is niet één specifieke risicoscorelijst die geschikt is om te gebruiken in alle soorten instellingen en zorgvormen.

De Nortonschaal en de Bradenschaal worden het meest beschreven in de literatuur. De Nortonschaal uit 1962 is de bekendste risicoscorelijst. Op basis van deze risicoscorelijst zijn veel andere risicoscorelijsten ontwikkeld. De Bradenschaal uit 1985 is de meest onderzochte en beschreven schaal.[6-12] Recent is in Nederland een risicoscorelijst speciaal voor het ziekenhuis ontwikkeld, de prePURSE schaal.

Nortonschaal

De Nortonschaal bevat vijf items: algemeen lichamelijke toestand, geestelijke toestand, activiteit, mobiliteit en incontinentie (zie tabel 4.1). Elk item wordt op een 4-puntsschaal gescoord en de punten worden per item opgeteld. De minimumscore bedraagt 5, de maximumscore 20.[13]

Patiënten met een score van 14 punten of minder worden als risicopatiënt beschouwd.[13] Tegenwoordig wordt een afkappunt van 15 of 16 punten aanbevolen.[14,15] Voor de Nortonschaal zijn de afkappunten 12 en 14 gangbaar in de praktijk.

Tabel 4.1 Nortonschaal.

algemeen lichamelijke toestand	geestelijke toestand	activiteit	mobiliteit	incontinentie
1 slecht	1 onbewust	1 bedgebonden	1 immobiel	1 volledig (urine en feces)
2 matig	2 verward	2 stoelgebonden	2 ernstig beperkt	2 geregeld
3 redelijk	3 apathisch	3 ambulant + hulp	3 licht beperkt	3 af en toe
4 goed	4 goed	4 ambulant	4 volledig	4 niet

Bradenschaal

De Bradenschaal bestaat uit zes items: zintuiglijke waarneming, activiteit, mobiliteit, vochtigheid, voedingstoestand en frictie/schuifkracht (zie tabel 4.2).[16] Scores kunnen variëren van 6 tot 23. Het afkappunt bedraagt 17 (een patiënt met een score lager dan 17 wordt als een risicopatiënt beschouwd). Een lage score gaat gepaard met een hoger decubitusrisico.[17,18] Bergstrom et al.[19] benadrukken dat elke instelling/eenheid die een risicoschaal gebruikt, een eigen afkappunt zou moeten bepalen dat voor de eigen instelling het best de groep patiënten identificeert die risico loopt op decubitus.[20] In latere publicaties bevelen ze aan om 18 als afkappunt te gebruiken[10, 21]

Tabel 4.2 Bradenschaal.[19]		
waarneming van pijn en ongemak	vochtigheid huid	activiteit
1 totaal verstoord	1 altijd vochtig	1 bedgebonden
2 zeer verstoord	2 meestal vochtig	2 stoelgebonden
3 licht verstoord	3 soms vochtig	3 loopt af en toe
4 geen stoornis	4 zelden vochtig	4 loopt vaak rond
mobiliteit	voeding	wrijving en schuiven
1 volledig immobiel	1 onvoldoende	1 actueel probleem
2 zeer beperkt	2 waarschijnlijk toereikend	2 mogelijk probleem
3 licht beperkt	3 toereikend	3 geen zichtbaar probleem
4 geen beperkingen	4 uitstekend	

PrePURSE schaal

De prePURSE schaal (zie tabel 4.3)[22] is speciaal voor het ziekenhuis ontwikkeld en bestaat uit vijf items: leeftijd in jaren, gewicht bij opname, afwijkingen aan de huid op drukpunten, schuif- en wrijfkrachten, operatie in de komende week. Scores kunnen variëren tussen 0 en 41 punten. Patiënten met een score van 20 punten of meer worden als risicopatiënt beschouwd.

Bij de ontwikkeling van de prePURSE schaal is rekening gehouden met de hierna genoemde problemen. De prePURSE schaal is in staat 64% van de patiënten die risico lopen op decubitus op tijd op te sporen. Dit is een aanzienlijke verbetering vergeleken bij de 'oude' risicoscorelijsten. Van alle patiënten die decubitus ontwikkelen, krijgt 36% echter geen preventie op basis van de prePURSE schaal (valsnegatief, zie hierna). Daarnaast wordt een aantal patiënten die geen risico lopen op decubitus wel als risicopatiënt gescoord (vals-positief, zie hierna). Preventieve maatregelen toepassen bij patiënten met een risicoscore van 20 punten of meer betekent dat in totaal 40% van alle patiënten preventie krijgt. Om de preventie preciezer toe te passen wordt daarom aanbevolen de prePURSE schaal te gebruiken in combinatie met observatie van de huid voor niet-wegdrukbare roodheid.

Problemen met risicoscorelijsten

Problemen met ontwikkelen en testen. De meeste risicoscorelijsten zijn gebaseerd op de mening van deskundigen, literatuuronderzoek, of aanpassing van een bestaande risicoscorelijst.[5] Noch de items, noch het

Tabel 4.3 PrePURSE risicoscorelijst voor decubitus.[32]

		punten
leeftijd in jaren	jonger dan 50 jaar	0
	50 tot 74 jaar	6
	75 jaar of ouder	10
gewicht bij opname	≤ 54 kg	3
	55-94 kg	0
	≥ 95 kg	8
afwijkingen aan de huid op drukpunten	ja indien op drukpunten één of meer van de volgende verschijnselen aanwezig is: – droge huid; – verkleurde huid (maar géén graad 1 decubitus); – beschadigde huid (maar géén graad 2 decubitus) en/of oedeem.	7
	nee	0
schuif- en wrijfkrachten	ja Beweegt zich lichtjes of heeft minimale hulp nodig. Tijdens het bewegen schuift de huid waarschijnlijk in zekere mate langs de lakens, tegen de stoel of andere toestellen. Behoudt in stoel of bed meestal een relatief goede houding, maar glijdt af en toe naar beneden. of Heeft matige tot volledige hulp nodig om zich te bewegen. Kan niet volledig overeind komen zonder langs de lakens te schuiven. Glijdt in bed of stoel vaak naar beneden, zodat het frequent nodig is hem met volledige hulp terug op zijn plaats te zetten. Spasticiteit, samentrekkingen of agitatie leiden tot bijna constante wrijving.	7
	nee Beweegt zich in bed en stoel onafhankelijk en heeft voldoende spierkracht om tijdens een beweging volledig overeind te komen. Behoudt in bed of stoel altijd een goede houding.	0
operatie in de komende week	ja	14
	nee	0
totaal	minder dan 20 punten geen risico; 20 punten of meer: risico.	

gewicht dat toegekend wordt aan de items, is vastgesteld met behulp van geschikte statistische technieken.
Bovendien is er weinig onderzoek gedaan naar de validiteit en be-

trouwbaarheid van de risicoscorelijsten. Als er dan al onderzoek gedaan is naar de sensitiviteit [2]en specificiteit [3]van de risicoscorelijsten, dan is er vaak geen rekening gehouden met factoren die de sensitiviteit beïnvloeden, zoals preventieve maatregelen.[2,3] Wanneer een patiënt volgens de risicoscorelijst risico loopt op het ontwikkelen van decubitus, zal dit in de praktijk leiden tot het nemen van preventieve maatregelen. Het doel hiervan is decubitus te voorkomen. Maar daarmee is het onmogelijk geworden iets te zeggen over de waarde van de risicoscorelijst. Heeft de patiënt nu geen decubitus ontwikkeld omdat de risicoscorelijst de verkeerde patiënt identificeert of hebben de preventieve maatregelen geholpen? Sensitiviteit en specificiteit zijn dus geen goede maten om risicoscorelijsten te evalueren.[23,24]
Ondanks deze tekortkomingen, worden risicoscorelijsten veelvuldig gebruikt.

Problemen met gebruik in de praktijk. Het is dus moeilijk het ontstaan van decubitus betrouwbaar te voorspellen met een risicoscorelijst. Welke factoren (en combinatie van factoren) ertoe leiden dat een patiënt decubitus ontwikkelt, is niet helder. Zowel over de grootte en de duur van de druk en schuifkrachten die nodig zijn om decubitus te laten ontstaan, over de factoren die de duur van de druk bepalen, als over de kenmerken van de patiënt die daarin een rol spelen, is nog veel onbekend. Dit heeft tot gevolg dat het gebruik van risicoscorelijsten maar in beperkte mate leidt tot de juiste identificatie van patiënten die preventie nodig hebben.[12,25-36]
Sommige patiënten worden onterecht als niet-risicopatiënt beschouwd door de risicoscorelijst (*vals-negatief*) en ontwikkelen dus toch niet-wegdrukbare roodheid of een decubitusletsel graad 2 of erger. Bij deze patiënten moet dan ook onmiddellijk (secundaire) preventie worden gestart.
Maar ook het omgekeerde komt voor: een aantal patiënten wordt ten onrechte als risicopatiënt aangeduid door de risicoscorelijst (*vals-positief*). Bij deze patiënten worden preventieve maatregelen gestart, terwijl deze in principe niet nodig zijn. Dit leidt tot onnodig werk en onnodige kosten.
Er wordt dan ook aanbevolen de risicobepaling en het toewijzen van preventief materiaal niet uitsluitend te baseren op risicoscorelijsten.[1,3]

2 Sensitiviteit = percentage patiënten dat decubitus ontwikkelt binnen de groep die volgens de scorelijst risico loopt op decubitus.
3 Specificiteit = percentage patiënten dat geen decubitus ontwikkelt binnen de groep die volgens de scorelijst geen risico loopt op decubitus.

Klinische blik

In de CBO-richtlijn[1] wordt aanbevolen risicoscorelijsten te combineren met de klinische blik van de verpleegkundige. Deze 'klinische blik' is een oordeel van de verpleegkundige over het risico op decubitus van een individuele patiënt, gebaseerd op jarenlange ervaring en 'gezond verstand'. De verpleegkundige 'ziet' of 'weet' dat een patiënt een risicopatiënt is.

Problemen met klinische blik

Bij het gebruik van de klinische blik voor het identificeren van risicopatiënten zien we dezelfde problemen als bij risicoscorelijsten: veel vals-positieve en vals-negatieve voorspellingen.[7]

Volgens Van Marum et al.[37] is de klinische blik vooral gebaseerd op de factor 'algemeen lichamelijke toestand' om iemand als niet-risicopatiënt te beschouwen en op de factor 'mobiliteit' om iemand als risicopatiënt te beschouwen.

In onderzoeken waarin de klinische blik met het gebruik van risicoscorelijsten wordt vergeleken, zijn de resultaten wisselend. In twee onderzoeken waarbij de Bradenschaal vergeleken wordt met de klinische expertise van de verpleegkundige, bleek de klinische expertise accurater dan het gebruik van een schaal.[6,8] Het tegenovergestelde blijkt uit het onderzoek van VandenBosch et al.[7]

4.3.2 NIET-WEGDRUKBARE ROODHEID

Risicoscorelijsten en de klinische blik voorspellen dus onvoldoende de ontwikkeling van decubitus. Hoewel sommige patiënten niet als risicopatiënt worden geïdentificeerd, ontwikkelen ze toch decubitus. Het is belangrijk om deze patiënten op tijd op te sporen. Daarom wordt aangeraden de huid van de patiënt goed te inspecteren en onmiddellijk preventie te starten wanneer niet-wegdrukbare roodheid op een drukpunt optreedt. Niet-wegdrukbare roodheid wordt als een alarmsignaal beschouwd. Het is omkeerbaar als druk en schuifkracht onmiddellijk na het optreden ervan worden opgeheven.[38-41]

Vanderwee et al.[42] vergeleken twee manieren van risico-inschatting op effectiviteit. In de ene groep kregen patiënten preventieve maatregelen, wanneer ze door de Bradenschaal als risicopatiënt herkend werden. In de andere groep werd gewacht tot niet-wegdrukbare roodheid geobserveerd werd, voordat preventieve maatregelen gestart werden. Zij concludeerden dat het starten van preventie op het moment dat niet-wegdrukbare roodheid zichtbaar wordt niet resulteerde in meer patiënten die decubitus graad 2 of ernstiger ontwikkelden. Het leidde tot even goede resultaten als het gebruik van de Bradenschaal. Maar bij gebruik van niet-wegdrukbare roodheid is het bij veel minder mensen nodig om preventieve maatregelen te nemen: 16% bij gebruik van niet-wegdrukbare roodheid en 32% bij gebruik van de Bradenschaal. Daardoor is het uitstellen van preventieve maatregelen tot niet-wegdrukbare roodheid optreedt een goed alternatief voor het gebruik van risicoscorelijsten. Voorwaarde is wel dat de huid zeer regelmatig (minimaal dagelijks) en grondig geobserveerd wordt (zie hoofdstuk 3) en dat onmiddellijk met preventieve maatregelen gestart wordt bij het optreden van niet-wegdrukbare roodheid. Indien noodzakelijk moet de frequentie van de observaties verhoogd worden (bijvoorbeeld bij langdurig aanhoudende wegdrukbare roodheid). Indien niet of te traag zinvolle preventieve middelen worden ingezet, ontwikkelt niet-wegdrukbare roodheid in veel gevallen wel verder naar ernstiger letsels.[43,44]

4.4 Preventieve maatregelen

Preventieve maatregelen en materialen worden onderverdeeld volgens de eerdergenoemde preventieprincipes: vermindering van de grootte van de druk en schuifkracht en vermindering van de duur van de druk en schuifkracht.

4.4.1 DRUKVERLAGING: VERMINDERING VAN DE GROOTTE VAN DE DRUK EN DE SCHUIFKRACHT

Drukverlaging kan bereikt worden door het aanpassen van de lichaamshouding zowel bij liggen als bij zitten en/of door de inzet van drukverlagende matrassen en kussens.

De grootte van de druk wordt behalve door het lichaamsgewicht ook bepaald door de houding van een patiënt en door de hardheid van de onderlaag.

In de ene lichaamshouding is het contactoppervlak veel groter dan in een andere. Hoe groter het contactoppervlak is, hoe meer de druk kan worden gespreid en hoe lager die druk wordt. Ook de dikte en samendrukbaarheid van het lichaamsweefsel waarop gesteund wordt, verschilt sterk per houding. De lichaamshouding bepaalt dus in belangrijke mate in hoeverre het weefsel vervormd wordt.

Liggende houdingen
Rugligging

Hoe meer het hoofdeinde van het bed omhoog wordt gebracht, hoe meer de druk en de schuifkracht toenemen.[45-47] In een 90° rechtopzittende houding is de druk het grootst. Het drukoppervlak is dan immers het kleinst, wat resulteert in een hoge druk en dus een grotere kans op het ontstaan van decubitus.

Bij een semi-fowlerhouding van 30° zijn de druk en schuifkracht het laagst en is het risico op decubitus dus het kleinst.[48,49] In de semi-fowlerhouding worden het hoofdeinde en het voeteneinde 30° omhooggetild (zie figuur 4.2).

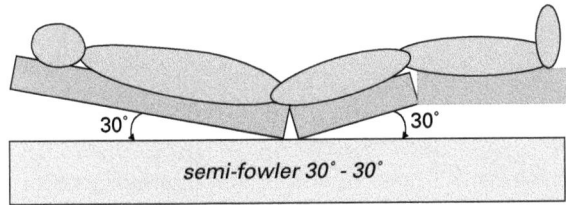

Figuur 4.2 *Semi-fowlerhouding 30°.*

Bron: www.decubitus.be

Deze houding verdient, in het kader van decubituspreventie, duidelijk de voorkeur. Indien te verwachten valt dat een patiënt gedurende langere tijd in dezelfde houding zal moeten blijven liggen, zijn de semi-fowlerhouding of de gewone ruglligging (als een 30° semi-fowlerhouding niet mogelijk is) de aangewezen houdingen.

Beperk rechtop zitten in bed. Gebruik bij voorkeur een halfzittende houding en beperk deze in duur. Indien een patiënt in bed rechtop gezet dient te worden – bijvoorbeeld bij de maaltijd –, heeft een halfzittende houding (60°) de voorkeur.
In een halfzittende en rechtopzittende houding bestaat het gevaar dat grote schuifkrachten ontstaan. Dit risico kan beperkt worden door het gebruik van een voetenplank en door de patiënt eventjes links en rechts te kantelen of te liften, nadat hij in dergelijke houding is gezet.

Zijligging

De druk in zijligging is groter dan in ruglligging.[48,50]
In zijligging wordt de laagste druk gemeten in een zijligging 30°.[48-52] Het contactoppervlak ter hoogte van het bekken is dan groter dan in de klassieke en dus te vermijden zijligging 90°. De weefselmassa ter hoogte van het contactoppervlak is dikker, waardoor de druk beter kan worden opgevangen en gespreid.
Bij voorkeur wordt een patiënt in zijligging daarom gepositioneerd in zijligging 30°. De patiënt wordt gedraaid in een hoek van 30° met de

matras en wordt in de rug ondersteund met een kussen dat een hoek van 30° maakt (zie figuur 4.3). Belangrijk is dat de bilnaad niet steunt op de matras. De benen worden minimaal gebogen ter hoogte van de heup en de knie. Het bovenste been wordt achter het onderste gelegd met een flexie van 30° ter hoogte van de heup en 35° ter hoogte van de knie.

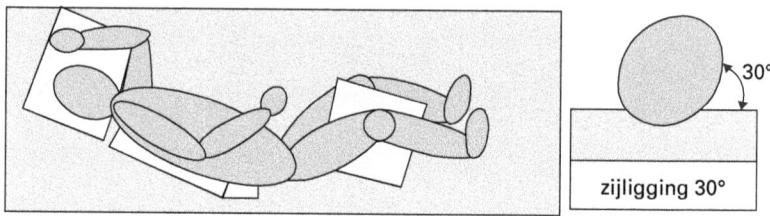

Figuur 4.3 Zijligging 30°.

Bron: www.decubitus.be

Het comfortabel positioneren kan gebeuren door middel van kussens. Het is essentieel om te controleren of het sacrum drukvrij is. De hand moet geplaatst kunnen worden tussen de onderlaag en het sacrum en de bilnaad moet vrij liggen.

Buikligging

Buikligging kan soms een alternatief bieden. De druk in buikligging (figuur 4.4) is laag en ongeveer vergelijkbaar met de druk in semi-fowlerhouding. Om druk ter hoogte van de tenen te voorkomen kan ofwel het voeteneinde van het bed worden afgehaakt met de patiënt wat lager liggend en de voeten over de rand van de matras, ofwel kan een kussen worden gebruikt onder de onderbenen. Beide werkwijzen zorgen er (o.a.) voor dat de tenen drukvrij zijn en dat daar geen decubitus kan ontstaan.
Andere drukpunten die worden belast: schouders, thorax, bekken, knieën en eventueel tenen en oren. Deze moeten dus geobserveerd worden.
Buikligging valt niet alleen te overwegen bij patiënten die gewend zijn in buikligging te slapen, maar ook bij patiënten met decubitus ter hoogte van de drukpunten in rugligging. Het gebruik van een zachte matras is belangrijk vanuit het oogpunt van comfort. Buikligging bij beademde en (sub)comateuze patiënten is niet zonder risico en kan alleen in streng gecontroleerde omstandigheden worden toegepast.

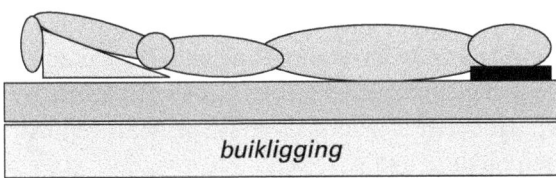

Figuur 4.4 Buikligging.

Bron: www.decubitus.be

Zittende houdingen

In zittende houding op een stoel of in een fauteuil moet het lichaamsgewicht worden verdeeld over zo'n klein oppervlak dat de druk veel hoger is dan in liggende houdingen.[53-55] Stoelgebonden patiënten ontwikkelen dan ook frequenter decubitus dan bedgebonden patiënten met eenzelfde graad van hulpeloosheid.[56,57]

De zitduur beperken is slechts één aangrijpingspunt in de preventie van decubitus. Andere mogelijkheden zijn een aangepaste zithouding en een drukreducerend zitkussen.

In een zittende houding met de rugleuning achterover gekanteld en de onderbenen gesteund op een bankje (hielen niet ondersteund) (zie figuur 4.5) is de druk ter hoogte van de zitbeenknobbels lager dan in een rechtopzittende houding (al of niet met benen op een bankje).[49,58] Deze houding verdient daarom de voorkeur. Het is belangrijk dat de hielen niet steunen op het bankje. Anders wordt de druk ter hoogte van de hielen groot en kan daar decubitus ontstaan.

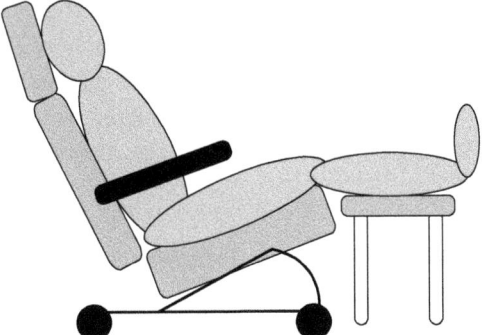

Figuur 4.5 Achteroverzittende houding met voeten op een bankje.

Bron: www.decubitus.be

In een rechtopzittende houding is de druk lager wanneer de voeten op de grond steunen (zie figuur 4.6) dan wanneer de onderbenen op een bankje liggen.[53] Als de rugleuning van de fauteuil dus niet achterover kan kantelen, worden patiënten bij voorkeur rechtopzittend gepositioneerd met de voeten op de grond.

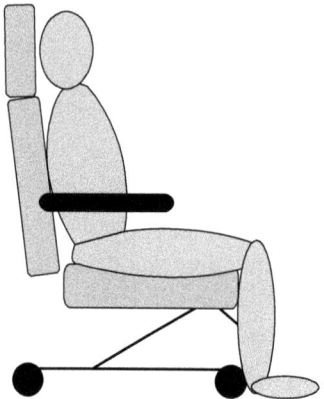

Figuur 4.6 *Rechtopzittende houding met voeten steunend op de grond.*

Bron: www.decubitus.be

Schuinzakken en onderuitzakken zowel in een (rol)stoel als in een fauteuil gaan gepaard met hogere druk[53,58] en moeten daarom vermeden worden. Gebruik van kussens kan helpen om de houding te stabiliseren, net als een zitting die iets naar achteren helt.

Het gebruik van de *armleuning* vermindert de druk ter hoogte van het zitoppervlak enigszins[59,60] en kan helpen de houding te stabiliseren. *Voldoende zitdiepte* (afstand tussen de rand van de zitting en de rugleuning) is belangrijk. Bij onvoldoende zitdiepte is er geen extra ondersteuning van de dijen. Hierdoor is er niet alleen een verlies aan stabiliteit en een grotere kans op onderuitglijden of schuinzakken, maar wordt ook het contactoppervlak kleiner en neemt de druk dus toe.

Drukverlagende matrassen
In deze matrassen kunnen grofweg twee typen onderscheiden worden.

Bij *statische matrassen*[4] zal de vorm van de matras wijzigen ten gevolge van de druk die erop uitgeoefend wordt door het lichaamsoppervlak van de patiënt. Dit in tegenstelling tot *dynamische matrassen*[5] die door externe factoren (bijv. luchtpomp) kunnen wijzigen van vorm.

Statische matrassen

Foammatras. Verscheidene studies vergelijken foammatrassen met standaardmatrassen in verschillende settings en met verschillende proefpersonen (van gezonde vrijwilligers tot hoogrisicopatiënten).[48, 62-70] Uit deze studies blijkt dat foammatrassen meer drukreducerende eigenschappen hebben dan de standaard ziekenhuismatras.
Visco-elastische matrassen bestaan uit foam met traag geheugen ('slow foam' of 'traagfoam'). In tegenstelling tot klassieke foams probeert dit foam bij belasting niet de oorspronkelijke vorm te behouden, waardoor een betere drukreductie wordt verkregen. Temperatuurgevoeligheid is eveneens een belangrijk kenmerk. Door de lichaamstemperatuur van de patiënt wordt de oppervlakkige laag van de foam soepeler en zachter dan de diepere ondersteunende lagen. De fysiologische lighouding blijft bewaard (het bekken zakt niet dieper), met als gevolg een betere drukverdeling over het volledige lichaam.[71]
Een drukreductie van 20 tot 30% wordt waargenomen in verschillende lichaamshoudingen (zie houdingen) wanneer proefpersonen op een *visco-elastische polyethyleen-urethaanmatras* liggen.[48,52,68,72]
De drukreductie is echter onvoldoende groot om als enig preventief middel bij risicopatiënten te fungeren.[73] Wisselhouding blijft noodzakelijk, zij het minder frequent (zie verder, wisselhouding).
Het is nog niet mogelijk een beste koop aan te bevelen.[74]

Aandachtspunten bij matrassen

De hoes van een matras kan het drukverlagend vermogen van een matras beperken door een gebrek aan elasticiteit. Hoe hoger de membraanstijfheid is, hoe meer kans er is dat een hangmateffect ('hammock-effect') ontstaat. Zo'n hangmateffect ontstaat bij een strak gespannen ondersteuningsvlak. Het spreidingseffect vermindert dan met zowel een verhoogde schuifkracht als een verhoogde druk tot gevolg. Hoe lager de coëfficiënt van frictie, hoe lager de schuifkracht is.[75,76]
De hoes is ook bepalend voor de mate van doorlaatbaarheid van

---

4 Statische systemen zijn niet-elektrisch aangedreven systemen die als doel hebben de grootte van de druk en de schuifkracht te verminderen door het drukoppervlak (contactvlak tussen patiënt en matras) te vergroten.
5 Dynamische systemen zijn elektrisch aangedreven systemen.

waterdamp en warmteafvoer (van belang in verband met te hoge
temperatuur van de huid en het comfortgevoel).[77]

Dynamische matrassen

De belangrijkste dynamische drukverlagende systemen zijn de 'air-fluidised' bedden en de 'low air-loss' systemen.
In tegenstelling tot matrassen of matrasvervangende systemen die rechtstreeks op het bedframe worden gelegd, worden *oplegmatrassen* bovenop een matras gelegd. De werking van deze dunnere oplegmatrassen is identiek aan die van de drukreducerende matrassen.

Air-fluidised bedden. De air-fluidised bedden bestaan uit een kuip, een omhulsel en een pompsysteem. De matras is samengesteld uit siliconenkorrels die omgeven zijn door een kunststofhoes.[78] Wanneer door de siliconenkorrels warme lucht (28-35 °C) wordt geblazen, gedragen de siliconenkorrels zich als een 'vloeistof'. Hierdoor wordt het lichaam als het ware ondergedompeld in de matras en wordt het contactoppervlak lichaam-matras maximaal. Dit kan omschreven worden als een 'drijfzandeffect'. De drukspreiding is verantwoordelijk voor een daling van de grootte van de druk en schuifkracht. Als de hoes te weinig elastisch is, vermindert het drukreducerend vermogen van het air-fluidised bed. De hoes laat lichaamsvocht door, zodat het lichaamsvocht in de kuip met siliconenkorrels terechtkom.
Air-fluidised bedden worden vaak ingezet bij de behandeling van decubitus, bijvoorbeeld na een plastisch-chirurgische ingreep of op de intensive care.
Allman et al.[79] en Munro et al.[80] meldden een versnelde genezing bij patiënten op een air-fluidised bed. Strauss et al.[81] vonden geen significant verschil wat betreft genezingssnelheid van decubitusletsels bij patiënten die verzorgd werden op een air-fluidised bed.

Low-air-loss systemen. Low-air-loss systemen bestaan uit een pomp en een matras. De matras bestaat uit verschillende compartimenten omgeven door een luchtdoorlatende hoes.[78] Door de compartimenten wordt continu een opgewarmde luchtstroom geblazen, die het verlies van lucht door de hoes dient te compenseren. De patiënt wordt in de matras ondergedompeld waardoor het contactoppervlak vergroot wordt. Dit kan omschreven worden als een 'hoovercraft-effect'. Net zoals bij de 'air-fluidised' bedden wordt de grootte van de druk en schuifkracht op deze wijze verkleind. De waterdichte hoes is (micro)-doorlatend voor lucht. Hoe minder elastisch de hoes is, hoe minder het drukreducerend vermogen van de matras wordt.

Inman et al.[82] vonden een lagere decubitusincidentie bij intensive care-patiënten liggend op een low-air-loss systeem in vergelijking met patiënten liggend op een standaard intensive care-bed.

Continu lage-druksystemen. Bij continu lage-druksystemen bestaat de matras uit één of meerdere met lucht gevulde componenten. Via sensoren wordt de druk in de componenten gemeten en geregeld door lucht via een kleppensysteem te laten ontsnappen of bij te pompen. Via de hoes ontsnapt geen lucht, wat wel het geval is bij low-air-loss systemen.

Drukverlagende kussens

Drukverlagende kussens zijn hulpmiddelen die ter preventie van decubitus op stoelen, in fauteuils en/of rolstoelen geplaatst worden en die de druk ter hoogte van het contactoppervlak verminderen. Gezien de aard en de samenstelling van het kussenmateriaal zal de vorm ervan veranderen ten gevolge van de druk die de patiënt erop uitoefent en zal het contactoppervlak waarop de patiënt steunt groter worden.

Luchtkussen

De luchtkussens verlagen de druk het sterkst in vergelijking met foamkussens, gelkussens, gel- en foamkussens, holle-vezelkussens, waterkussens en schapenvachten[83-85] en dit zowel in rechtopzittende als in schuin- of onderuitgezakte zithouding.[53] Gecompartimenteerde luchtkussens (luchtkussens die bestaan uit meerdere compartimenten) hebben een beter drukreducerend vermogen dan niet-gecompartimenteerde luchtkussens.[86]
Dikke luchtkussens worden aanbevolen in de preventie van decubitus.

Bij dunne luchtkussens treedt sneller een 'bottoming-out' effect (zie figuur 4.7) op dan bij dikke luchtkussens. De patiënt wordt dan niet langer ondersteund door het kussen, maar steunt op het onderliggende oppervlak. Hierdoor ontstaat een hoge maximumcontactdruk.[53,87] Het is dus belangrijk hierop te controleren en eventueel een ander kussen te kiezen.

Foamkussen

Er bestaat geen eenduidigheid over het drukverlagend effect van foamkussens. Sommige foamkussens slagen erin de druk te verminderen, andere niet. De visco-elastische foamkussens behoren tot de betere drukverlagende kussens.[83,88,89]
Het drukverlagend vermogen van visco-elastische foamkussens is bij

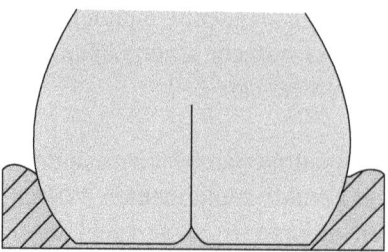

Figuur 4.7 Bottoming-out effect.

Bron: www.decubitus.be

rechtopzittende personen vergelijkbaar met dat van luchtkussens. In een onderuitgezakte of schuingezakte zithouding is het drukverlagend vermogen van de visco-elastische foamkussens echter minder goed dan dat van de luchtkussens.[53]

Hoezen

Net als bij matrassen is bij kussens de elasticiteit van de hoes van belang. De eigenschappen van deze hoes kunnen de drukverdeling negatief beïnvloeden, doordat ze een trekspanning in het belaste oppervlak kunnen teweegbrengen, het zogeheten hangmateffect (zie ook onder Aandachtspunten bij matrassen).

4.4.2 DRUKPUNTVERANDERING: VERMINDEREN VAN DE DUUR VAN DE DRUK EN DE SCHUIFKRACHT

Drukpuntverandering wordt bereikt door het toepassen van wisselhouding zowel bij liggen als bij zitten of door inzet van alternerende matrassen.

Wisselhouding

Wisselhouding geven is het iemand in een andere houding positioneren, waardoor alle punten waarop het lichaam steunt (de drukpunten) worden gewijzigd. Wanneer de houding vaak genoeg wordt gewijzigd en de weefselvervorming ter hoogte van de weefsels dus niet te lang duurt, zal geen onomkeerbare weefselschade optreden en ontstaat er dus geen decubitus.

Wisselhouding verwijst zowel naar liggende (wisselligging) als zittende houding.

Naar de noodzakelijke en juiste frequentie van wisselhouding is zeer weinig onderzoek gedaan.

Wisselhouding bij liggen

Uit een gerandomiseerd klinisch experiment onder 838 geriatrische patiënten[23] bleek dat de incidentie van decubitusletsels (blaarvorming, oppervlakkige en diepe decubitus) het sterkst daalde door wisselhouding om de vier uur te combineren met het gebruik van een drukverlagend visco-elastisch matras (zie foammatrassen). Wisselligging om de twee uur bleek eveneens de incidentie van decubitusletsels te verminderen, zij het in mindere mate. Alleen wisselligging om de drie uur bleek niet voldoende te zijn om decubitus te voorkomen. Daarom wordt aanbevolen een patiënt die op een drukverlagend matras ligt (de druk is minimaal 20 à 30% lager dan op een niet-drukverlagend matras) om de vier uur van houding te veranderen.[23]
Indien een patiënt op een niet-drukverlagend matras ligt, moet de wisselhouding om de twee uur plaatsvinden.
Wisselhouding is echter slechts zinvol indien deze stipt wordt toegepast, dag en nacht, zeven dagen per week.[49]
Wisselhouding moet gecombineerd worden met lichaamshoudingen waarin de druk zo laag mogelijk is (zie lichaamshoudingen).
In een wisselliggingsschema kan het best zoveel mogelijk rugligging ingebouwd worden en zo weinig mogelijk zijligging. De druk in zijligging is immers veel hoger dan in rugligging.[48]
Een goed schema is: semi-fowler 30° of rugligging (indien 30° semi-fowlerhouding niet mogelijk is) – zijligging 30° links – semi-fowlerhouding 30° of rugligging (indien 30° semi-fowlerhouding niet mogelijk is) – zijligging 30° rechts.
Bij aanwezigheid van decubitus (graad 1 en hoger) kan het wisselhoudingsschema aangepast worden om de aangetaste zone zo weinig mogelijk of niet te belasten.

Wisselhouding bij zitten

In zittende houding is de druk veel hoger dan in liggende houding en is het risico op decubitus groter dan tijdens liggen.[53] Bovendien zitten patiënten vaak gedurende lange tijd op. Wisselhouding dient dan ook te gebeuren tijdens het zitten en dit zelfs met een hogere frequentie dan tijdens liggen.[3] Hoe frequent dit dient te gebeuren, is niet onderzocht.
Aanbevolen wordt bij zitten een wisselhoudingsfrequentie van om het uur aan te houden. Het gebruik van drukverlagende kussens zou, net als bij drukverlagende matrassen, het mogelijk moeten maken patiënten minder frequent wisselhouding te geven.
Bij rolstoelpatiënten worden nog hogere frequenties aanbevolen.[3] Er bestaat geen overeenstemming of liften iedere vijf tot twintig minuten

gedurende vijf tot tien seconden zinvol is. Bar[90] meent dat dit geen zin heeft, omdat de hersteltijd te gering is om het zuurstoftekort in het weefsel aan te vullen; Staarink[91] vindt dit echter wel zinvol, omdat het liften, hoe kortstondig ook, mogelijk een rol speelt bij het herstel van het interstitieel vochtvolume.

Park[92] mat bij twaalf proefpersonen in een rolstoel dat het naar voren buigen en kruislings reiken de druk op de ene zitbeenknobbel doet toenemen en op de andere zitbeenknobbel doet verminderen.

Risicopatiënten die geen wisselhouding kunnen krijgen moeten op een alternerend systeem of een dynamisch drukherverdelend systeem (air-fluidised bedden, low-air-loss systemen) worden verzorgd.

Alternerende systemen

Het doel van alternerende systemen is de duur dat het weefsel belast wordt, te verminderen door alternerend verschillende drukpunten van het lichaam te belasten. De cellen/compartimenten van de matras worden afwisselend langzaam opgeblazen en langzaam leeggedrukt of leeggepompt. Als de ene serie van cellen/compartimenten maximaal is opgeblazen, is de andere serie van cellen/compartimenten zo ver leeggedrukt of leeggepompt, dat het lichaam niet langer op deze cellen/compartimenten steunt. Op het moment dat een cel/compartiment maximaal is opgeblazen, is het weefsel dat steunt op een cel/compartiment maximaal samengedrukt. Er wordt naar gestreefd om de duur van deze periode zo kort mogelijk te houden, zodat de bloeddoorstroming zich tijdig kan herstellen zonder dat weefselschade door zuurstoftekort optreedt. Tijdens de perioden van maximale belasting en samendrukking van het weefsel wordt er tevens naar gestreefd om deze druk zo laag mogelijk te houden door het gebruik van soepele, elastische materialen.

Alternerende systemen zijn zinvol als decubituspreventie,[72,93] maar alleen wanneer de systemen op een correcte wijze gebruikt worden en regelmatig onderhoud plaatsvindt.[94] Deze systemen zijn namelijk afhankelijk van het pompsysteem om hun cellen alternerend op te pompen. Daardoor zal een mechanisch defect (bijv. lekkage van de matras) of een verkeerd gebruik van het systeem (bijv. het onderbreken van de stroomtoevoer of het fout instellen van het gewicht van de patiënt) de patiënt blootstellen aan een verhoogd risico op het ontwikkelen van decubitus. Het weefsel blijft immers langdurig onderhevig aan druk en schuifkracht.[95-97]

Op basis van de aanwezige literatuur is het niet mogelijk om een beste koop van een alternerend systeem voor te stellen.[98,99]
Er wordt aanbevolen om bij de aankoop van een dynamisch drukpuntveranderend systeem bijzondere aandacht te besteden aan de factoren die de effectiviteit van het systeem kunnen bepalen:[94,98,100-104]

- pompsysteem: robuustheid, aanwezige 'intelligente' software, waardoor de gegenereerde druk wordt aangepast aan het lichaamsgewicht;
- tijdsduur van belasting;
- maximumdruk tijdens de belasting;
- grootte (diameter) van de cellen: alternerende systemen met grote cellen bleken het aantal nieuwe decubitusletsels beter te voorkomen dan systemen met kleine cellen;[103]
- samenstelling van de hoes;
- aanwezigheid van alarmsignalen bij defect/stoornis.

4.4.3 HIELBESCHERMERS/ZWEVENDE HIELEN

Hieldecubitus is een frequent voorkomend probleem.[105-107] Drukopheffing ter hoogte van de hielen kan dit voorkomen. Een drukverlagende matras of een alternerende matras is echter onvoldoende voor de preventie van hieldecubitus.[108-112] De druk ter hoogte van de hielen blijft hoog, aangezien de druk te beperkt gespreid of verplaatst kan worden. De hielen moeten daarom bij elke immobiele patiënt ter preventie van decubitus te allen tijde opgetild worden van het drukoppervlak.

De techniek van 'zwevende hielen' voorkomt decubitus ter hoogte van de hielen.
Door het onder de onderbenen van een patiënt aanbrengen van een kussen dat de gehele breedte van de matras inneemt en niet verschuift of dat gefixeerd is aan het bed, worden de hielen opgetild van de onderliggende matras. Het is sterk aanbevolen een kussen te gebruiken dat bestaat uit drukverlagend materiaal, zodat de hielen ook op een drukverlagend oppervlak steunen wanneer de patiënt de benen optrekt.
Er moet wel voor gezorgd worden dat het volledige onderbeen ondersteund is. Indien het kniegewricht niet voldoende ondersteund wordt, kunnen daar gewrichtsproblemen ontstaan.
Een gewoon hoofdkussen is niet geschikt om hielen zwevend te krijgen, aangezien het doorzakt wanneer de onderbenen hierop steunen, waardoor de hielen alsnog op de matras komen te liggen. Bovendien

kan een gewoon hoofdkussen te gemakkelijk weggeduwd worden, zodat de hielen op de matras steunen. Wanneer een patiënt zich omdraait, verplaatst het kussen zich vaak mee en komen de hielen mogelijk op het kussen of op de matras terecht.

Problemen met betrekking tot een verhoogde trombosevorming werden niet gemeld en lijken bijzonder onwaarschijnlijk.
Het oprollen van een handdoek of schapenvacht en deze onder de achillespees plaatsen, zorgt voor een te klein contactoppervlak waardoor toch decubitus (ter hoogte van de achillespees) kan optreden. Deze werkwijze mag dus niet meer worden toegepast.

4.5 Betrokkenheid van patiënt en omgeving

Het motiveren van de patiënt en de mantelzorger is een van de pijlers van de decubituspreventie, met name in de thuissituatie.[1-3] Het bepaalt mede of de genomen maatregelen succesvol zijn.
In de thuissituatie is de verpleegkundige slechts zeer beperkte tijd bij de patiënt aanwezig. De zorg voor de continuïteit en de last van de preventie zullen thuis vooral bij patiënt en mantelzorgers liggen. Het is belangrijk dat de patiënt en de mantelzorger op de hoogte zijn van het belang van preventie en van wat de patiënt zelf kan doen om decubitus te voorkomen. Deze informatie kan ad hoc gegeven worden tijdens de verzorging, gestructureerd in het zorgproces worden opgenomen en/of schriftelijk met behulp van een folder worden gegeven.[1]

4.6 Niet-effectieve maatregelen om decubitus te voorkomen

In praktijk worden heel wat maatregelen genomen die decubitus niet voorkomen. Enkele frequent gebruikte maatregelen worden kort besproken.

Watermatras/waterbed
De watermatras heeft een duidelijk drukreducerend effect.[63,65,113,114] Een belangrijk nadeel van watermatrassen/bedden is echter dat spontane houdingsveranderingen van de patiënt bemoeilijkt worden. Het kost veel meer inspanning om van houding te veranderen of veranderd te worden. Hierdoor verlengt de duur van immobilisatie en neemt het risico op decubitus toe. Het is bovendien bijzonder moeilijk om iemand goed te positioneren in een zijligging 30°.[115] Andere bekende nadelen van de watermatras zijn het gewicht van de matras en de afkoeling die veroorzaakt wordt.[116]

Het gebruik van een watermatras wordt daarom niet aanbevolen.

Holle-vezelmatras
Er is geen significant verschil in druk aangetoond bij holle-vezelmatrassen in vergelijking met een standaard ziekenhuismatras.[117] Vergeleken met dynamische systemen worden minder decubitusletsels geregistreerd bij de dynamische systemen dan bij de holle-vezelmatrassen.[100,118]
Holle-vezelmatrassen hebben echter onvoldoende drukreducerend vermogen en worden daarom niet aanbevolen.

Holle-vezelkussen
In een drukmeting van vier verschillende holle-vezelkussens werd bij twee kussens geen drukverlagend en bij twee kussens een minimale drukverlaging gemeten bij rechtopzittende personen in een fauteuil.[83] Dit werd ook teruggevonden in het onderzoek van Vandewalle.[119] In vergelijking met de standaard (rolstoel zonder extra kussen) werden wel significant lagere drukwaarden gemeten. Holle-vezelkussens worden niet aanbevolen in het kader van decubituspreventie.

Waterkussen
Het waterkussen verlaagt de druk in stabiele rechtopzittende houding.[83,120] In een onderuit- of schuingezakte houding blijkt de druk op een waterkussen echter hoog te zijn.[53] Omdat stabiel zitten op een waterkussen bijna onmogelijk is, is het gebruik van een waterelement af te raden in de preventie van decubitus. Bovendien bestaat het gevaar voor afkoeling en onderkoeling van personen die op een waterkussen zitten.

Gelkussen
Het gelkussen is een frequent gebruikt hulpmiddel in de preventie van decubitus. Toch blijkt het drukverlagend effect niet of onvoldoende aanwezig.[83,90,120,121] Defloor en Grypdonck[83] constateren zelfs dat sommige gelkussens de druk verhogen in plaats van verlagen. Gelkussens worden daarom niet aanbevolen in de preventie van decubitus.

Ringkussens
Ringkussens zijn luchtkussens, maar beperken het contactoppervlak tot een kleine ring. Ringkussens kunnen schade veroorzaken in plaats van voorkomen. Zij veroorzaken oedemen en een hoge druk langs de

zijkanten.[122] Kussens waarbij het contactoppervlak verkleind wordt – wat het geval is bij een ringkussen – verhogen de druk en dus het decubitusrisico.[3,123]

Schapenvacht

Hoewel het gebruik van een schapenvacht sterk ingeburgerd is, zijn geen studies te vinden die dit gebruik rechtvaardigen. Het drukverlagend vermogen van zowel de synthetische als van de natuurlijke schapenvacht is niet aangetoond.[83,121]
Schapenvachten worden niet aanbevolen in de preventie van decubitus.

Massage

Het geven van massage ter preventie van decubitus is wijd en zijd verspreid en op traditie gebaseerd.[124-126] Tal van producten worden gebruikt (zalven, crèmes, zeep[127]). Hoe massage uitgevoerd zou moeten worden (bijvoorbeeld kneden, wrijven, of het maken van circulaire bewegingen met de vlakke hand) en hoe lang gemasseerd zou moeten worden, is door de jaren heen voorwerp van veel discussie geweest.
Al in 1962 toonde onderzoek aan dat het aanbrengen van lokale producten als crèmes, lotions, pasta's, poeders in combinatie met massage, niet bijdraagt tot de preventie van decubitus.[13]
Dyson[128] liet één zijde van de patiënt masseren en de andere zijde niet. Hij rapporteert dat het aantal decubitusletsels aan de niet-gemasseerde zijde 38% lager ligt dan aan de gemasseerde zijde. Hij meldt ook dat bij autopsie het weefsel van gemasseerde patiënten meer beschadigingen vertoonde dan dat van niet-gemasseerde patiënten. Verdere gegevens over dit onderzoek ontbreken, zodat de kwaliteit van het onderzoek niet beoordeeld kan worden.
Ook Gosnell[129] en Olson[130] onderschrijven deze bevindingen en waarschuwen voor het traumatiserend effect op weefsel als er al schade (beginnend decubitusletsel) aanwezig is. Ek[131] en Duimel et al.[132] konden geen heilzaam effect van massage aantonen.
Het *Nederlandse Consensusrapport*[133] stelde in 1985 terecht al dat er geen op de huid aan te brengen middelen bestaan waarmee decubitus kan worden voorkomen. Het enige positieve effect op het vlak van decubituspreventie is dat de patiënten om massage te kunnen krijgen, gedraaid moeten worden. Hierdoor krijgen ze (zij het in een veel te beperkte mate en in een foute lichaamshouding) wisselhouding.[134]
Wanneer verpleegkundigen menen aan decubituspreventie te doen wanneer ze – in het bijzonder – risicopatiënten masseren, doen ze

daarmee eigenlijk meer schade dan goed. Massage kan daarom niet aanbevolen worden als een effectieve methode ter preventie van decubitus.[113,124,125,134,135]

4.7 Rol van voeding bij preventie

Over de rol van voeding en voedingstoestand in de preventie van decubitus bestaat veel verwarring.
In verschillende onderzoeken wordt een verband gevonden tussen slechte voedingstoestand (of hieraan gerelateerde factoren, zoals de lichaamsbouw, lichaamsgewicht) en voedselinname enerzijds en het ontwikkelen van decubitus anderzijds.[10,136-143]
Slechte voedingstoestand of voedselinname is dus een van de mogelijke kenmerken van patiënten die risico lopen decubitus te ontwikkelen.[144-150] Dit betekent niet dat er een oorzakelijk verband bestaat tussen voedingstoestand of voedselinname en het ontstaan van decubitus. Dit verband is nooit aangetoond en er is ook geen theoretische basis om dit te veronderstellen. Of bepaalde vitaminen een rol spelen bij het ontstaan van decubitusletsels[151] is nog onvoldoende onderzocht.

Voedingstoestand kan als item dus wel gebruikt worden in een risicoschaal om patiënten op te sporen die een verhoogde kans lopen decubitus te ontwikkelen. Het betekent echter ook dat het uitbalanceren van de voeding of het geven van bijkomende voedingsproducten decubitusletsels niet zal voorkomen of het aantal letsels zal verminderen. Er is immers geen oorzakelijk verband aangetoond. Dit in tegenstelling tot de behoefte aan extra eiwitten, vitaminen, zink, e.d. bij de genezing van decubitusletsels.

Het optimaliseren van de voedingstoestand kan belangrijk zijn in het kader van de verbetering van de algemene toestand van de patiënt (bijv. wondheling), maar niet rechtstreeks vanuit het oogpunt van decubituspreventie. Om de voedingstoestand te evalueren dient gebruikgemaakt te worden van valide en betrouwbare instrumenten. Deze evaluatie dient periodiek te worden herhaald. Alleen wanneer het uitbalanceren en aanpassen van de normale voeding niet voldoende is, kunnen proteïnerijke voedingssupplementen overwogen worden om de voedingstoestand te corrigeren, in het kader van het verbeteren van de algemene toestand van een patiënt. Evaluaties van de voedingstoestand en interventies om de voedingstoestand te optimaliseren kunnen nooit preventieve maatregelen vervangen.[144]

4.8 Slotbeschouwing

Decubitus is veelal te voorkomen mits op tijd effectieve preventieve maatregelen worden genomen. Effectieve maatregelen richten zich op drukverlaging en drukpuntverandering. Preventie is echter duur en arbeidsintensief en mag daarom alleen ingezet worden bij patiënten die risico lopen op decubitus. Om het risico vast te stellen kan gebruikgemaakt worden van risicoscorelijsten en de klinische blik. Bij het optreden van niet-wegdrukbare roodheid dient onmiddellijk gestart te worden met preventie.

Literatuur

1 CBO. Richtlijn Decubitus Tweede Herziening. Utrecht, 2002.
2 Defloor T, Herremans A, Grypdonck M et al. Belgische richtlijnen decubituspreventie, 2005 (www.decubitus.be).
3 Panel for the prediction and prevention of pressure ulcers in adults. Pressure ulcers in adults: prediction and prevention. Clinical practice guideline number 3. Rockville: Agency for Health Care Policy and Research, Public Health Service, U.S. Department of Health and Human Services, AHCPR Publication No. 92-0047, 1992.
4 Edwards M. The rationale for the use of risk calculators in pressure sore prevention, and the evidence of the reliability and validity of published scales. J Adv Nurs 1994;20:288-96.
5 Nixon J, McGough A. Principles of patient assessment: Screening for pressure ulcers and potential risk. In Morison M, editor. The prevention and treatment of pressure uclers. 1st ed. Londen: Mosby, 2001.
6 Hergenroeder P, Mosher C, Sevo D. Pressure ulcer risk assessment – simple or complex? Decubitus 1992;5:47-52.
7 VandenBosch T, Montoye C, Satwicz M, Durkee LK, Boylan LB. Predictive validity of the Braden Scale and nurse perception in identifying pressure ulcer risk. Appl Nurs Res 1996;9(2):80-6.
8 Salvadalena GD, Snyder ML, Brogdon KE. Clinical trial of the Braden Scale on an acute care medical unit. J ET Nurs 1992;19(5):160-165.
9 Hamilton F. An analysis of the literature pertaining pressure sore risk-assessment scales. J Clin Nurs 1992;1:185-94.
10 Bergstrom N, Braden B. A prospective study of pressure sore risk among institutionalized elderly. J Am Geriatr Soc 1992;40(8):747-58.
11 Bergstrom N, Braden B, Kemp M, Champagne M, Ruby E. Predicting pressure ulcer risk: a multisite study of the predictive validity of the Braden Scale [see comments]. Nurs Res 1998;47(5):261-9.
12 Schoonhoven L, Haalboom JR, Bousema MT, Algra A, Grobbee DE, Grypdonck MH et al. Prospective cohort study of routine use of risk assessment scales for prediction of pressure ulcers. BMJ 2002;325(7368):797.
13 Norton D, McLaren R, Exton-Smith AN. An investigation of geriatric nursing problems in hospital. New York: Churchill Livingstone, 1975.
14 Norton D. Norton revises risk scores. Nurs Times 1987;83(41):6.

15 Norton D. Calculating the risk: reflections on the Norton Scale. 1989. Adv Wound Care 1996;9(6):38-43.
16 Bergstrom N, Braden B, Laquzza A, e.a. The Braden scale for predicting pressure sore risk: reliability studies. Nurs Res 1985;34:383.
17 Braden B, Bergstrom N. A conceptual scheme for the study of the etiology of pressure sores. Rehabil Nurs 1987;12:8-12.
18 Bergstrom N, Braden BJ, Laguzza A, Holman V. The Braden Scale for Predicting Pressure Sore Risk. Nurs Res 1987;36:205-10.
19 Bergstrom N, Demuth PJ, Braden BJ. A clinical trial of the Braden Scale for Predicting Pressure Sore Risk. Nursing Clinics of North America 1987;22:417-28.
20 Fife C, Otto G, Capsuto EG, Brandt K, Lyssy K, Murphy K et al. Incidence of pressure ulcers in a neurologic intensive care unit. Crit Care Med 2001;29(2):283-90.
21 Braden B, Bergstrom N. Predictive validity of the Braden Scale for pressure sore risk in a nursing home population. Res Nurs Health 1994;17:459-70.
22 Schoonhoven L, Grobbee DE, Donders AR, Algra A, Grypdonck MH, Bousema MT, Schrijvers AJ, Buskens E. Prediction of pressure ulcer development in hospitalized patients: a tool for risk assessment. Qual Saf Health Care 2006;15(1): 65-70.
23 Defloor T. Drukreductie en wisselhouding in de preventie van decubitus. Universiteit Gent, 2000.
24 De Laat E. Drukletsel bij IC-patiënten. Een literatuuronderzoek. Verpleegkunde 1997;12(1):4-14.
25 Schoonhoven L. Prediction of pressure ulcers: problems and prospects. Universiteit Utrecht, 2002.
26 Bergquist S, Frantz R. Braden scale: validity in community-based older adults receiving home health care. Appl Nurs Res 2001;14(1):36-43.
27 Bergquist S. Subscales, subscores, or summative score: evaluating the contribution of Braden Scale items for predicting pressure ulcer risk in older adults receiving home health care. J Wound Ostomy Continence Nurs 2001;28(6):279-89.
28 Boyle M, Green M. Pressure sores in intensive care: defining their incidence and associated factors and assessing the utility of two pressure sore risk assessment tools. Aust Crit Care 2001;14(1):24-30.
29 Chaplin J. Pressure sore risk assessment in palliative care. J Tissue Viability 2000; 10(1):27-31.
30 Galvin J. An audit of pressure ulcer incidence in a palliative care setting. Int J Palliat Nurs 2002;8:214-21.
31 Gunningberg L, Lindholm C, Carlsson M, Sjoden PO. The development of pressure ulcers in patients with hip fractures: inadequate nursing documentation is still a problem. J Adv Nurs 2000;31(5):1155-64.
32 Lindgren M, Unosson M, Krantz AM, Ek AC. A risk assessment scale for the prediction of pressure sore development: reliability and validity. J Adv Nurs 2002; 38(2):190-9.
33 Perneger TV, Rae AC, Gaspoz JM, Borst F, Vitek O, Heliot C. Screening for pressure ulcer risk in an acute care hospital: development of a brief bedside scale. J Clin Epidemiol 2002;55(5):498-504.
34 Marum RJ van, Ooms ME, Ribbe MW, Eijk JT van. The Dutch pressure sore assessment score or the Norton scale for identifying at-risk nursing home patients? Age Ageing 2000;29(1):63-8.

35 Vap PW, Dunaye T. Pressure ulcer risk assessment in long-term care nursing. J Gerontol Nurs 2000;26(6):37-45.
36 Wellard S, Lo SK. Comparing Norton, Braden and Waterlow risk assessment scales for pressure ulcers in spinal cord injuries. Contemp Nurse 2000;9:155-60.
37 Marum RJ van, Germs P, Ribbe MW. De risicoscoring voor decubitus volgens Norton in een verpleeghuis. Tijdschr Gerontol Geriatr 1992;23:48-53.
38 Maklebust J. Pressure ulcers: etiology and prevention. Nursing Clinics of North America 1987;5:5-9.
39 Smith DM. Pressure ulcers in the nursing home. Annals of internal medicine 1995;123(6): 433-42.
40 Halfens RJG, Bours GJJW, Ast W van. Relevance of the diagnosis 'stage 1 pressure ulcer': an empirical study of the clinical course of stage 1 ulcers in acute care and long-term care hospital populations. Journal of Clinical Nursing 2001;10(6):748-57.
41 Vanderwee K, Grypdonck MH, De Baquer B, Defloor T. The reliability of two observation methods of nonblanchable erythema, Grade 1 pressure ulcer. Applied Nursing Research 2006;19:156-62.
42 Vanderwee K, Grypdonck M, Defloor T. Non-blanchable erythema as an indicator for the need for pressure ulcer prevention: a randomized-controlled trial. Journal of Clinical Nursing 2007;16:325-35.
43 Derre B. Evolutie van beginnende decubitus op intensieve zorgen. Verpleegwetenschap Universiteit Gent, 1998.
44 Allman RM, Goode PS, Patrick MM, Burst N, Bartolucci AA. Pressure ulcer risk factors among hospitalized patients with activity limitation. JAMA 1995;273(11): 865-70.
45 Braden BJ, Bryant R. Innovations to prevent and treat pressure ulcers. Geriatr Nurs 1990;11:182-86.
46 Barnett RI, Shelton FE. Measurement of support surface efficacy: pressure. Adv Wound Care 1997;10(7):21-9.
47 Harada C, Shigematsu T, Hagisawa S. The effect of 10-degree leg elevation and 30-degree head elevation on body displacement and sacral interface pressures over a 2-hour period. J Wound Ostomy Continence Nurs 2002;29(3):143-8.
48 Defloor T. Het effect van de houding en de matras op het ontstaan van drukletsels. Verpleegkunde 1997;12(3):140-9.
49 Defloor T. [Less frequent turning intervals and yet less pressure ulcers]. Tijdschr Gerontol Geriatr 2001;32(4):174-7.
50 Seiler WO, Allen S, Stahelin HB. Influence of the 30 degrees laterally inclined position and the 'super-soft' 3-piece mattress on skin oxygen tension on areas of maximum pressure – implications for pressure sore prevention. Gerontology 1986;32:158-66.
51 Colin D, Abraham P, Preault L, Bregeon C, Saumet JL. Comparison of 90 degrees and 30 degrees laterally inclined positions in the prevention of pressure ulcers using transcutaneous oxygen and carbon dioxide pressures. Adv Wound Care 1996;9(3):35-8.
52 Defloor T. The effect of position and mattress on interface pressure. Appl Nurs Res 2000;13(1):2-11.
53 Defloor T, Grypdonck M. Het belang van zithouding en drukreducerende kussens in het ontstaan van drukletsels. Verpleegkunde 1998;13(3):185-94.
54 Alexander NB, Koester DJ, Grunawalt JA. Chair design affects how older adults rise from a chair. J Am Geriatr Soc 1996;44(4):356-62.

55 Weishaupt WA. Improvement of seating comfort due to a new wheelchair seating system. Int J Rehabil Res 1987;10:90-9.
56 Barbenel JC, Jordan MM, Nichol SM, Clark MO. Incidence of pressure-sores in the Greater Glasgow Health Board area. Lancet 1977;II:548-50.
57 Gebhardt K, Bliss MR. Preventing pressure sores in orthopaedic patients – is prolonged chair nursing detrimental? Journal of Tissue Viability 1994;4(2):51-4.
58 Stinson MD, Porter-Armstrong A, Eakin P. Seat-interface pressure: a pilot study of the relationship to gender, body mass index, and seating position. Arch Phys Med Rehabil 2003;84(3):405-9.
59 Koo TK, Mak AF, Lee YL. Posture effect on seating interface biomechanics: comparison between two seating cushions. Arch Phys Med Rehabil 1996;77(1):40-7.
60 Gilsdorf P, Patterson R, Fisher S. Thirty-minute continuous sitting force measurements with different support surfaces in the spinal cord injured and able-bodied. J Rehabil Res Dev 1991;28:33-8.
61 Wurff P Van Der. Preventie en behandeling van decubitus. TVZ 1989;43(13):425-8.
62 Thompson Bishop JY, Mottola CM. Tissue interface pressure and estimated subcutaneous pressures of 11 different pressure-reducing support surfaces. Decubitus 1992;5:42-6, 48.
63 Neander KD, Birkenfeld R. The influence of various support systems for decubitus ulcer prevention on contact pressure and percutaneous oxygen pressure. Intensive Care Nurs 1991;7:120-7.
64 Jester J, Weaver V. A report of clinical investigation of various tissue support surfaces used for the prevention, early intervention and management of pressure ulcers. Ostomy Wound Manage 1990;26:39-45.
65 Wells P, Geden E. Paraplegic body support on convoluted foam, waterbed and standard matresses. Res Nurs Health 1984;7:127-33.
66 Hofman A, Geelkerken RH, Wille J, Hamming JJ, Hermans J, Breslau PJ. Pressure sores and pressure-decreasing mattresses: controlled clinical trial. Lancet 1994; 343:568-71.
67 Collier ME. Pressure-reducing mattresses. Journal of Wound Care 1996;5(5):207-11.
68 Willems P. Het drukreducerend effect van schuimrubber matrassen. Niet-gepubliceerde Eindverhandeling K.U. Leuven, 1995.
69 Bergstrom N. Review: specially designed products to prevent or health pressure sores are more effective than standard mattresses... commentary on Cullum N, Deeks J, Sheldon TA et al. Beds, mattresses and cushions for pressure sore prevention and treatment. (Cochrane Review, latest version 2000.) In: Cochrane Library. Oxford: Update Software. Evidence Based Nursing 2000;3:54.
70 Gray DG, Smith M. Comparison of a new foam mattress with the standard hospital mattress. J Wound Care 2000;9(1):29-31.
71 Hampton S. Efficacy and cost-effectiveness of the Thermo contour mattress. Br J Nurs 1999;8(15):990-6.
72 Fontaine R. Investigating the efficacy of a nonpowered pressure-reducing therapeutic mattress: a retrospective multi-site study. Ostomy Wound Manage 2000; 46(9):34-43.
73 Gunningberg L, Lindholm C, Carlsson M, Sjoden PO. Effect of visco-elastic foam mattresses on the development of pressure ulcers in patients with hip fractures. J Wound Care 2000;9(10):455-60.
74 Cullum N, Deeks J, Sheldon TA, Fletcher AW. Beds, mattresses and cushions for

pressure sore prevention and treatment. The Cochrane Library 2000;(4):Oxford: Update Software.
75 Chow W, Juvinall R, Cockrell J. Effects and characteristics of cushion covering membranes. In: Kenedi RM, Cowden JM, Scales JT, editors. Bedsore biomechanics. Londen: MacMillan, 1976: 96-9.
76 Jay R. Pressure and shear: their effects on support surface choice. Ostomy Wound Manage 1995;41(8):36-44.
77 Nelson EA. Reporting pressure sores [editorial; comment]. Prof Nurse 1997;12(9): 617.
78 Brienza DM, Geyer MJ. Understanding support surface technologies. Adv Skin Wound Care 2000;13(5):237-44.
79 Allman RM, Walker JM, Hart MK, Laprade CA, Noel LB, Smith CR. Air-fluidized beds or conventional therapy for pressure sores. A randomized trial. Ann Intern Med 1987;107:641-8.
80 Munro BH, Brown L, Heitman BB. Pressure ulcers: one bed or another? Geriatr Nurs 1989;10:190-2.
81 Strauss MJ, Gong J, Gary BD, Kalsbeek WD, Spear S. The cost of home air-fluidized therapy for pressure sores. A randomized controlled trial. J Fam Pract 1991;33:52-9.
82 Inman KJ, Sibbald WJ, Rutledge FS, Clark BJ. Clinical utility and cost-effectiveness of an air suspension bed in the prevention of pressure ulcers [see comments]. JAMA 1993;269(9):1139-43.
83 Defloor T, Grypdonck M. Anti-decubituskussens, drukvermindering of toch niet? Hospitalia 1997;41(1):18-24.
84 Shechtman O, Hanson CS, Garrett D, Dunn P. Comparing wheelchair cushions for effectiveness of pressure relief: a pilot study. Occup Ther J Res 2001;21:29-48.
85 Yuen HK, Garrett D. Comparison of three wheelchair cushions for effectiveness of pressure relief. Am J Occup Ther 2001;55(4):470-5.
86 Vermeir I, Defloor T, Grypdonck MH. Verschillende drukmetingen van anti-decubitus luchtkussens bij personen in verschillende houdingen. Universiteit Gent, 2003.
87 Krouskop TA, Williams R, Noble P, Brown J. Inflation pressure effect on performance of air-filled wheelchair cushions. Arch Phys Med Rehabil 1986;67:126-8.
88 Rosenthal MJ, Felton RM, Hileman DL, Lee M, Friedman M, Navach JH. A wheelchair cushion designed to redistribute sites of sitting pressure. Arch Phys Med Rehabil 1996;77(3):278-82.
89 Apatsidis DP, Solomonidis SE, Michael SM. Pressure distribution at the seating interface of custom-molded wheelchair seats: effect of various materials. Arch Phys Med Rehabil 2002;83(8):1151-6.
90 Bar CA. Evaluation of cushions using dynamic pressure measurement. Prosthet Orthot Int 1991;15:232-40.
91 Staarink HAM. Sitting posture, comfort and pressure; assessing the quality of wheelchair cushions. Delft: Technische Universiteit Delft, 1995.
92 Park CA. Activity positioning and ischial tuberosity pressure: a pilot study. Am J Occup Ther 1992;46:904-9.
93 Vanderwee K, Grypdonck MHF, Defloor T. Effectiveness of an alternating pressure air mattress for the prevention of pressure ulcers. Age Ageing 2005;34:261-7.
94 Exton-Smith AN, Wedgewoof J, Overstall PW, Wallace G. Use of the 'Air wave sytem' to prevent pressure sores in hospital. The Lancet 1982;1288-90.
95 Bliss MR. Preventing pressure sores in elderly patients: a comparison of seven mattress overlays. Age Ageing 1995;24(4):297-302.

96 Stapleton M. Preventing pressure sores – an evaluation of three products. Geriatr Nur (London) 1986;6:23-5.
97 Gebhardt KS, Bliss MR, Winwright PL, Thomas J. Pressure-relieving supports in an ICU. J Wound Care 1996;5(3):116-21.
98 Rithalia SV, Heath GH, Gonsalkorale M. Assessment of alternating-pressure air mattresses using a time-based pressure threshold technique and continuous measurements of transcutaneous gases. J Tissue Viability 2000;10(1):13-20.
99 Evans D, Land L, Geary A. A clinical evaluation of the Nimbus 3 alternating pressure mattress replacement system. J Wound Care 2000;9(4):181-6.
100 Conine TA, Daechsel D, Lau MS. The role of alternating air and Silicore overlays in preventing decubitus ulcers. Int J Rehabil Res 1990;13:57-65.
101 Hampton S. Evaluation of the new Cairwave Therapy System in one hospital trust. Br J Nurs 1997;6(3):167-70.
102 Rithalia SV, Gonsalkorale M. Quantification of pressure relief using interface pressure and tissue perfusion in alternating pressure air mattresses. Arch Phys Med Rehabil 2000;81(10):1364-9.
103 Bliss M, McLaren R, Exton-Smith AN. Preventing pressure sores in hospital: controlled trial of a large-celled ripple mattress. Br Med J 1967;(Febr.18):394.
104 Bliss MR, McLaren R, Exton-Smith AN. Mattresses for preventing pressure sores in geriatric patients. Medical Bulletin of the Ministry of Health 1966;(25):238-67.
105 Nyquist R, Hawthorn PJ. The prevalence of pressure sores within an area health authority. J Adv Nurs 1987;12:183-7.
106 Guin P, Hudson A, Gallo J. The efficacy of six heel pressure reducing devices. Decubitus 1991;4:15-6, 18, 20.
107 Belgische Werkgroep voor Kwaliteitszorg ter Preventie van Decubitus. Decubitus en zijn kwaliteitsindicatoren. Resultaten nationale audit 4 juni 1998 en vergelijking 1995-'96-'97-'98. Brussel: Belgisch Ministerie van Volksgezondheid en Leefmilieu, 1998.
108 Maklebust JA, Mondoux L, Sieggreen M. Pressure relief characteristics of various support surfaces used in prevention and treatment of pressure ulcers. J Enterostomal Ther 1986;13:85-9.
109 Jeneid P. Static and dynamic support systems-pressure differences on the body. In: Kenedi RM, Cowden JM, Scales JT, editors. Bedsore biomechanics. Londen: Mac millan, 1976:287-299.
110 Thompson Bishop JY, Mottola CM. Tissue interface pressure and estimated subcutaneous pressures of 11 different pressure-reducing support surfaces. Decubitus 1992;5:42-6, 48.
111 Bale S, Price P, Rees MS, Harding KG. Pressure area care. Recognizing the feet as being at risk for pressure damage. Br J Nurs 2001;10:1320-6.
112 Gunningberg L, Lindholm C, Carlsson M, Sjoden PO. Reduced incidence of pressure ulcers in patients with hip fractures: a 2-year follow-up of quality indicators. Int J Qual Health Care 2001;13(5):399-407.
113 Sideranko S, Quinn A, Burns K, Froman RD. Effects of position and mattress overlay on sacral and heel pressures in a clinical population. Res Nurs Health 1992;15:245-51.
114 Sloan DF, Brown RD, Larson DL. Evaluation of a simplified water mattress in the prevention and treatment of pressure sores. Plast Reconstr Surg 1977;60(4):596-601.
115 Roegies S. Onderzoek naar het drukreducerend effect van verschillende types visco-elastische oplegmatrassen. Verpleegwetenschap Universiteit Gent, 2001.

116 Groen HW, Groenier KH, Schuling J. Comparative study of a foam mattress and a water mattress. J Wound Care 1999;8(7):333-5.
117 De Keyser G. Vergelijkende studie naar de drukverdeling van 19 drukverminderende materialen. Leuven: Universitaire Ziekenhuizen, 1992.
118 Daechsel D, Conine TA. Special mattresses: effectiveness in preventing decubitus ulcers in chronic neurologic patients. Arch Phys Med Rehabil 1985;66(4):246-8.
119 Vandewalle E. Het drukreducerend effect van rolstoelkussens. Niet-gepubliceerde eindverhandeling K.U.Leuven, 1994.
120 Souther S, Carr SD, Vistnes LM. Wheelchair cushions to reduce pressure under bony prominences. Arch Phys Med Rehabil 1974;55(10):460-4.
121 Defloor T, Grypdonck MH. Do pressure relief cushions really relieve pressure? West J Nurs Res 2000;22(3):335-50.
122 Crewe RA. Problems of rubber ring nursing cushions and a clinical survey of alternative cushions for ill patients. Care Sci Pract 1987;5:9-11.
123 Bakker H. Herziening consensus decubitus. 1e ed. Utrecht: CBO, 1992.
124 Buss I, Halfens R. Massage helpt niet. TVZ 1997;1074(12):346-8.
125 Anthony D. The treatment of decubitus ulcers: a century of misinformation in the textbooks. J Adv Nurs 1996;24(2):309-16.
126 Halfens RJ, Eggink M. Knowledge, beliefs and use of nursing methods in preventing pressure sores in Dutch hospitals. Int J Nurs Stud 1995;32(1):16-26.
127 Leger J. Protocoles de prévention et de soins d'escarres. Rev Infirm 1987;37:23-4.
128 Dyson R. Bed sores – the injuries hospital staff inflict on patients. Nurs Mirror 1978;146(24):30-2.
129 Gosnell DJ. Assessment and evaluation of pressure sores. Nursing Clinics of North America 1987;22:399-416.
130 Olson B. Effects of massage for prevention of pressure ulcers. Decubitus 1989; 2(4):32-7.
131 Ek AC. Prevention, treatment and healing of pressure sores in long-term care patients. Scand J Caring Sci 1987;1:7-13.
132 Duimel-Peeters IG, Halfens R, Ambergen AW, Houwing RH, Berger M, Snoeckx LH. The effectiveness of massage with and without dimethyl sulfoxide in preventing pressure ulcers: A randomized, double-blind cross-over trial in patients prone to pressure ulcers. Int J Nurs Stud. 2007; [Epub ahead of print].
133 Bakker H. Consensus-bijeenkomst preventie decubitus. Utrecht: CBO, 1985.
134 Blunt CE van de. Onderzoek onder ziekenhuispatiënten naar de effectiviteit van wrijven ter preventie van decubitus. Maastricht: Niet-gepubliceerde eindverhandeling Rijksuniversiteit Limburg Maastricht, 1992.
135 Buss IC, Halfens RJ, Abu-Saad HH. The effectiveness of massage in preventing pressure sores: a literature review. Rehabil Nurs 1997;22(5):229-34, 242.
136 Pinchcofsky Devin GD, Kaminski MV J. Correlation of pressure sores and nutritional status. J Am Geriatr Soc 1986;34:435-40.
137 Berlowitz DR, Wilking SV. Risk factors for pressure sores. A comparison of cross-sectional and cohort-derived data. J Am Geriatr Soc 1989;37(11):1043-50.
138 Thomas DR, Verdery RB, Gardner L, Kant A, Lindsay J. A prospective study of outcome from protein-energy malnutrition in nursing home residents. JPEN J Parenter Enteral Nutr 1991;15(4):400-4.
139 Thomas DR. The role of nutrition in prevention and healing of pressure ulcers. Clin Geriatr Med 1997;13(3):497-511.
140 Breslow RA, Hallfrisch J, Guy DG, Crawley B, Goldberg AP. The importance of dietary protein in healing pressure ulcers. J Am Geriatr Soc 1993;41:357-62.
141 Allman RM, Goode PS, Patrick MM, Burst N, Bartolucci AA. Pressure ulcer risk

factors among hospitalized patients with activity limitation [see comments]. JAMA 1995;273(11):865-70.
142 Breslow RA, Bergstrom N. Nutritional prediction of pressure ulcers. J Am Diet Assoc 1994;94(11):1301-4.
143 Houniet H, Mathus-Vliegen E. Nutrition in relation to pressure ulcers. EPUAP, editor. 26 sept. 1999. Amsterdam, 3rd European Pressure Ulcers Advisory Panel Open Meeting.
144 Bennett G, Clark M, Schols J, Benati G, Langer G, Jackson P et al. EPUAP GUIDELINES. On the role of nutrition in pressure ulcer prevention and management. EPUAP Review 2003;5(2):50-63.
145 Bourdel-Marchasson I, Barateau M, Rondeau V, Dequae-Merchadou L, Salles-Montaudon N, Emeriau JP et al. A multi-center trial of the effects of oral nutritional supplementation in critically ill older inpatients. GAGE Group. Groupe Aquitain Geriatrique d'Evaluation. Nutrition 2000;16(1):1-5.
146 Bourdel-Marchasson I. Nutritional supplementation in elderly people during the course of catabolic illnesses. J Nutr Health Aging 2000;4(1):28-30.
147 Mathus-Vliegen EMH. Nutritional status, nutrition, and pressure ulcers. Nutrition in Clinical Practice 2001;16:286-91.
148 Selvaag E, Bohmer T, Benkestock K. Reduced serum concentrations of riboflavine and ascorbic acid, and blood thiamine pyrophosphate and pyridoxal-5-phosphate in geriatric patients with and without pressure sores. J Nutr Health Aging 2002; 6(1):75-7.
149 Thomas DR. Improving outcome of pressure ulcers with nutritional interventions: a review of the evidence. Nutrition 2001;17(2):121-5.
150 Houwing RH, Rozendaal M, Wouters-Wesseling W, Beulens JWJ, Buskens E, Haalboom JR. A randomised, double-blind assessment of the effect of nutritional supplementation on the prevention of pressure ulcers in hip-fracture patients. Clinical Nutrition 2003;22(4):401-5.
151 Houwing R, Jonasse Y, Asbeck S van, Haalboom JRE. Pressure sores are caused by oxygen free radicals. European Journal of Clinical Investigation 1991;21(II):58.

Wondzorg bij patiënten met decubitus

dr. H.E.W. de Laat, prof. dr. P.H.M. Spauwen en dr. C.J.M. van der Vleuten

Samenvatting

Wondgenezing is al decennialang een belangrijk aandachtsgebied in de praktijk, het onderwijs en het wetenschappelijk onderzoek van behandelaars van wonden en zorgverleners die zich met wonden bezighouden. Er is veel bekend over het genezingsproces, met name over dat van acute wonden. De normale reactie van verwond weefsel is een in de tijd geordend reparatieproces dat uiteindelijk resulteert in blijvend herstel van de anatomie en functie van het aangedane weefsel. Dit proces is niet eenvoudig en rechtlijnig, maar is een complex en levendig samenspel tussen cellen onderling en tussen cellen en de matrix buiten de cellen, onder invloed van vele stoffen, zoals mineralen enzymen en vitamines.[1,2]

In dit proces kan iets misgaan, waardoor de genezing wordt vertraagd of helemaal stopt. Er ontstaat een chronische wond. Decubitus is zo'n wond. Er zijn vier theorieën over de gevolgen van (te) langdurige druk en/of wrijfkrachten in de weefsels:
- lokale ischemie van de weefsels;
- verstoring van het metabole evenwicht;
- reperfusieschade;
- onherstelbare vervorming van cellen.[3]

Decubitus is niet per definitie een chronische wond. Een belangrijk kenmerk van een chronische wond is dat deze zonder behandeling niet binnen twee tot vier weken geneest.[2] Een graad 2 decubitus, waarbij de huid ontveld is, kan nog langs de natuurlijke weg genezen door intensivering van preventieve maatregelen. Een graad 3 of 4 decubitus valt doorgaans onder de chronische wonden. Op basis van een goede probleemanalyse, aanvullend onderzoek, een behandelplan en regelmatige evaluatie kan de chronische decubituswond tot genezen worden gebracht.

5.1 Fasen in de wondgenezing

Een wond is een onnatuurlijke scheiding of vernietiging van weefselstructuren. Als er een wond ontstaat, vindt er vervolgens in het lichaam een opeenvolging van processen plaats die uiteindelijk leiden tot de genezing van een wond. De genezing van een acute wond in een gezond menselijk lichaam verloopt grofweg in drie elkaar overlappende fasen:[4]
– *reactiefase*
  - (hemostase);
  - (inflammatie);
– *proliferatiefase* (groei). Deze fase wordt vaak in twee deelfasen opgesplitst:
  - granulatiefase;
  - maturatiefase;
– *remodellingsfase* (littekenvorming).

Reactiefase
De reactiefase wordt ook wel ontstekingsfase genoemd. In deze fase voorkomt bloedstolling (*hemostase*) verdere uitbreiding van de wond. Ontstekingsreacties en het opruimen van dood weefsel en bacteriën (*inflammatie*) zorgen op natuurlijke wijze voor een reiniging van de wond.

De eerste reactie van het lichaam op een wond is verwijding van de kleine slagaders, de zogeheten *arteriolen* (arteriële vasodilatatie). Erytrocyten en trombocyten verlaten de bloedbaan en stromen het wondgebied binnen. Na enkele minuten trekken de beschadigde bloedvaten zich samen (vasoconstrictie), zodat het bloedverlies minder wordt. Het bloed dat in de wond is vrijgekomen duwt het bloedvat van buitenaf dicht. Het subendotheel in de bloedvaten zorgt ervoor dat bloedplaatjes worden geactiveerd. Dit betekent dat de gladde plaatjes uitsteeksels krijgen en aan de beschadigde vaatwand blijven kleven en ook aan elkaar gaan hechten. Onder invloed van stollingsfactoren worden in deze fase lange draden fibrine gevormd. Deze draden vormen een vlechtwerk waarin bloedplaatjes en andere bloedcellen worden vastgehouden.[2]
De trombocyten produceren fibrinogeen, waaruit een fibrinenetwerk wordt opgebouwd. Door de afscheiding van chemotactische stoffen

worden leukocyten, granulocyten, macrofagen en monocyten aangetrokken die dood weefsel, vreemde stoffen en bacteriën opruimen door *fagocytose*.[5] Het overblijvende debris wordt geresorbeerd via het lymfestelsel of verlaat de wond als pus. De klinische verschijnselen in deze fase zijn die van een ontstekingsreactie: zwelling, roodheid, warmte en pijn.

Proliferatiefase

Het proces waarin het aangedane weefsel zich functioneel en structureel herstelt, begint ongeveer vier dagen na de verwonding. Dit is de proliferatiefase (groeifase). Deze fase duurt twee tot vier weken. Gestimuleerd door macrofagen komen grote hoeveelheden fibroblasten in de wond. Zij produceren een collageen- en elastinenetwerk waarin macrofagen, endotheelcellen en fibroblasten zich bewegen en zo het wondbed opvullen. De endotheelcellen vormen aan de uiteinden van de beschadigde capillairen weefselknoppen, die hol worden en binnendringen in het zich vormende collageennetwerk. Dit fenomeen geeft een rood korrelig aspect aan de wondranden, vandaar de naam granulatieweefsel en granulatiefase. Deze nieuw gevormde capillairen zijn essentieel voor de aanvoer van zuurstof en voedingsstoffen tot in het centrum van de wond.

De maturatiefase (rijping) wordt ook gekenmerkt door groei, maar hier gaat het vooral om de reorganisatie van het nieuwe bindweefsel, het samentrekken van de wondranden (contractie) en de vorming van nieuwe huid (epithelisatie). Na de piekproductie van collageen of bindweefsel in de granulatiefase, neemt de weefselsterkte van de wonden toe door remodellering van de collageenvezels. De fibroblasten differentiëren zich tot myofibroblasten die de wondranden doen samentrekken (wondcontractie). Op dat ogenblik begint ook de nieuwvorming van epitheel. In de basale laag van de wondranden worden nieuwe epitheelcellen gevormd. Deze migreren van de wondranden over het wondoppervlak naar het centrum toe. Bij contact met andere epitheelcellen stopt de celproliferatie.[2]

Remodelleringsfase

Naarmate het collageen rijpt, krijgt het litteken geleidelijk zijn uiteindelijke aspect. De eerste weken is het zacht en nog fragiel. Geleidelijk aan wordt het littekenweefsel harder en roder. Ten slotte wordt het litteken weer zacht, wit en soepel.[6]

Pathofysiologie
De natuurlijke wondgenezing, zoals hiervoor beschreven, wordt in gang gezet en onderhouden door tientallen biochemische processen. Wonden waarbij dit natuurlijk genezingsproces stagneert en die dus niet tot spontane genezing komen zijn chronische wonden.[1] Dit betekent dus dat een decubituswond pas een chronische wond is als er binnen twee tot vier weken geen spontane genezing op gang komt. In veel gevallen zullen graad 1 en 2 decubituswonden spontaan genezen door alsnog preventiemaatregelen te nemen om het erger worden van decubitus te voorkomen of door het intensiveren van deze maatregelen.

Bij graad 3 en 4 decubituswonden is de natuurlijke wondgenezing ernstig verstoord. Er ontstaat een vicieuze cirkel van processen die de wondgenezing belemmeren. De belangrijkste zijn:[1]
- voortdurende stimulatie van de ontstekingsreactie, wat leidt tot opeenhoping van beschadigde cellen. Er ontstaat necrose;
- ischemie of hypoxie waardoor zuurstofafhankelijke processen, zoals fagocytose stagneren;
- wondinfectie, leidend tot een voortdurende stimulatie van de ontstekingsreactie en een verhoogde eiwitafbraak. Wondinfectie leidt in alle fasen tot stagnatie van de wondgenezing. Ook de werkzaamheid van noodzakelijke groeifactoren wordt door deze eiwitafbraak tenietgedaan.

Deze processen worden door lokale en systemische factoren beïnvloed. Daarover gaat de volgende paragraaf.

5.2 Beïnvloedende factoren

Verschillende factoren hebben invloed op de wondgenezing. Deze factoren kunnen ingedeeld worden in lokale en systemische factoren.[7] Lokale factoren zijn onderdeel van de wond of de directe omgeving van de wond. Systemische factoren hebben betrekking op het verminderd functioneren van het lichaam in het algemeen en de directe leefomgeving van de patiënt. Sommige van deze factoren zijn niet te beïnvloeden door interventies, zoals leeftijd, maar andere kunnen beïnvloed worden om de wondzorg te bevorderen. Het in kaart brengen van lokale en systemische factoren die de wondgenezing beïnvloeden is een essentieel onderdeel van de patiëntanamnese.

5.2.1 LOKALE FACTOREN

Infectie

Er is sprake van een wondinfectie als het immuunsysteem niet in staat is om micro-organismen te vernietigen. Hierdoor wordt het normale genezingsproces verstoord. In geïnfecteerde wonden neemt het aantal macrofagen af en is de aanmaak van bindweefsel verstoord. Bindweefsel dat wel wordt aangemaakt is van slechtere kwaliteit.[8] Ook kunnen bacteriën de wondgenezing verstoren door de toxinen die afgescheiden worden door deze bacteriën. Berucht zijn de toxinen van bepaalde streptokokken die een necrotische fasciitis kunnen veroorzaken.[9]

Maceratie

Maceratie is verweking van het wondoppervlak en de omliggende huid door vocht (exsudaat, urine). Het continue contact hiermee veroorzaakt huidbeschadiging en leidt tot een vertraging van de wondgenezing. De epithelisatie verloopt moeizaam door eiwitafbrekende enzymen (*proteasen*) die in het vocht zitten. Ook kan door maceratie een lokale infectie ontstaan of verergeren.[10]

Lichaamsvreemd materiaal

Lichaamsvreemd materiaal is een substantie in het weefsel die er feitelijk niet thuishoort. Dit kan bijvoorbeeld hechtmateriaal of prothesemateriaal zijn, maar ook vervuiling van buiten het lichaam. Het lichaam reageert met een ontstekingsreactie om het vreemde materiaal op te ruimen. Vooral in poreus materiaal kunnen bacteriën zitten die niet bereikbaar zijn voor antilichamen van het immuunsysteem of antibiotica. Antibiotica onderdrukken de ontstekingsreactie wel, maar na het stoppen van de kuur komt de infectie terug. Hierdoor zal de wond niet genezen.[11]

Zuurstoftekort

Wondgenezing vraagt om extra energie. Een goede zuurstofvoorziening is essentieel in alle fasen van de wondgenezing. Zuurstoftekort kan lokaal door druk of trauma ontstaan, maar kan ook een systemische oorzaak hebben bij ernstig zieke patiënten, bijvoorbeeld IC-patiënten of COPD-patiënten. Ernstig zuurstoftekort kan leiden tot celdood, maar ook milder zuurstoftekort leidt tot een verstoorde collageensynthese en aantasting van de extracellulaire matrix.[12]

Straling

Radioactieve straling heeft vaak een ernstige verstoring van de wondgenezing tot gevolg. Straling veroorzaakt een degeneratieve verandering in de basale membraan en aantasting van de bloedvaten. De directe gevolgen zijn oedeemvorming in de vaatwand, stilstand van de bloedstroom (stasis), afsluiting van bloedvaten en stolselvorming. Ook de nieuwvorming van bloedvaten (neovascularisatie) raakt ernstig verstoord. De aanmaak en structuur van met name fibroblasten en daarmee de vorming van collageen lopen sterk terug. Op langere termijn kan deze stoornis in de aanmaak en kwaliteit van het collageen leiden tot littekenatrofie, contracturen en fibrose.[13]

Pijn

Een bijzondere lokale en systemische factor die invloed heeft is pijn. Pijn is een van de problemen waarmee patiënten met decubitus te kampen hebben dat professionals het meest onderschatten. Zij heeft een negatieve invloed op de eetlust, de mobiliteit en de kwaliteit van leven in het algemeen.[14] Bovendien is wondpijn een belangrijke indicator voor wondgenezing. Pijn in de wond is sterk gerelateerd met wondinfectie en een geïnfecteerde wond kan niet genezen.[15] De behandeling van de pijn is een afgewogen proces en dient frequent geëvalueerd te worden. Wat deze frequentie is hangt af van de behandeling en de termijn waarop veranderingen te verwachten zijn. De visuele analoge schaal (VAS) of de 'gezichtjesschaal' (face-rating scale) is hiervoor een valide, betrouwbaar instrument dat eenvoudig in het gebruik is.[16] Aan de patiënt wordt gevraagd om op een lijn van 10 centimeter of op een getallenlijn met tien cijfers aan te geven hoe erg de pijn in de wond is: 0 (absoluut geen pijn) en 10 (de ergst denkbare pijn).

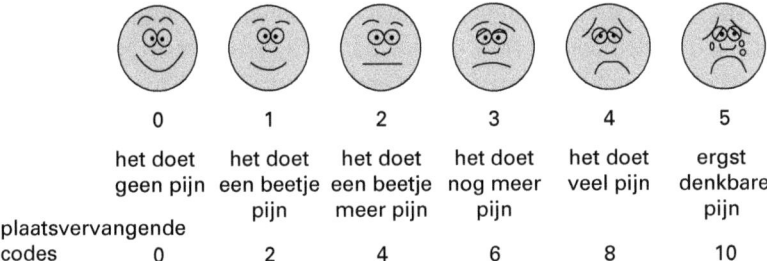

	0	1	2	3	4	5
	het doet geen pijn	het doet een beetje pijn	het doet een beetje meer pijn	het doet nog meer pijn	het doet veel pijn	ergst denkbare pijn
plaatsvervangende codes	0	2	4	6	8	10

Figuur 5.1 *'Gezichtjesschaal' om pijn bij kinderen of mensen met een verstandelijke beperking te meten.*

Ook zonder deze instrumenten kan aan de patiënt gevraagd worden een score te geven tussen 0 en 10. Vaak wordt 4 of hoger aangehouden als grens om pijn te behandelen met (extra) medicatie. Bij kinderen of mensen met een verstandelijke beperking kan de 'gezichtjesschaal' worden gebruikt.

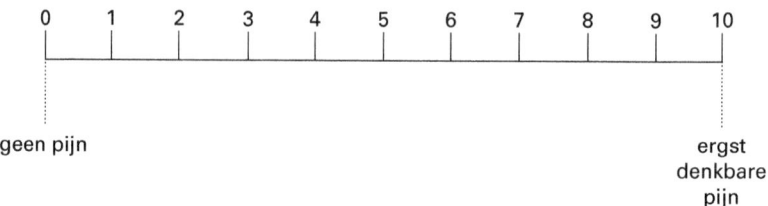

Figuur 5.2 *De numerieke visuele analoge schaal (VAS).*

5.2.2 SYSTEMISCHE FACTOREN

Leeftijd

De elasticiteit van de huid neemt af naarmate de mens ouder wordt. De huid wordt dunner en de vascularisatie neemt af. Dit maakt de huid kwetsbaar voor druk, maar ook een eenmaal beschadigde huid van oudere mensen zou hierdoor moeilijker genezen. Toch moet de invloed van uitsluitend veroudering op de wondgenezing niet overschat worden. Slechte wondgenezing bij ouderen is vrijwel altijd een aanwijzing voor onderliggende comorbiditeit.[17,18]

Ziekten

Vaataandoeningen, zoals arteriosclerose en perifere vaatafwijkingen, hebben een negatieve invloed op de wondgenezing. De wond krijgt onvoldoende zuurstof en voedingsstoffen en er is een gebrekkige afvoer van afvalstoffen. Het meest kwetsbaar voor een verminderde wondgenezing bij patiënten met hart- en vaataandoeningen zijn de lichaamsdelen die het verst van het hart af liggen, dus de benen.[19] Bij patiënten met *diabetes* treedt arteriosclerose veel sneller op, omdat de wanden van bloedvaten dikker en stugger worden en er sneller beschadigingen ontstaan.

Vocht en voeding

Uit vele onderzoeken blijkt de positieve en sterke relatie tussen alle fasen van wondgenezing en voldoende energie-intake in de vorm van koolhydraten, eiwitten, vetten, vitamines en mineralen.[20] Een evenwichtige vochtbalans is nodig voor het transport van voedingsstoffen en afvalstoffen naar en van cellen en weefsels.[21] Belangrijke parameters voor de voedingstoestand zijn de Body Mass Index (BMI) en ongewenst gewichtsverlies.

Leefstijl

Van een gezonde leefstijl wordt een positief effect op wondgenezing verondersteld. Voldoende beweging stimuleert de circulatie en weefselperfusie.[22] Roken heeft een negatieve invloed op de zuurstofvoorziening van de weefsels door het vaatvernauwende effect van de nicotine. Bovendien vermindert het roken de aanvoer van zuurstof naar weefsels doordat koolmonoxide de afgifte van zuurstof aan het hemoglobine verdringt. Ook zijn er aanwijzingen dat roken de bloedstolling verstoort.[23] Patiënten die bekend zijn met alcoholmisbruik hebben een groter risico op wondinfecties[24] en een groter risico op nieuwe decubitus.[25]

Medicijnen

Medicijnen kunnen onbedoeld de wondgenezing zowel positief als negatief beïnvloeden.[26] In deze context is het niet mogelijk om al deze effecten te beschrijven en beperken we ons tot een aantal frequent voorkomende onbedoelde effecten van geneesmiddelen op de wondgenezing.

De stolling van het bloed als beginfase van de wondgenezing wordt beïnvloed door geneesmiddelen die de aanmaak en werking van de bloedplaatjes remmen, zoals acetylsalicylzuur en niet-steroïde anti-inflammatoire middelen (NSAID's). Coumarinederivaten en heparine verhogen het risico op een hematoom of seroom. Ook worden de opeenvolgende ontstekingsreacties verstoord door de werking van NSAID's en Aspirine®.[27]

Berucht is het negatieve effect van ontstekingsremmende middelen (anti-inflammatoire middelen, antiflogistica) op de wondgenezing. Met name corticosteroïden hebben een negatief effect op vrijwel alle fasen van de wondgenezing. Dit wordt veroorzaakt door vertraging of verstoring van de aanmaak van fibroblasten, bindweefsel, granulatie en epitheelcellen.[27] Retinoïden zijn natuurlijk voorkomende en synthetische stoffen die een vitamine-A-achtige biologische activiteit hebben en die voor een belangrijk deel de negatieve effecten van corticosteroïden ongedaan kunnen maken. Het blijkt echter dat zowel corticosteroïden als retinoïden een negatief effect hebben op de aanmaak van groeifactoren en collageen.[28]

Behalve corticosteroïden zijn er andere middelen die de processen in de inflammatoire fase onderdrukken, wat mogelijk kan leiden tot een verstoorde wondgenezing,[29] zoals *immuunsuppressiva*. Dit zijn middelen die het immuunsysteem onderdrukken en die met name worden toegepast na orgaantransplantaties.

Therapietrouw

De succeskans van een behandeling van een patiënt met decubitus wordt bepaald door de effectiviteit van de interventie en door het vermogen van de patiënt om de therapie te ondergaan. Er zijn vele redenen waarom een patiënt een advies (wisselligging, bedrust, aangepaste schoenen) of een therapie (extra voeding, gebruik van een voorgeschreven verband) niet uitvoert. De patiënt:
- begrijpt de relatie tussen advies/therapie en wondgenezing niet;
- vindt het middel erger dan de kwaal;
- staat voor hoge kosten die niet vergoed worden door de zorgverzekeraar;
- is teleurgesteld, omdat het beoogde resultaat uitblijft;
- wordt onvoldoende gesteund door de omgeving.

Het is belangrijk om bij therapie'ontrouw' naar voorgaande oorzaken te zoeken.

5.3 De wond: anamnese en aanvullend onderzoek

Het belangrijkste doel van de wondanamnese als onderdeel van de algemene anamnese is het verzamelen van gegevens over de wond en het omliggende weefsel om tot een diagnose of een differentiaaldiagnose te komen. Tevens vormen deze gegevens en de resultaten van aanvullend onderzoek de basis voor een behandelplan en ondersteunen zij een verwijzing naar andere disciplines. Bovendien levert een wondanamnese de uitgangswaarden op om later de resultaten van therapie te kunnen vergelijken.

5.3.1 DE WONDANAMNESE

Een decubituswond wordt beschreven en ingedeeld (geclassificeerd) aan de hand van zichtbare klinische kenmerken. Er zijn verschillende classificatiesystemen. In Nederland wordt door de Gezondheidsraad[1] en het CBO[30] het classificatiesysteem van de European Pressure Ulcer Advisory Panel (EPUAP)[31] geadviseerd (tabel 5.1).
Bates-Jensen[32,33] ontwikkelde de Pressure Sore Status Tool. Met dit instrument wordt de anatomische locatie van de wond beschreven en worden dertien kenmerken van de wond beoordeeld. Het instrument is ontwikkeld als evaluatie-instrument, maar kan ook worden gebruikt voor de wondanamnese. Het is in het Nederlands vertaald en bekend

Tabel 5.1	Classificatie van decubitus volgens de EPUAP[31] en overgenomen door het CBO.[30]
Graad 1	Niet-wegdrukbare roodheid van de intacte huid. Verkleuring van de huid, warmte, oedeem en verharding (induratie) zijn andere mogelijke kenmerken.
Graad 2	Oppervlakkig huiddefect van de opperhuid (epidermis), al dan niet met aantasting van de huidlaag daaronder (lederhuid of dermis). Het defect manifesteert zich als een blaar of een oppervlakkige ontvelling.
Graad 3	Huiddefect met schade of necrose van huid en onderhuids weefsel (subcutis). De schade kan zich uitstrekken tot aan het onderliggende bindweefselvlies (fascie).

onder de naam Decubitus Wondscore (DWS, bijlage 1).[34] De wondanamnese kent de volgende items.

- *Anatomische locatie*. Decubitus kan op vele plaatsen voorkomen, maar wordt het meest gezien ter hoogte van de stuit, heup, hielen, zitbeen en enkel. Het is belangrijk stil te staan bij andere mogelijke oorzaken van een wond. Decubitus komt bijvoorbeeld onder normale omstandigheden niet voor in een borstplooi of in de lies, omdat daar geen druk wordt uitgeoefend. Wonden in die gebieden hebben vaak een andere oorzaak (schimmelinfectie, inwerking van vocht) en hebben dus ook een andere behandeling nodig. Na het beschrijven van de anatomische locatie worden de volgende punten beoordeeld op een 5-puntsschaal.
- De *grootte* van de wond wordt aangegeven als de oppervlakte die begrensd wordt door de wondrand. De oppervlakte zelf wordt gemeten in vierkante centimeters (cm^2). Een goede en betrouwbare manier om het wondoppervlak te meten is met behulp van doorzichtige folie met een opgedrukt raster met vierkante centimeterverdeling. De wondcontour wordt met een watervaste stift op het folie overgetrokken. Het aantal hele vierkantjes (cm^2) wordt geteld en er wordt een schatting gemaakt van de som van het aantal gedeeltelijk bedekte vierkantjes (zie figuur 5.3). Er is ook dubbel folie in de handel, zodat het folie waarop de contour is getekend schoon blijft. Dit is namelijk niet in contact geweest met de wond en kan eventueel in het dossier worden bewaard.
- De *diepte* van de decubitus kent vier graden van oplopende ernst (zie tabel 5.1). Er is ook een extra klasse voor 'niet te beoordelen in verband met necrose'.
- De conditie van de *wondrand* is van groot belang voor de wondgenezing. Hieruit blijkt veel van het vermogen van een wond om te genezen. De volgende ruwe vuistregel wordt gehanteerd: hoe meer een wondrand zichtbaar is die geen contact meer heeft met de wondbasis, des te slechter deze ervoor staat. Een slechte wondge-

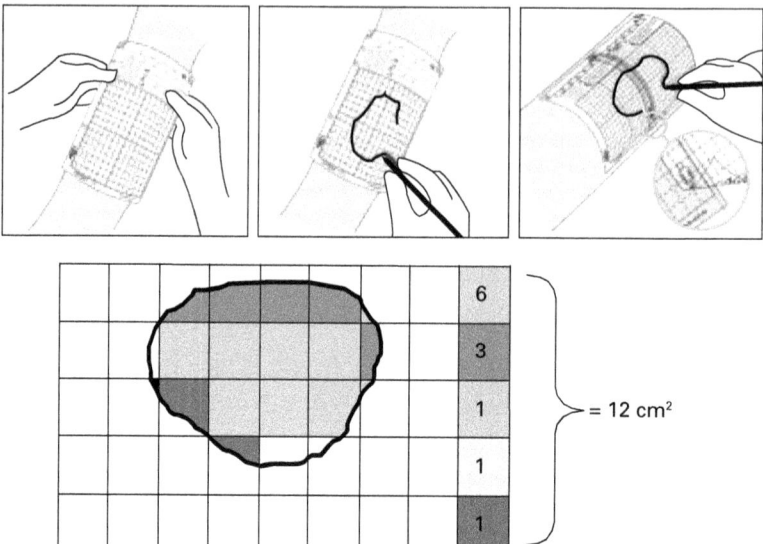

Figuur 5.3 Met behulp van doorzichtig folie met een opgedrukt raster met vierkante centimeterverdeling kan het wondoppervlak bepaald worden.

nezing blijkt ook uit onregelmatigheden in de wondrand, zoals littekenweefsel en verhoorning.
- Ondermijning betekent dat de doorsnede van de wond ter hoogte van het huidoppervlak kleiner is dan aan de basis. Doorgaans zijn ondermijnde gebieden besmet met pathogene micro-organismen.
- Necrotisch weefsel en exsudaat worden op aspect en hoeveelheid beoordeeld. Necrose is versterf van weefsel. Het is zwart van kleur en kan een droge korst zijn of een verweekte substantie. Een substantie in de wond met een andere kleur (geel-wit) wordt meestal 'beslag' genoemd. Dit is een droog-slijmerige substantie die uit fibreus weefsel bestaat vermengd met exsudaat. Vloeistof die uit de wond lekt heet exsudaat. Deze vloeistof kan dik (pus, etter) of dun zijn (serum).
- De huid rondom de wond is een indicatie voor de conditie van de wond en hoe de wond zich ontwikkelt. Belangrijke aspecten van de huid rondom de wond zijn de kleur, induratie en oedeem.
  • De kleur van de huid rondom de wond is in het gunstigste geval roze bij blanke mensen of overeenkomend met de etnische afkomst. Een wit-grijze rand is een symptoom van verweking van de huid. Ook kan de omliggende huid tekenen van een (dreigende) decubitus graad 1 vertonen: de drukplaats is donkerrood of paars of er is sprake van een niet-wegdrukbare roodheid.

- Induratie is een abnormale stugheid of hardheid van de huid en/of het daaronder gelegen weefsel door de vorming van bindweefsel.
- Oedeem in de wond, maar ook rondom de wond is een teken van ontsteking als een symptoom van lokale wondinfectie.
- De vorming van *granulatieweefsel* is een gunstig teken voor de genezing van een decubituswond. Het betekent dat zich nieuwe capillairen vormen met daarover een laagje bindweefsel. Eilandjes van granulatieweefsel worden in dat geval aan de wondbasis zichtbaar. Ze zijn rood van kleur.
- *Epithelisatie* is de nieuwvorming van epitheel na de granulatiefase. Fibroblasten differentiëren zich tot myofibroblasten en deze zorgen voor wondcontractie. Op dat moment start de nieuwvorming van epitheel in de basale laag van de wondranden en deze verspreidt zich. Als er al sprake is van epithelisatie, is het van belang aan te geven in welke mate dit het geval is.

Wondinfectie is net als bij alle wonden een belangrijke oorzaak van een niet-genezende decubituswond. Micro-organismen vinden een voedingsbodem in vochtig necrotisch weefsel, waardoor een infectie ontstaat. De daaropvolgende ontstekingsreactie remt de wondgenezing of deze komt helemaal tot stilstand.[30,35] Niet alle bacteriën in wonden hoeven altijd tot een infectie te leiden. Wanneer bacteriën in het weefsel geen schade veroorzaken, noemen we dit *contaminatie*. Ook bij *kolonisatie* is er geen weefselschade, maar er zijn wel meer bacteriën dan normaal. Bij meer dan honderdduizend (10^5) bacteriën per gram levend weefsel is er sprake van een *kritische kolonisatie*. Pas wanneer bacteriën daadwerkelijk weefselschade aanrichten, spreken we van een *infectie*. Behalve van de hoeveelheid bacteriën is het ontstaan van een infectie afhankelijk van het ziekmakend vermogen van een bacterie (*toxiciteit, virulentie*) en van de kwaliteit van het immuunsysteem van de patiënt.[35]

Ontsteking (pijn, roodheid, zwelling en warmte) is het klassieke symptoom van een infectie.[36] Naast dit algemene symptoom blijkt uit onderzoeken dat de belangrijkste klinische verschijnselen van een wondinfectie zijn:
- pijn in en rondom de wond;
- verslechtering van de wondconditie;
- vertraagde of geen wondgenezing;
- kwetsbaar granulatieweefsel;
- toename van de exsudaatvorming van sereus naar purulent;[15,36]

- ondermijning van de wondranden kan een begeleidend symptoom van lokale wondinfectie zijn.[37]

In de wondanamnese wordt in het bijzonder op deze aspecten gelet.

5.3.2 AANVULLEND ONDERZOEK

Een ernstige wondinfectie kan leiden tot een bacteriëmie en daarmee samenhangende verschijnselen van een systemische infectie. De patiënt voelt zich niet lekker en klaagt over spierpijn, rillingen en heeft koorts. In uitzonderlijke situaties raakt de patiënt in een *septische shock*. Bij een *sepsis* vermeerderen bacteriën en hun toxinen zich in het bloed. De verschijnselen van een sepsis zijn: hoge koorts, snelle hartslag en ademhaling, koude rillingen, lage bloeddruk, verwardheid, verminderde urineproductie en soms snel uitbreidende bloedingen in de huid. In deze situatie kan de patiënt komen te overlijden[38] of moet hij ingrijpende verminkende operaties ondergaan[39] om een dodelijke shock te voorkomen. Bij verdenking op een sepsis moeten direct bloedkweken worden afgenomen.[40]

Bij een vermoeden van een lokale infectie bestaat aanvullend onderzoek in eerste instantie uit het afnemen van een wondkweek.[1] Het is van belang om bij het afnemen van de wondkweek de volgende punten in acht te nemen:
- Reinig het wondbed met een steriele fysiologische zoutoplossing.
- Rol de tip van het steriele wattenstokje over een duidelijk geïnfecteerd deel van het wondbed, maar vermijd gebieden met beslag en pus. Bij grotere wonden kan de kweek zigzaggend over het wondoppervlak afgenomen worden.
- Zorg dat de wondranden of omliggende huid niet geraakt worden, omdat anders commensale flora wordt gekweekt.
- Bij wonden met een droog oppervlak kan de tip van het wattenstokje bevochtigd worden met fysiologisch zout.

Behalve wondkweken kan het zinvol zijn om bloedonderzoek te doen. Een verhoogd C-reactief proteïne (CRP-)gehalte in het bloed,[41] een stijging van het aantal witte bloedcellen en verandering van de samenstelling (leukocytendifferentiatie) vormen een belangrijke aanwijzing voor de aanwezigheid van een infectie.[40]

---

1 Het afnemen van een wondkweek heeft geen zin als de belangrijkste verschijnselen van een wondinfectie ontbreken, omdat elke wond gecontamineerd of gekoloniseerd is (zie par. 5.3.1).

Een ernstige complicatie van decubitus is bot- en beenmergontsteking[42] (osteïtis resp. osteomyelitis). Vrijwel altijd is er sprake van osteïtis, omdat bijna nooit alleen het beenmerg door een infectie aangedaan is.[43] Verschijnselen van infectie, een positieve wondkweek of bloedkweek met *Staphylococcus aureus*, *Staphylococcus epidermidis* of *Pseudomonas aeruginosa* zijn een mogelijke aanwijzing voor osteïtis. Dit hoeft echter niet altijd het geval te zijn. De diagnose osteïtis wordt bevestigd door middel van een röntgenfoto, MRI of CT-scan[43] of met een botbiopsie.[44]

5.4 Monitoren van het genezingsproces

Het bijhouden van de grootte van de wond (oppervlakte, inhoud) is een voor de hand liggende manier om wondgenezing te evalueren. Bij oppervlakkige wonden met een gezonde genezingstendens duidt afname van de wondgrootte in de meeste gevallen op een genezingsproces. Dit is soms niet het geval bij chronische wonden, zoals decubitus. Kenmerk hiervan is een ernstig verstoorde genezingstendens. Wanneer abcesvorming optreedt, kan het wondvolume afnemen. Bij ondermijning kunnen grote delen van de wond ondermijnd zijn door lokale infecties, terwijl het wondoppervlak kleiner kan lijken.

Tijdens de behandeling die op grond van de wondanamnese wordt ingesteld, is regelmatige evaluatie van belang om vast te stellen of de ingezette therapie effectief is. Door middel van de anamnese wordt de uitgangssituatie van de decubituspatiënt en zijn wond(en) zo nauwkeurig mogelijk in kaart gebracht. De Pressure Ulcer Status Tool (PSST),[32,33] in het Nederlands de Decubitus Wondscore (DWS)[34] (bijlage 1) is een instrument om de klinische verschijnselen van de wond te beschrijven. De scores voor de verschijnselen lopen van 1 (goed) tot 5 (slecht). De somscore is de optelling van de scores van de dertien afzonderlijke items. Deze kan variëren van 13 (goed) tot 65 (slecht). Voor een objectief beeld van de genezing wordt deze score regelmatig (bijvoorbeeld wekelijks) of bij bijzonderheden bepaald en vergeleken met eerdere scores. De PSST komt uit onderzoek naar voren als een inhoudsvalide instrument met een hoge mate van interbeoordelaarsbetrouwbaarheid. De somscore kan gelijk blijven, terwijl er toch veranderingen plaatsvinden. Het is dus van belang te bekijken of positieve veranderingen in het ene item niet geneutraliseerd worden door negatieve veranderingen in het andere item. Kortom, de DWS is een betrouwbaar instrument om de wondgenezing te evalueren. Het handhaven of bijstellen van de behandeling wordt vooral aangegeven door de verschuivingen op itemniveau.

Een instrument met beduidend minder items dan de DWS is de Pressure Ulcer Healing Scale (PUHS).[45,46] De schaal evalueert de wond op drie items: 1) oppervlakte, 2) hoeveelheid exsudaat en 3) weefseltype (necrose, beslag, granulatie, epitheel) (zie bijlage 2). Ook hier is aan elk item een aantal punten verbonden. De somscore van de drie items ligt tussen 0 (goed) en 17 (slecht). De uitkomst geeft een grove indicatie van de wondgenezing.

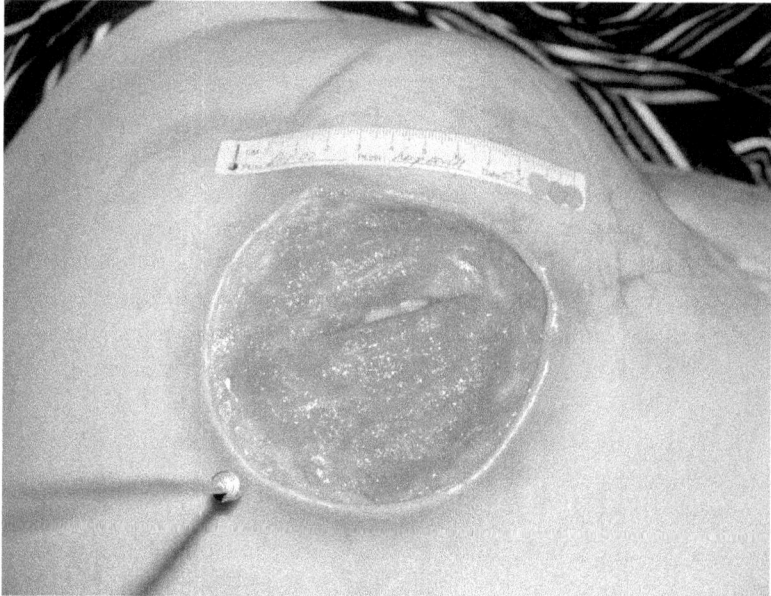

Figuur 5.4 Decubituswond na chirurgische necrotectomie met daaropvolgend enkele dagen lokale vacuümtherapie. De aanwijsstok dient als hulpmiddel om altijd dezelfde afstand tot de wond te behouden.

Bijzonder illustratief is aanvullend op de score op de DWS of PUHS een (digitale) foto van de wond te maken. Deze vorm van de communicatie van resultaten van wondbehandeling is in het huidige digitale tijdperk onmisbaar. De volgende standaardisering van de werkwijze per patiënt is nodig voor een goede vergelijking van de foto's.
- altijd dezelfde omgevingskleuren gebruiken;
- de foto's altijd op dezelfde afstand onder dezelfde hoek maken;
- bij voorkeur daglicht en geen flits gebruiken. De camera moet dus op een hoge lichtgevoeligheid worden ingesteld (400 ASA). Is er voldoende daglicht dan kan de foto uit de hand worden genomen.

In een omgeving met minder licht is een tijdopname een mogelijkheid. De gebruiksaanwijzing bij de camera kan hierover uitsluitsel geven;
- bij gebruik van een flits is een goede dosering van het licht van belang. Overbelichting op glimmende oppervlakken en slagschaduw in de wond moeten worden voorkomen;
- een 'papieren' liniaal met centimeterverdeling bij de wond houden;
- op de foto moet een patiëntennummer en de datum van opname zichtbaar zijn;
- patiënt mag niet herkenbaar op de foto staan;
- discrete foto's zijn wenselijk.

5.5 Wondbehandeling

5.5.1 WONDREINIGING

Een belangrijke eerste stap in de behandeling van chronische decubituswonden is wondreiniging.

Wondreiniging is het verwijderen van verontreiniging of micro-organismen uit het wondoppervlak, waardoor er minder voedingsbodem is voor de (verdere) groei van micro-organismen. Wondreiniging omvat wondirrigatie, wonddesinfectie en wonddebridement.[47,48]

Irrigatie

Wondirrigatie is essentieel bij de behandeling van de decubituswonden. Een eenvoudige manier is met (kraan)water of fysiologisch zout.[49] In Nederland kan vers *water direct uit de kraan* gebruikt worden voor het schoonspoelen van wonden; bijvoorbeeld met een douchekop of met een grote spuit zonder naald.[30] Loszittend debris kan ook van het wondoppervlak worden verwijderd met gazen gedrenkt in water. In plaats van kraanwater kan ook *natriumchloride 0,9% (fysiologisch zout)* worden gebruikt.[50]

Desinfectie

Wonddesinfectie gebeurt met *antiseptica*. Dit zijn agressievere oplossingen van zuren of zouten met een antimicrobiële werking. Bij de inzet van deze laatste groep middelen wordt in de richtlijn decubitus gesteld dat antiseptica kiemdodende middelen zijn, waarvan het werkingsmechanisme geen onderscheid maakt tussen micro-organismen en weefselcellen. Deze middelen zijn dan ook in principe schadelijk voor weefselcellen en moeten niet routinematig worden toegepast.[30] Voor wondreiniging worden uitsluitend middelen gebruikt die ook speciaal voor dit doel zijn gemaakt. Ontsmettingsmiddelen bijvoorbeeld op basis van alcohol (jodiumtinctuur, chloorhexidine) mogen nooit worden gebruikt om wonden te ontsmetten. Raadpleeg bij twijfel altijd de bijsluiter of vraag het de apotheker.

Hypochloriet oplossingen (natrium hypochloriet smeersel, Eusol-paraffine, Dakins-paraffine) raakten in diskrediet, toen dierstudies aantoonden dat de vorming van bloedvaatjes in gezond weefsel werd afgeremd. Ook de vorming van granulatieweefsel zou negatief worden beïnvloed.[51] Hypochloriet smeersels zijn echter goedkope en effectieve antiseptica.[52] In het kader van de preventie van antibioticumresistentie is heroverweging van hypochloriet op zijn plaats. Het is belangrijk de omliggende huid te beschermen met zinkolie of een folieverband en het hypochloriet smeersel alleen op necrotisch weefsel aan te brengen. Zo gauw de wond schoon is en bedekt is met granulatieweefsel dient de therapie gestopt te worden en wordt voor een minder agressief reinigingsmiddel gekozen.[53]

Waterstofperoxide is sterk reactief. In contact met het wondoppervlak ontstaan zuurstofbelletjes die reageren met de omliggende cellen. Debris komt los en micro-organismen worden vernietigd, maar ook jonge epitheelcellen worden door deze werking aangetast.[54] Het gebruik van waterstofperoxide wordt sterk afgeraden, omdat de opname van vrijkomende zuurstof in de bloedbaan kan leiden tot een gasembolie met desastreuze afloop.[55]

Jodium is een veelgebruikt antisepticum in de wondzorg. Het is niet in water oplosbaar. Gekoppeld aan polyvinylpyrrolidon (povidon) kan het echter in een waterige omgeving vrij jodium afgeven en zijn reinigende werking doen. Povidonjodium is in verschillende vormen verkrijgbaar: waterige oplossing, zalf, crème of scrub. Jodium heeft vooral een nadelige invloed op fibroblasten, rode bloedcellen en neutrofielen. Voorafgaand aan het gebruik van jodium moet altijd eventuele overgevoeligheid voor jodium worden nagegaan. Het gebruik van jodium wordt in de Nederlandse richtlijn voor de preventie en behandeling van decubitus afgeraden.[30]

Azijnzuur is actief tegen vele bacteriën. Hoewel de Nederlandse richtlijn het gebruik van azijnzuur onder alle omstandigheden ontraadt, is er één specifieke indicatie voor het gebruik ervan: namelijk bij infectie door *Pseudomonas aeruginosa*.[56,57]

Cadexomeer valt ook onder de antiseptica met eveneens een sterk absorberend vermogen. De werking berust op het absorberen van wondvocht en pus en het reinigen en desinfecteren van het wondoppervlak. Tijdens het opnemen van wondvocht komt jodium langzaam in actieve vorm vrij. Geïmpregneerd verband kan tot maximaal 6 ml vocht per gram absorberen. Van cadexomeer is aangetoond dat het effectief is tegen micro-organismen[58] en dat het geen schadelijke invloed heeft op de wondgenezing.[59]

Zilver wordt als antisepticum in verbanden verwerkt.[37] Het is belangrijk een onderscheid te maken tussen zilversulfadiazine en ionisch zilver. Zilversulfadiazine is een antibioticum. Het is op recept verkrijgbaar in een crème en mag uitsluitend op indicatie, meestal voor de behandeling van geïnfecteerde brandwonden[60] door een specialist voorgeschreven worden. Het zilver dat bij de behandeling van geïnfecteerde decubituswonden wordt gebruikt is in verbandmateriaal verwerkt en komt vrij in de vorm van zilverionen. Deze zilverionen hebben eveneens een sterk reinigende en ook brede werking, zelfs in lage concentraties. In de merknaam van het verband is meestal de scheikundige afkorting 'Ag+' verwerkt, dat staat voor Argentum (= zilver)ion. Een natuurlijk middel met antiseptische werking, maar dat niet in de voorgaande groep valt, is *honing*. Hiervan is bekend dat het al ver voor onze jaartelling werd gebruikt om oorlogswonden bij soldaten te behandelen. Honing reinigt, absorbeert exsudaat, heeft een antiseptische werking en stimuleert de vorming van granulatieweefsel. Dit effect van honing wordt toegeschreven aan de activering van *proteasen* door vrijgekomen waterstofperoxide. Dit waterstofperoxide ontstaat door de oxidatie van glucose,[61] maar in een veel lagere concentratie dan de waterstofperoxide die door de apotheker wordt bereid. Aan bloemsuiker en suikerpasta worden dezelfde eigenschappen toegeschreven.[62]

Wonddebridement

Franse chirurgen gebruikten het woord *debridement* in het begin van de negentiende eeuw voor het eerst als term voor de chirurgische verwijdering van *debris* (= lichaamsvreemde voorwerpen zoals stukken steen of metaal) uit wonden die op het slagveld waren ontstaan. Pas later wordt het begrip ook gebruikt voor het verwijderen van niet-vitaal necrotisch weefsel (*debris*) uit chronische wonden, zoals decubituswonden.[53]

Wat is debris?

Aanhoudend zuurstoftekort in weefsel door een slechte circulatie, door druk of door een combinatie van beide factoren leidt tot weefselversterf.

Als weefsel langere tijd van bloed verstoken blijft dan droogt het uit en schrompelt het. Er ontstaat een taaie, leerachtige korst. Na verloop van tijd laten de randen van de korst los van het omliggende weefsel.

Verandering van samenstelling van de korst ontstaat door het vochtig houden van de korst met een afsluitend verband, en door oedeem of vrijkomend exsudaat. De kleur verandert van zwart naar bruin en uiteindelijk geel. In de laatste fase van dit proces verandert de eerder taaie korst in een geelachtig fibreus beslag dat vaak sterk verkleefd is met het wondbed.

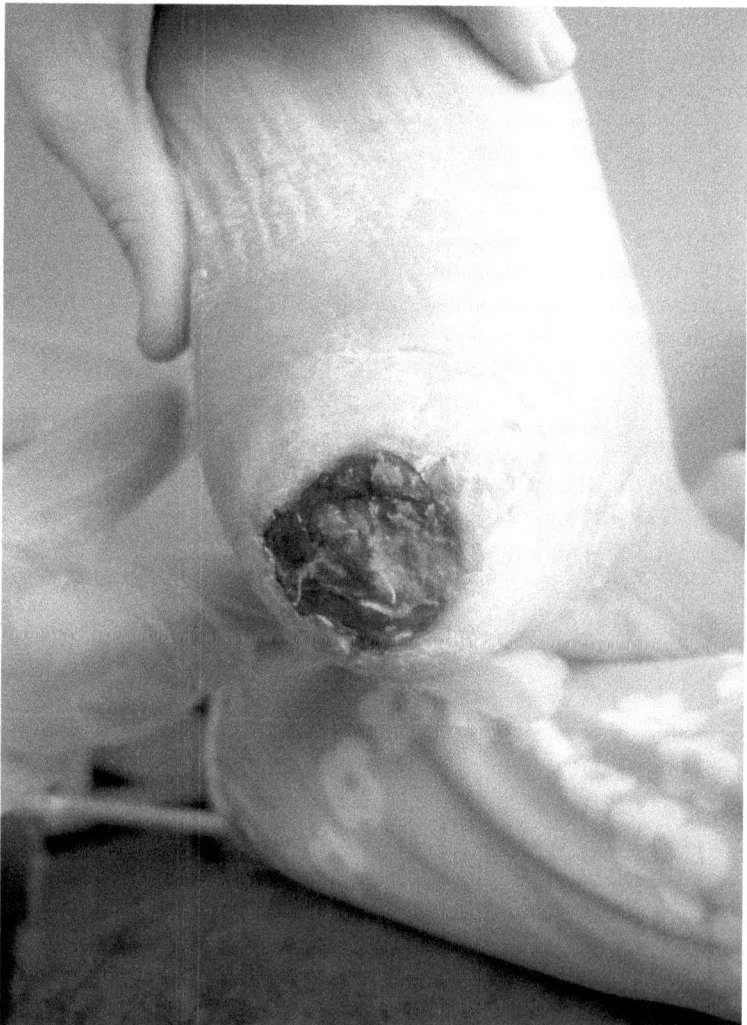

Figuur 5.5 Graad 4 decubitus op de hiel. Links en rechts is een zwarte taaie leerachtige korst te zien. Meer in het centrum is deze korst verweekt.

Waarom een debridement?

De aanwezigheid van dood weefsel belemmert de groei van nieuwe cellen en de aanmaak van weefsel (proliferatie). Dat maakt debridement van de wond noodzakelijk. Dood weefsel houdt namelijk een ontstekingsreactie in stand die de celmigratie en de aanmaak van bindweefsel verstoort en de aanmaak van groeifactoren afremt. Het debris werkt als een plug die voorkomt dat de wondranden naar elkaar groeien, en dat de wond samentrekt. De patiënt ondervindt er ook hinder van. De ontstekingsreactie is pijnlijk en er wordt een grote hoeveelheid vocht (exsudaat) geproduceerd. Dood weefsel verspreidt bovendien een vieze lucht door de bacteriegroei in het dode weefsel.[14]

Verschillende vormen van debridement

Debris kan op de volgende manieren verwijderd worden.
- *Autolytisch debridement* is het eigen vermogen van het lichaam om de wond te reinigen. Leukocyten en *proteolytische enzymen* komen via de bloedbaan in het wondvocht en lossen necrotisch weefsel op. Enzymen hebben een vochtig milieu nodig om hun werk te doen. Bij de keuze van verbandmateriaal dient dus naar dit milieu gestreefd te worden. Bijna al het moderne wondverband is zo vervaardigd dat er een evenwichtig wondklimaat tot stand wordt gebracht. Zo valt bij een te vochtige wond de keus op absorptie en bij een te droge wond op hydratatie.[53]
- *Enzymatisch debridement* is een mogelijkheid wanneer resultaat van autolytisch debridement te lang uitblijft en chirurgisch of scherp debridement geen optie is. Necrotisch weefsel kan door proteolytische (eiwitsplitsende) enzymen worden afgebroken. Deze enzymen zijn afkomstig uit bacteriën (collagenase), vruchten (papaïne van de papaya) of zijn van dierlijke oorsprong (plankton). In de verbanden die op basis van proteolyse werken zit collageen of hyaluronzuur.[53,63]
- Een *chirurgisch debridement* wordt doorgaans in de operatiekamer uitgevoerd. Daar werkt een chirurg met (lokale) anesthesie en onder steriele omstandigheden. Hij verwijdert de necrotische wond in zijn geheel (necrotectomie) snijdend (mes of curette) of brandend (laser). De wond wordt uitgesneden tot in het gezonde weefsel. Daarna is een schone chirurgische wond ontstaan die als zodanig verder behandeld wordt. Wordt alleen het afgestorven weefsel met schaar of mesje en pincet verwijderd dan spreekt men soms van *scherp debridement*. Ook een bevoegde specialistische verpleegkundige of arts kan deze procedure uitvoeren. Er moet schoon gewerkt

worden, maar steriele omstandigheden zijn niet noodzakelijk. Wanneer debris met gedoseerde kracht uit de wond wordt verwijderd, bijvoorbeeld met een waterstraal (douchekop), hoge druk irrigatie (spuit), whirlpool of licht wrijvend (srubben) met een nat gaas,[53] heet dit *mechanisch debridement*.

- Sinds de jaren negentig in de vorige eeuw is *biochirurgisch debridement* niet langer een curiositeit en worden maden voor wonddebridement overal op de wereld gekweekt. Maden die in een wond met dood weefsel worden gebracht scheiden een excreet af met *proteolytische enzymen* erin. Deze enzymen verbreken de vaste structuur van het necroseweefsel, met als gevolg dat er een halfvloeibare substantie ontstaat. Deze substantie dient vervolgens als voeding voor de maden. Maden hebben als groot voordeel dat ze zeer selectief zijn en alleen dood weefsel aanpakken, waardoor het gezonde weefsel intact blijft. Men heeft zelfs waargenomen dat maden het weefsel rondom capillaire vaatjes intact lieten, terwijl ze de omliggende necrose wegaten.[64-66]
- *Antiseptisch debridement* (zie par. 5.6).

5.5.2 VERBANDMATERIALEN

Honderden jaren hadden we alleen het katoenen 'gaasje' tot onze beschikking voor de verzorging van wonden. Zonder verdere behandeling hebben katoenen *gazen* vrijwel geen eigenschappen die de wondgenezing bevorderen. Ze absorberen weinig exsudaat, laten bacteriën door, drogen de wond uit en groeien in het nieuw gevormde granulatieweefsel. Telkens als het gaas wordt verwijderd, wordt dit kapot getrokken. Gazen kunnen echter wel worden gebruikt als drager van middelen met een bepaalde werking. We spreken dan van geïmpregneerde gazen.[62] Door gazen te impregneren met vette stoffen (vaseline, paraffine of wolvet) wordt voorkomen dat ze aan het wondoppervlak gaan vastzitten. *Indifferente vette gazen* zijn gazen waaraan alleen vette stoffen zijn toegevoegd. Ze heten in deze context ook wel *tuleverbanden*. Tule komt van het Frans tulle dat zijde of fijn weefsel betekent en verwijst dus vooral naar het gaas. Het is ook mogelijk middelen met een antiseptische of antibiotische werking aan de vette stoffen toe te voegen.

De afgelopen dertig jaar zijn er steeds meer verbandmaterialen op de markt gekomen die gebruikt kunnen worden voor de behandeling van decubituswonden. Ze verschillen in samenstelling en zijn op verschillende werkingsprincipes gebaseerd. De keuze van een geschikt verband is van verschillende factoren afhankelijk en is daardoor niet eenvoudig. Voor sommige verbanden geldt dat ze bijzonder geschikt zijn voor de behandeling van één specifiek probleem (bijvoorbeeld exsudaat), andere verbanden kunnen meerdere problemen tegelijk aanpakken.

Tijdens de anamnese of in een multidisciplinair overleg moet een aantal vragen worden beantwoord om tot de definitieve keuze te kunnen komen, namelijk over:
- de klacht van de patiënt;
- locatie van de wond;
- allergie of gevoeligheid;
- voorkeur van de patiënt;
- het behandelingsdoel; voor een dwarslaesiepatiënt (wondgenezing) is dat bijvoorbeeld anders dan voor een oncologische patiënt in de terminale fase (comfort, pijnbestrijding);
- haalbaarheid in de zorginstelling. Vergoeding van verbandmiddelen ligt voor zorginstellingen anders dan voor ziekenhuizen;
- de fase van de wondgenezing die moet worden gestimuleerd: reiniging, groei of littekenvorming;
- praktische haalbaarheid; voor bedlegerige patiënten zijn de behandelingsmogelijkheden anders dan voor patiënten die mobiel zijn en werken.

Met de antwoorden op de voorgaande vragen in het achterhoofd kan een keuze worden gemaakt op grond van een indeling naar functionaliteit van het verband of doel in plaats van een indeling op basis van de samenstelling van het verband.[67]

Absorptie van exsudaat
Absorberende verbanden zijn onder andere vervaardigd van ongesponnen katoen (watten), cellulose, korrels, gels of ionische membranen en hun belangrijkste eigenschap is dat ze in staat zijn (grote hoeveelheden) exsudaat op te nemen. De volgende stoffen die verwerkt zijn in verband hebben een absorberende eigenschap.
- *Alginaat* is een verbinding van alginezuur en natrium of kalium. Alginezuur is een natuurlijk polysacharide dat wordt gewonnen uit bruin zeewier.
- *Dextranomeren* zijn korrels van polysachariden met een groot absorptievermogen.
- *Hydrocolloïden* bevatten vochtabsorberende polysachariden (zeewier, carboxymethylcellulose, gelatine en pectine) in een vlechtwerk van elastomeren.

– *Hydrofiber* bestaat uit hydrocolloïd vezels opgebouwd uit carboxymethylcellulose.
– *Schuim* (foam) is een vloeibare of vaste substantie waarin gas-(lucht)belletjes gevangen zitten. Meestal gaat het in de context van verbandtechnologie om polyurethaan foam. De ruimten in het foam vullen zich met exsudaat. Foam kan in combinatie met compressietherapie worden gebruikt, omdat de absorberende capaciteit niet onder druk verandert.

Alginaten, dextranomeren, hydrocolloïden en hydrofiber hebben de eigenschap dat ze in contact met vocht (exsudaat) in een gel veranderen. Hierdoor ontstaat een volledig en elastisch contact met de wondbodem.

Bescherming tegen contaminatie
Verbanden met als belangrijkste eigenschap dat ze bescherming bieden tegen contaminatie vallen onder de antibacteriële middelen (antiseptica en antibiotica). Antiseptica verminderen het aantal bacteriën door het beschadigen van de celmembraan en andere cellulaire structuren. Voorbeelden van stoffen met een antiseptische werking zijn: zilver, povidonjodium, natriumhypochloriet en azijnzuur. Een belangrijk voordeel is dat antiseptica, in tegenstelling tot antibiotica, geen resistentie veroorzaken.
Over de werkzaamheid van antibiotica voor lokaal gebruik, al dan niet verwerkt in verband, is weinig bekend. Algemeen geldt het advies om lokale antibiotica (zilversulfadiazine, fusidinezuur, mupirocine) uitsluitend aan te wenden bij patiënten met een specifieke indicatie.[30]

Stimuleren van het debridement
Zoals vermeld is debridement het verwijderen van niet-vitaal weefsel uit chronische wonden.[53] Niet-vitaal weefsel belemmert immers de wondgenezing.

Stimuleren van granulatievorming
Er is de afgelopen tien jaar veel ervaring opgedaan met negatieve druk oftewel lokale vacuümtherapie. Het vacuümsysteem is in de handel verkrijgbaar onder de naam Vacuum Assisted Closure (VAC). De 'VAC' is in de praktijk als begrip geheel ingeburgerd. Lokale Vacuüm Therapie (LVT) is echter een term die de aard van de behandeling neutraler weergeeft.
Voor vacuümtherapie wordt een steriel schuimverband op maat geknipt. Dit wordt in de wond geplaatst en in direct contact gebracht

met alle delen van de wond. De open celstructuur van het schuimverband heeft een poriëngrootte van 0,2-1 mm. Het verband is door een drain in of op het schuimverband verbonden met een computergestuurde en instelbare vacuümpomp. Klevende polyurethaanfolie wordt tot minimaal 2 cm over de omliggende huid geplakt, zodat de wond luchtdicht is afgeplakt. Door de open structuur van het schuimverband wordt het vacuüm (normaal 125 mmHg negatieve druk) gelijkelijk verdeeld over de gehele wond.
Het vacuüm veroorzaakt mechanische tractie aan het wondbed, wat een positief effect heeft op de wondgenezing. Hieraan liggen de volgende vijf principes ten grondslag:
- stimuleren van granulatieweefselvorming;[68]
- verminderen van matrix metalloproteïnasen (MMP's);[68]
- stimuleren van nieuwvorming van bloedvaatjes (angiogenese);[68]
- verminderen van oedeemvorming, en als gevolg hiervan een verbeterde doorbloeding;[69] en
- verminderen van bacteriële kolonisatie.[70]

Normaal gesproken wordt het verband elke 48 uur verschoond, maar bij ernstige infecties om de 12 uur. De therapie kan worden voortgezet tot volledige genezing is opgetreden, of worden gestopt als een zeker eindpunt is bereikt. De wond kan dan verder chirurgisch behandeld worden of met andere (verband)middelen worden behandeld.
Gebruik van LVT wordt niet aangeraden bij mogelijk maligne afwijkingen in of nabij de wond (Marjolin ulcer), onbehandelde osteomyelitis, grote hoeveelheden necrotisch weefsel in het wondbed en bij fistels die in directe verbinding staan met organen. Bij een actieve bloeding en bij anticoagulantiagebruik is voorzichtigheid geboden.[71]
Bij patiënten met chronische wonden zoals de diabetische voet[72,73] is in wetenschappelijk onderzoek van goede kwaliteit de effectiviteit van lokale vacuümtherapie aangetoond. Tussentijdse analyses van onderzoeksgegevens bij patiënten met decubituswonden lijken hoopgevend te zijn.[74]

Stimuleren van huidvorming
Als laatste fase van de wondgenezing wordt een nieuwe huidlaag gevormd. Dit proces kan vooral gestimuleerd worden of positief beïnvloed door dunne wondfolies van polyurethaan. Deze folies zijn semipermeabel: vloeistoffen kunnen er niet doorheen, maar zuurstof en waterdamp wel. Het wondvocht onder het folie bevat veel leukocyten wat de natuurlijke afweer versterkt. Door dit vochtige milieu wordt de epitheelmigratie gestimuleerd (zie par. 5.2). De semipermeabele ei-

genschap van het folie geeft minder risico op verweking van de wondrand.

Verminderen van pijn

Het aanbrengen van pijnstillende middelen zoals (dia)morfine, benzydamine gel en Eutectic Mixture of Local Anaesthetic-zalf (EMLA) in de wond heeft in verschillende onderzoeken een effectief pijnstillende werking aangetoond. Er is geen nadelige invloed op de wondgenezing gebleken en de geneesmiddelen bereiken geen relevante spiegels in het bloed.[14] Op basis van dit inzicht is het toch niet gekomen tot een uitbreiding van het assortiment verbanden waarin deze middelen verwerkt zijn. Er is slechts één schuimverband op de markt waarin ibuprofen, een niet-steroïde ontstekingsremmend middel, is verwerkt.[75]

Behandeling van lokale infectie

Verbanden die ontwikkeld zijn voor de behandeling van lokale wondinfectie zijn geïmpregneerd met een stof die de bacteriegroei remt of de bacteriën doodt. Deze stoffen zijn antibiotica of antiseptica. Antibiotica die in verbanden worden verwerkt zijn: zilversulfadiazine dat in de wond uiteenvalt in zilver en sulfonamide en fusidinezuur. Daarnaast zijn er verschillende reinigende vloeistoffen (antiseptica) om een gaasverband in te drenken dat vervolgens in de wond kan worden aangebracht (zie par. 5.5.3).

5.5.3 WAT IS HET JUISTE VERBAND?

Het is niet eenvoudig het juiste verband te kiezen. Bij patiënten met ernstige decubituswonden (graad 3 en 4) kan het beste altijd het advies van een wondspecialist (arts of verpleegkundige) worden ingeroepen. Het opstellen van een behandelplan is namelijk meer dan alleen het kiezen van een verband. Er moet ook gekeken worden naar factoren die de genezing van een decubituswond kunnen beïnvloeden. De uitgebreide algemene en specifieke wondanamnese die hiervoor nodig zijn, zijn eerder in dit hoofdstuk beschreven.
Het classificatiemodel voor lokale wondbehandeling van de Woundcare Consultant Society (WCS) is een praktisch hulpmiddel voor de keuze van een behandeling na verwijdering van necrose. In Nederland[76] en België[6] wordt het model veel gebruikt onder de naam Zwart-Geel-Rood-model. De kleuren staan voor de kleur van de wondbasis en de daarmee samenhangende kwaliteit van het wondoppervlak (figuur 5.6).
In het model staat zwart voor zwarte necrose, die eerst verwijderd moet worden door middel van een debridement (zie par. 5.7). Geel

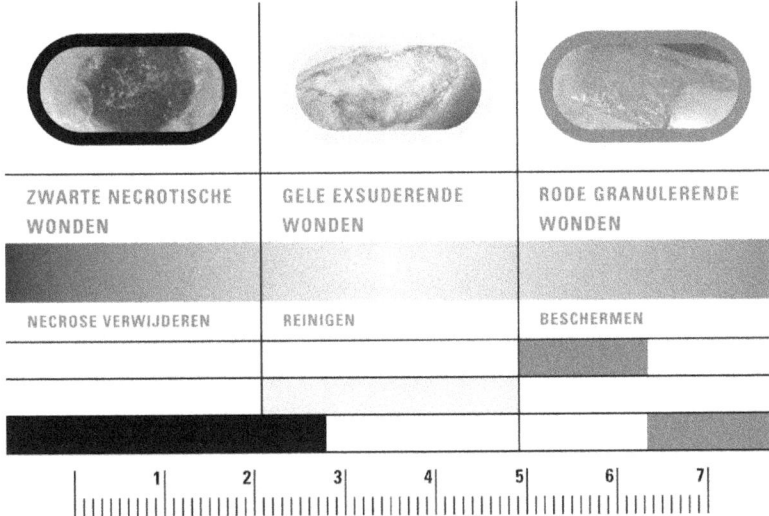

Figuur 5.6 Zwart-Geel-Rood-model.

Bron: WCS Woundcare Consultant Society

staat voor geel beslag dat door reiniging verwijderd wordt en rood staat voor een granulerende wondbodem. Deze dient beschermd te worden. Wanneer er meerdere 'kleuren' in de wond voorkomen, wordt eerst de meest verstorende factor behandeld. Als een therapeutische wondbedekker als behandeling wordt ingezet, is het van belang een afgesloten vochtig wondmilieu te creëren en te behouden. In de jaren zestig van de vorige eeuw zijn de positieve effecten van dit vochtige occlusieve milieu beschreven.[77,78] Later zijn ze ook in dierexperimenteel onderzoek aangetoond.[79,80] Op basis van dit principe is er de afgelopen decennia een grote hoeveelheid moderne wondbedekkers en gels op de markt gebracht. Deze materialen zijn naar hun eigenschap en werkingsmechanisme ingedeeld in hoofdgroepen. Geen enkele wondbedekker is geschikt voor de behandeling van alle problemen in de wondgenezing. Telkens wordt op grond van de evaluatie van de ingezette behandeling een afweging gemaakt of de therapie gehandhaafd of bijgesteld moet worden. Op basis van het Zwart-Geel-Rood-model en van het principe van een vochtig-occlusief wondmilieu is er een bijzonder handzame matrix opgesteld. Hiermee kan een geschikte wondbedekker worden gekozen die past bij het doel van de wondbehandeling in de fase van de wongenezing. Deze tabel is te vinden op de website http://www.huidziekten.nl/ en op pagina

http://www.huidziekten.nl/woundcare/keuzetabel/amckeuzetabel.htm
(zie figuur 5.7).[81]

wondbehandelingsprotocol: keuzetabel wondbedekkers

kleur van de wond:	ZWART	GEEL	ROOD
doel van de behandeling:	necrose chirurgisch verwijderen (necrotomie) met pincet en mes of schaar	geel materiaal (debris) verwijderen: necrotomie, mechanisch debridement	beschermen en stimuleren van de groei van granulatieweefsel en nieuwe huid
NATTE WONDEN vocht-onttrekkende / absorberende wondbehandeling	1. gazen gedrenkt in antiseptische opl.[1] 2. uitgeknepen NaCl 0,9% gazen ≥ dd[2] 3. alginaat[3,4] 4. hydrofiber[3,4] 5. geur-neutraliserend verband[1,4] 6. absorberend zilververband[1,3,4-6]	1. alginaat[3,4] 2. hydrofiber[3,4] 3. uitgeknepen 0,9% NaCl gazen 3 dd[2] 4. schuimverband[3] Bij tekenen van infectie: 1. gazen gedrenkt in antiseptische opl. 2. antiseptische zalfgazen en zalven 3. absorberend zilververband[3,4-5]	1. hydrofiber[3,4] 2. alginaat[3,4] 3. tule (vetgaas) + gaaskompres[3,4] 4. siliconensheet + gaaskompres[3,4] 5. schuimverband[3]
wondranden beschermen tegen de inwerking van vocht			
VOCHTIGE WONDEN vocht-regulerende wondbehandeling	1. gazen gedrenkt in antiseptische opl.[1] 2. uitgeknepen NaCl 0,9% gazen 3 dd[2] 3. alginaat[5] 4. alginaat[6] 5. hydrogel[5] 6. hydrocolloïd (dikke soort)[3,7] 7. geur-neutraliserend verband[1,5] 8. zilververband[1,3,5]	1. hydrofiber[5] 2. alginaat[6] 3. uitgeknepen 0,9% NaCl gazen 3 dd[2] 4. hydrogel[5] 5. schuimverband[3] 6. hydrocolloïd (dikke soort)[3,7] Bij tekenen van infectie: 1. antiseptische producten (zie boven) 2. zilververband[3,5]	1. schuimverband[3] 2. hydrofiber[5] 3. hydrocolloïd (dikke soort)[3,7] 4. hydrogel[5] 5. tule (vetgaas) + gaaskompres[5] 6. siliconensheet + gaaskompres[5]
wondranden beschermen tegen de inwerking van vocht			
DROGE WONDEN vocht-inbrengende wondbehandeling	NB: droge zwarte necrose zonder infectie kan blijven zitten (droog verbinden). In andere gevallen necrotomie. Daarna: 1. gazen gedrenkt in antiseptische opl.[1] 2. uitgeknepen NaCl 0,9% gazen 3 dd[2] 3. hydrogel[5] 4. hydrocolloïd[7] 5. geur-neutraliserend verband[1,5]	1. hydrogel[5] 2. hydrocolloïd[7] 3. uitgeknepen 0,9% NaCl gazen 3 dd[2] 4. schuimverband[3] Bij tekenen van infectie: 1. antiseptische producten (zie boven) 2. zilververband[2]	1. hydrogel[5] 2. hydrocolloïd[7] 3. schuimverband[3] 4. siliconensheet + gaaskompres[5] 5. tule (vetgaas) + gaaskompres[5] 6. folie met kleeflaag

Figuur 5.7 *Matrix voor de keuze van wondbedekkers.*

5.6 Tot slot

In dit hoofdstuk hebben we de belangrijkste aspecten van de wondgenezing en de wondzorg kort besproken. De zorg voor patiënten met decubituswonden is complex en strekt zich niet alleen uit tot de wond. De wondgenezing staat onder invloed van vele factoren in de patiënt en de omgeving van de patiënt en professionele interventies kunnen hierop op hun beurt weer invloed hebben. De deskundigheid en de samenwerking tussen alle betrokken disciplines bepalen het succes van deze interventies. Dit is niet alleen van toepassing op de praktijk, maar ook op het onderwijs en het wetenschappelijk onderzoek. Het is belangrijk dat kennis en vaardigheid van de betrokken professionals terugkomen in de feitelijke zorg en de organisatie van de zorg voor de patiënt. Het multidisciplinair overleg is een belangrijke voorwaarde voor een succesvolle behandeling. Hierin worden de patiënt en zijn problemen vanuit alle professionele invalshoeken bekeken. Verpleegkundigen vervullen hierin een grote rol. Zij zijn sterk betrokken bij het vaststellen van problemen, uitvoeren van de behandeling, monitoren van de behandeling, consulteren van verschillende disciplines en het handhaven van de continuïteit en de organisatie van de zorg.

Het is moeilijk aan te geven wat de verpleegkundige op dit gebied kan en mag doen. Dit hangt af van opleiding, ervaring en bevoegdheden. In vrijwel iedere zorginstelling waar decubitus een terugkerend probleem is, is een wond- en decubitusverpleegkundige werkzaam. Het advies is deze gespecialiseerde verpleegkundige bij patiënten met decubituswonden in consult te roepen. Doordat deze professional in nauw contact staat met specialisten uit andere disciplines kan hij of zij tot een afgewogen behandelplan komen. En het gaat er tenslotte om datgene te doen waarvan de patiënt *beter* wordt.

Literatuur

1. Robson MC. The pathophysiology of chronic wounds. In: Téot L, Banwell PE, Ziegler UE, editors. Surgery in wounds. Berlijn: Springer-Verlag, 2004:29-40.
2. Tredget EE, Medina A, Haik J. The pathophysiology of acute wounds. In: Téot L, Banwell PE, Ziegler UE, editors. Surgery in wounds. Berlijn: Springer-Verlag, 2004: 3-28.
3. Laat E de. Critical pressure: pressure ulcer care in critically ill patients and hospitalised patients at large. Nijmegen: Radboud University Nijmegen, Medical Centre, 2006.
4. Harding KG, Morris HL, Patel GK. Science, medicine, and the future: Healing chronic wounds. BMJ 2002 Jan 19;324(7330):160-3.
5. Brown EJ. Phagocytosis. Bioessays 1995 Feb;17(2):109-17.

6 Beele H, De Win M. Theorie. In: Wit-Gele Kruis Vlaanderen, editor. Handboek wondzorg. 1e ed. Maarssen: Elsevier gezondheidszorg, 2004:15-48.
7 Medina A, Scott PG, Ghahary A, Tredget EE. Pathophysiology of chronic nonhealing wounds. J Burn Care Rehabil 2005 Jul;26(4):306-19.
8 Penhallow K. A review of studies that examine the impact of infection on the normal wound-healing process. J Wound Care 2005 Mar;14(3):123-6.
9 Ovington L. Bacterial toxins and wound healing. Ostomy Wound Manage 2003 Jul; 49(7A Suppl):8-12.
10 Cutting KF. The causes and prevention of maceration of the skin. J Wound Care 1999 Apr;8(4):200-1.
11 Phillips SJ. Physiology of wound healing and surgical wound care. ASAIO J 2000 Nov;46(6):S2-S5.
12 Williams DT, Harding K. Healing responses of skin and muscle in critical illness. Critical Care Medicine 2003 Aug;31(8):S547-S557.
13 Tibbs MK. Wound healing following radiation therapy: a review. Radiother Oncol 1997 Feb;42(2):99-106.
14 Laat EH de, Scholte op Reimer WJ, Achterberg T van. Pressure ulcers: diagnostics and interventions aimed at wound-related complaints: a review of the literature. J Clin Nurs 2005 Apr;14(4):464-72.
15 Gardner SE, Frantz RA, Doebbeling BN. The validity of the clinical signs and symptoms used to identify localized chronic wound infection. Wound Repair Regen 2001 May;9(3):178-86.
16 Freeman K, Smyth C, Dallam L, Jackson B. Pain measurement scales: A comparison of the visual analogue and faces rating scales in measuring pressure ulcer pain. J Wound Ostomy Continence Nurs 2001 Nov;28(6):290-6.
17 Harvey C. Wound healing. Orthop Nurs 2005 Mar;24(2):143-57.
18 Thomas DR. Age-related changes in wound healing. Drugs Aging 2001;18(8):607-20.
19 Thomas TA, Taylor SM, Crane MM, Cornett WR, Langan EM, III, Snyder BA, et al. An analysis of limb-threatening lower extremity wound complications after 1090 consecutive coronary artery bypass procedures. Vasc Med 1999;4(2):83-8.
20 Arnold M, Barbul A. Nutrition and wound healing. Plast Reconstr Surg 2006 Jun; 117(7 Suppl):42S-58S.
21 Posthauer ME. Hydration: an essential nutrient. Adv Skin Wound Care 2005 Jan; 18(1):32-3.
22 Rush JW, Denniss SG, Graham DA. Vascular nitric oxide and oxidative stress: determinants of endothelial adaptations to cardiovascular disease and to physical activity. Can J Appl Physiol 2005 Aug;30(4):442-74.
23 Towler J. Cigarette smoking and its effects on wound healing. J Wound Care 2000 Mar;9(3):100-4.
24 Rantala A, Lehtonen OP, Niinikoski J. Alcohol abuse: a risk factor for surgical wound infections? Am J Infect Control 1997 Oct;25(5):381-6.
25 Schryvers OI, Stranc MF, Nance PW. Surgical treatment of pressure ulcers: 20-year experience. Arch Phys Med Rehabil 2000 Dec;81(12):1556-62.
26 Karukonda SR, Flynn TC, Boh EE, McBurney EI, Russo GG, Millikan LE. The effects of drugs on wound healing – part 1. Int J Dermatol 2000 Apr;39(4):250-7.
27 Karukonda SR, Flynn TC, Boh EE, McBurney EI, Russo GG, Millikan LE. The effects of drugs on wound healing – part II. Specific classes of drugs and their effect on healing wounds. Int J Dermatol 2000 May;39(5):321-33.
28 Wicke C, Halliday B, Allen D, Roche NS, Scheuenstuhl H, Spencer MM, et al.

Effects of steroids and retinoids on wound healing. Arch Surg 2000 Nov;135(11): 1265-70.
29 Buhaescu I, Izzedine H, Covic A. Sirolimus – challenging current perspectives. Ther Drug Monit 2006 Oct;28(5):577-84.
30 Kwaliteitsinstituut voor de gezondheidszorg CBO. Conceptrichtlijn Tweede Herziening Decubitus. Utrecht: Kwaliteitsinstituut voor de gezondheidszorg CBO, 2002, 21 februari.
31 European Pressure Ulcer Advisory Panel (EPUAP). Guidelines on treatment of pressure ulcers. EPUAP Review 1999;1(2):31-3.
32 Bates-Jensen B. New pressure ulcer status tool. Decubitus 1990 Aug;3(3):14-5.
33 Bates-Jensen BM. The Pressure Sore Status Tool a few thousand assessments later. Adv Wound Care 1997 Sep;10(5):65-73.
34 Reintjes P, Hoog W de, Boogaard M van den, Laat E de. Scoren op genezing. Beoordelen van een decubituswond. Nursing 2005 Apr;11(4):26-9.
35 Edwards R, Harding KG. Bacteria and wound healing. Curr Opin Infect Dis 2004 Apr;17(2):91-6.
36 Gardner SE, Frantz RA, Troia C, Eastman S, MacDonald M, Buresh K, et al. A tool to assess clinical signs and symptoms of localized infection in chronic wounds: development and reliability. Ostomy Wound Manage 2001 Jan;47(1):40-7.
37 Sibbald RG, Chapman P, Contreras-Ruiz J. The role of bacteria in pressure ulcer. In: Romanelli M, Cherry G, Colin D, Defloor T, editors. Science and practice of pressure ulcer management Londen: Springer-Verlag, 2006:139-62.
38 Cunningham SC, Napolitano LM. Necrotizing soft tissue infection from decubitus ulcer after spinal cord injury. Spine 2004 Apr 15;29(8):E172-E174.
39 Chan JW, Virgo KS, Johnson FE. Hemipelvectomy for severe decubitus ulcers in patients with previous spinal cord injury. Am J Surg 2003 Jan;185(1):69-73.
40 Llewelyn M, Cohen J. Diagnosis of infection in sepsis. Intensive Care Med 2001;27 Suppl 1:S10-S32.
41 Volanakis JE. Human C-reactive protein: expression, structure, and function. Mol Immunol 2001 Aug;38(2-3):189-97.
42 Hirshberg J, Rees RS, Marchant B, Dean S. Osteomyelitis related to pressure ulcers: the cost of neglect. Adv Skin Wound Care 2000 Jan;13(1):25-9.
43 Horch RE. Osteomyelitis. In: Téot L, Banwell PE, Ziegler UE, editors. Surgery in wounds. Heidelberg: Springer-Verlag, 2004:272-81.
44 Han H, Lewis Jr VL, Wiedrich TA, Patel PK. The value of Jamshidi core needle bone biopsy in predicting postoperative osteomyelitis in grade IV pressure ulcer patients. Plast Reconstr Surg 2002 Jul;110(1):118-22.
45 Stotts NA, Rodeheaver GT, Thomas DR, Frantz RA, Bartolucci AA, Sussman C, et al. An instrument to measure healing in pressure ulcers: development and validation of the pressure ulcer scale for healing (PUSH). J Gerontol A Biol Sci Med Sci 2001 Dec;56(12):M795-M799.
46 Thomas DR, Rodeheaver GT, Bartolucci AA, Franz RA, Sussman C, Ferrell BA et al. Pressure ulcer scale for healing: derivation and validation of the PUSH tool. The PUSH Task Force. Adv Wound Care 1997 Sep;10(5):96-101.
47 Ayello EA. Cleansing and cleansers. In: Téot L, Banwell PE, Ziegler UE, editors. Surgery in wounds. Berlijn: Springer-Verlag, 2004:3-28.
48 Ovington L. Wound management: cleansing agents and dressings. In: Morison MJ, editor. The prevention and treatment of pressure ulcers. Londen: Mosby, 2001:135-54.
49 Moscati RM, Mayrose J, Reardon RF, Janicke DM, Jehle DV. A multicenter compa-

rison of tap water versus sterile saline for wound irrigation. Acad Emerg Med 2007 May;14(5):404-9.
50 European Pressure Ulcer Advisory Panel. Nutritional Guidelines for Pressure Ulcer Prevention and Treatment (http://www epuap org/) (laatst geraadpleegd op 14 februari 2006), 2005.
51 Cameron S, Leaper D. Tissue viability. Antiseptic toxicity in open wounds. Nurs Times 1988 Jun 22;84(25):77-9.
52 Mahaffey PJ. Something old, something new in wound dressings. BMJ 2006 Apr 15;332(7546):916.
53 Bellingeri A, Hofman D. Debridement of pressure ulcers. In: Romanelli M, Clarc M, Cherry G, Colin D, Defloor T, eds. Science and practice of pressure ulcer management. Londen: Springer-Verlag, 2006:129-37.
54 Rees JE. Where have all the bubbles gone? An ode to Hydrogen peroxide, the champagne of all wound cleaners. Accid Emerg Nurs 2003 Apr;11(2):82-4.
55 Henley N, Carlson DA, Kaehr DM, Clements B. Air embolism associated with irrigation of external fixator pin sites with hydrogen peroxide. A report of two cases. J Bone Joint Surg Am 2004 Apr;86-A(4):821-2.
56 Milner SM. Acetic acid to treat Pseudomonas aeruginosa in superficial wounds and burns. Lancet 1992 Jul 4;340(8810):61.
57 Sloss JM, Cumberland N, Milner SM. Acetic acid used for the elimination of Pseudomonas aeruginosa from burn and soft tissue wounds. J R Army Med Corps 1993 Jun;139(2):49-51.
58 Zhou LH, Nahm WK, Badiavas E, Yufit T, Falanga V. Slow release iodine preparation and wound healing: in vitro effects consistent with lack of in vivo toxicity in human chronic wounds. Br J Dermatol 2002 Mar;146(3):365-74.
59 Ohtani T, Mizuashi M, Ito Y, Aiba S. Cadexomer as well as cadexomer iodine induces the production of proinflammatory cytokines and vascular endothelial growth factor by human macrophages. Exp Dermatol 2007 Apr;16(4):318-23.
60 Hoeksema H. Brandwonden. In: Wit-Gele Kruis Vlaanderen, editor. Handboek wondzorg. 1e ed. Maarssen: Elsevier gezondheidszorg, 2004:171-216.
61 Cooper R, Molan P. The use of honey as an antiseptic in managing Pseudomonas infection. J Wound Care 1999 Apr;8(4):161-4.
62 Beele H. Wondafdekking. In: Wit-Gele Kruis Vlaanderen, editor. Handboek wondzorg. 1e ed. Maarssen: Elsevier gezondheidszorg, 2004:71-103.
63 Marazzi M, Stefani A, Chiaratti A, Ordanini MN, Falcone L, Rapisarda V. Effect of enzymatic debridement with collagenase on acute and chronic hard-to-heal wounds. J Wound Care 2006 May;15(5):222-7.
64 Mumcuoglu KY. Clinical applications for maggots in wound care. Am J Clin Dermatol 2001;2(4):219-27.
65 Sherman RA, Wyle F, Vulpe M. Maggot therapy for treating pressure ulcers in spinal cord injury patients. J Spinal Cord Med 1995 Apr;18(2):71-4.
66 Sherman RA. Maggot versus conservative debridement therapy for the treatment of pressure ulcers. Wound Repair Regen 2002 Jul;10(4):208-14.
67 Rijswijk L van. Ingredient-based wound dressing classification: a paradigm that is passe and in need of replacement. J Wound Care 2006 Jan;15(1):11-4.
68 Greene AK, Puder M, Roy R, Arsenault D, Kwei S, Moses MA, et al. Microdeformational wound therapy: effects on angiogenesis and matrix metalloproteinases in chronic wounds of 3 debilitated patients. Ann Plast Surg 2006 Apr;56(4):418-22.
69 Kamolz LP, Andel H, Haslik W, Winter W, Meissl G, Frey M. Use of subatmospheric pressure therapy to prevent burn wound progression in human: first experiences. Burns 2004 May;30(3):253-8.

70 Moues CM, Vos MC, Bemd GJ van den, Stijnen T, Hovius SE. Bacterial load in relation to vacuum-assisted closure wound therapy: a prospective randomized trial. Wound Repair Regen 2004 Jan;12(1):11-7.
71 Ricci E, Calvicchioli A, Romanelli M. Conservative management of pressure ulcers. In: Romanelli M, Clark M, Cherry G, Colin D, Defloor T, editors. Science and practice of pressure ulcer management. Londen: Springer-Verlag, 2006:111-8.
72 Armstrong DG, Lavery LA. Negative pressure wound therapy after partial diabetic foot amputation: a multicentre, randomised controlled trial. Lancet 2005 Nov 12; 366(9498):1704-10.
73 Eginton MT, Brown KR, Seabrook GR, Towne JB, Cambria RA. A prospective randomized evaluation of negative-pressure wound dressings for diabetic foot wounds. Ann Vasc Surg 2003 Nov;17(6):645-9.
74 Ford CN, Reinhard ER, Yeh D, Syrek D, Las MA de, Bergman SB, et al. Interim analysis of a prospective, randomized trial of vacuum-assisted closure versus the healthpoint system in the management of pressure ulcers. Ann Plast Surg 2002 Jul; 49(1):55-61.
75 Gottrup F, Jorgensen B, Karlsmark T, Sibbald RG, Rimdeika R, Harding K, et al. Less pain with Biatain-Ibu: initial findings from a randomised, controlled, double-blind clinical investigation on painful venous leg ulcers. Int Wound J 2007 Apr;4 Suppl 1:24-34.
76 Spindler J. Wondenboek. Leiden: Woundcare Consultant Society, 2001.
77 Hinman CD, Maibach H. Effect of air exposure and occlusion on experimental human skin wounds. Nature 1963 Oct 26;200:377-8.
78 Winter GD. Formation of the scab and the rate of epithelization of superficial wounds in the skin of the young domestic pig. Nature 1962 Jan 20;193:293-4.
79 Dyson M, Young SR, Hart J, Lynch JA, Lang S. Comparison of the effects of moist and dry conditions on the process of angiogenesis during dermal repair. J Invest Dermatol 1992 Dec;99(6):729-33.
80 Young SR, Dyson M, Hickman R, Lang S, Osborn C. Comparison of the effects of semi-occlusive polyurethane dressings and hydrocolloid dressings on dermal repair: 1. Cellular changes. J Invest Dermatol 1991 Sep;97(3):586-92.
81 Mekkes JR. (www.huidziekten.nl; www.huidziekten nl/woundcare/keuzetabel/ amckeuzetabel htm) 2007. Laatst geraadpleegd op 2 juli 2007.

Bijlage 1 Decubitus Wond Score

Decubitusstatus

Identificatie

Meerdere decubituswonden J / N   NR ..

Anatomische locatie decubitus
- ☐ Stuit   ☐ Enkel (lat)
- ☐ Heup   ☐ Enkel (med) ☐ L
- ☐ Zitbeen   ☐ Hiel   ☐ R
- ☐ Overig ....

	dat	dat	dat	dat	dat
Lengte					
Breedte					
Diepte					
Dominante kleur					
Pijn (VAS)					

Decubitus Wond Score

Item	Score					
Oppervlak inclusief ondermijning	1. < 4 cm² 2. 4-16 cm² 3. 16,1- 36 cm² 4. 36,1 - 80 cm² 5. > 80 cm²					
1. Graad I-IV	1. Niet wegdrukbare roodheid v/d intacte huid (Graad I). 2. Oppervlakkige huidschade (schaafwond / blaar) (Graad II). 3. Ernstige huidschade + subcutis, maar niet verder dan de fascie, eventueel necrose of epitheelweefsel (Graad III). 4. Geheel bedekt met necrose (Graad III of IV). 5. Ernstige huidschade + schade aan onderliggende structuren (Graad IV).					
2. Rand	1. Onduidelijk, diffuus, nauwelijks zichtbaar. 2. Duidelijk, markerend, vormt een geheel met de wondbasis. 3. Duidelijk zichtbaar, geen geheel met de wondbasis. 4. Duidelijk zichtbaar, geen geheel met de wondbasis, naar binnen gekruld, verheven. 5. Duidelijk zichtbaar, fibrotisch, littekenvorming, hyperkeratotisch.					
3. Ondermijning	1. Ondermijning < 25% van oppervlakte. 2. Ondermijning 25-50% van oppervlakte. 3. Ondermijning 50-75% van oppervlakte. 4. Ondermijning >-75% van oppervlakte. 5. Tunnelvorming of sinusvorming.					
4. Beslag/necrose (type)	1. Niet zichtbaar. 2. Wit/grijs dood weefsel of los geel beslag. 3. Slijmerig klevend geel beslag. 4. Verkleefde, zachte, zwarte korst. 5. Verkleefde, harde zwarte korst.					
5. Beslag/necrose (hoeveelheid)	1. Niet zichtbaar. 2. < 25 % van de wond bedekt. 3. 25%-50% van de wond bedekt. 4. 50%-75% van de wond bedekt. 5. 75%-100% van de wond bedekt					
6. Exudaat (type)	1. Geen of bloederig. 2. Serosanguineus: dun, bloederig. 3. Sereus: dun, waterig, helder. 4. Purulent: dik, troebel, geel. 5. Vies purulent: dik, troebel, geel/groen met vieze lucht.					
7. Exudaat (hoeveelheid)	1. Geen. 2. Nauwelijks, vochtig. 3. Weinig. 4. Matig. 5. Veel.					

	Decubitus Wond Score						
8. Kleur huid (periwond)	1. Roze, of normaal voor etnische afkomst. 2. Helder rood of wit worden bij drukken. 3. Wit of grijs bleek of hypopigmentatie. 4. Donker rood of paars of nietwegdrukbare roodheid. 5. Zwart of hyperpigmentatie.						
9. Oedeem	1. Minimale zwelling rondom de wond 2. Egaal oedeem minder dan 4 cm rondom de wond. 3. Egaal oedeem meer dan 4 cm rondom de wond. 4. Onregelmatig oedeem minder dan 4 cm rondom de wond. 5. Crepitaties of onregelmatig oedeem meer dan 4 cm rondom de wond.						
10. Induratie	1. Nauwelijks verharding of stugheid rondom de wond. 2. Induratie < 2 cm rondom de wond. 3. Induratie 2-4 cm < 50% rondom de wond. 4. Induratie 2-4 cm > 50% rondom de wond. 5. Induratie > 4cm.						
11. Granulatie weefsel	1. Huid intact 2. Helder rood; 75-100% van wondoppervlak en/of weefsel overgroei. 3. Helder rood; tussen 25-75% van wondoppervlak. 4. Roze of mat of donker rood; of granulatie ≤ 25% van wondoppervlak. 5. Geen granulatie weefsel aanwezig.						
12. Epithelialisatie	1. 100% van de wond bedekt, huid is intact. 2. 75% tot 100% v.d. wond is bedekt en/of de epithelialisatie strekt zich uit > 5 mm in wondbed 3. 50% tot 75% v.d. wond bedekt en/of de epithelialisatie strekt zich uit < 5 mm in wondbed 4. 25% tot 50% van de wond bedekt. 5. <25% van de wond bedekt.						
Totaal score							

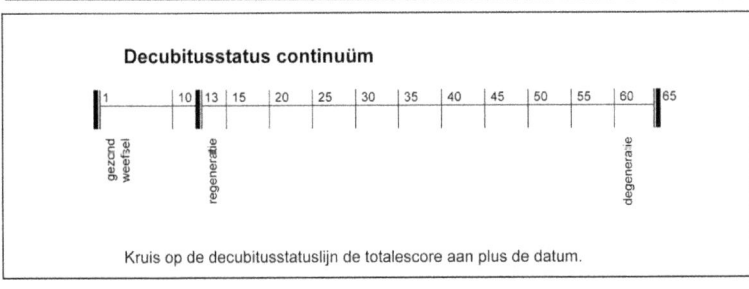

Kruis op de decubitusstatuslijn de totalescore aan plus de datum.

Bijlage 2 Pressure Ulcer Healing Scale
(vertaling. E. de Laat 2007)

NAAM PATIËNT : _____

IDENTIFICATIENUMMER: _____

PLAATS VAN DE DECUBITUSWOND: _____

DATUM: _____

INSTRUCTIE:
Bekijk en meet de decubituswond. Deel de wond in in de drie categorieën: oppervlakte (lengte x breedte), exudaat hoeveelheid en weefselsoort. Schrijf de subscore van elke categorie op de onderste lijn en bereken het totaal. De vergelijking van de totalen in de tijd geeft een maat voor verbetering of verslechtering van de mate van genezing van de decubituswond.

	0	1	2	3	4	5	
Lengte X Breedte	0 cm²	< 0,3 cm²	0,3–0,6 cm²	0,7–1,0 cm²	1,1–2, cm²	2,1–3,0 cm²	Sub-core
	6	7	8	9	10		
	3,1–4,0 cm²	4,1–8,0 cm²	8,1–12 cm²	12,1–24 cm²	>24 cm²		
Exudaat hoeveelheid	0 geen	1 licht	2 matig	3 veel			Sub-core
Weefsel soort	0 gesloten	1 epitheel weefsel	2 granulatie weefsel	3 beslag	4 necrotisch weefsel		Sub-core
							Total score

Lengte x breedte: Meet met een liniaal de langste lengte (hoofd naar teen) en de langste breedte (zij naar zij). Vermenigvuldig de meetresultaten (lengte x breedte). De uitkomst is een benadering van het wondoppervlak in vierkante centimeters (cm²). **Belangrijk:** gok niet! Gebruik altijd een liniaal en telkens meetmethode als de decubituswond wordt gemeten.

Hoeveelheid Exudaat: schat de aanwezige hoeveelheid exudaat (wondlekkage), na het verwijderen van het verband en voor het aanbrengen van lokale te gebruiken middelen in de wond. Maak een schatting die verdeeld wordt in "geen", "licht", "matig" of "veel".

Weefsel soort: verwijst naar de soorten weefsel die in het wondbed aanwezig kunnen zijn. Een "4" wordt gescoord als er (enig) necrotisch weefsel aanwezig is. Een "3" wordt gescoord als er enige vorm van beslag aanwezig is en er géén necrotisch weefsel zichtbaar is. De score "2" wordt gegeven als de wond geheel schoon is en er granulatieweefsel aanwezig is. Een oppervlakkige wond waar nieuwe huid (re-epithelialisatie) zichtbaar is wordt als "1"gescoord. Als de wond gesloten is wordt een "0" gescoord.

- **4- Necrotisch weefsel (korst):** Zwart of (geel)bruin weefsel dat stevig aan het wondbed of de wondranden vastzit en zachter of juist steviger aanvoelt dan de omliggende huid.
- **3- Beslag:** Geel of wit weefsel dat in slijmerige slierten of klonters aan het wondbed vastzit.
- **2- Granualtieweefsel:** Roze of gezond rood weefsel dat er glanzende, vochtig en korrelig uitziet.
- **1- Epitheelweefsel:** Nieuw roze en glanzend huidweefsel dat in de oppervlakkige wond vanuit de wondranden of als eilandjes in het wondoppervlak verschijnt.
- **0- Gesloten/bedekt:** Het wondoppervlak is geheel bedekt met epitheel (nieuwe huid).

Thomas DR, Rodeheaver GT, Bartolucci AA, Franz RA, Sussman C, Ferrell BA, et al. Pressure ulcer scale for healing: derivation and validation of the PUSH tool. The PUSH Task Force. Adv Wound Care 1997 Sep;10(5):96-101.

6 Ketenzorg en decubitus

drs. J. Mast

Samenvatting

Ketenzorg lijkt in eerste instantie vaak een vaag en ingewikkeld begrip. Toch is het niet zo ingewikkeld als het lijkt. Kern van een goede ketenzorg is dat eenieder die deel uitmaakt van een onderdeel van de zorgketen zich realiseert dat de zorg voor de cliënt tijdig, voortdurend en afgestemd op zijn behoeften moet zijn. Juist bij overgangen van de ene naar de andere zorgsoort is het daarom van belang om goed samen te werken.

In dit hoofdstuk staat deze ketensamenwerking specifiek rond de preventie en behandeling van decubitus centraal. Een cliënt die te maken krijgt met decubitus heeft meestal ook te maken met verschillende partijen die zijn of haar zorg regelen. Verpleegkundigen hebben een belangrijke rol in het begeleiden van de overgangen in de zorg en in het zorgen voor continuïteit in de zorgverlening rond decubitus. In dit hoofdstuk staan we eerst stil bij de kaders en de begrippen die van belang zijn voor het vormgeven aan goede ketensamenwerking. Per schakel in de keten wordt vervolgens gekeken naar de stand van zaken rond decubituszorg en de rol van de verpleegkundigen daarin. Het hoofdstuk wordt afgesloten met succesfactoren voor goede samenwerking en een aantal goede voorbeelden waarvan iedereen kan leren.

6.1 Inleiding

Mevrouw Van Dam is 76 jaar oud, woont zelfstandig in een eengezinswoning. Haar man is enkele jaren geleden overleden. Ze heeft drie dochters. Mevrouw ziet slecht en heeft sinds twee jaar last van versleten knieën. Mevrouw Van Dam is toen ze 's nachts naar het toilet wilde, thuis van de trap gevallen. Ze heeft daarbij haar heup gebroken en kon niet meer overeind komen. Ze is 's ochtends gevonden door haar dochter die haar die ochtend zou helpen met het huishouden.

Mevrouw Van Dam wordt na bemiddeling van de huisarts opgenomen in het ziekenhuis via de Spoedeisende Hulp. Omdat het daar druk is, ligt mevrouw een tijd te wachten op een harde onderzoeksbank.

Ze wordt geopereerd aan haar heup en gelukkig verloopt de operatie goed. Ze mag vrij snel de Intensive Care verlaten, maar blijkt wel decubitus graad 1 op haar hielen en een graad 2 op haar stuit te hebben ontwikkeld. Op de IC ligt ze op een AD-matras. Op de afdeling Orthopedie houdt ze dit matras en wordt er volgens het decubitusprotocol gewerkt.

Op de afdeling krijgt mevrouw koorts, en blijkt ze een longontsteking te ontwikkelen.

Haar conditie verslechtert en ze mobiliseert weinig. De decubituswond op haar stuit geneest moeizaam. Haar hielen zijn door goed vrijleggen weer hersteld.

Na drie weken wordt mevrouw overgeplaatst naar een verpleeghuis in de buurt om verder te genezen en te revalideren zodat ze weer naar huis kan. Door een goede overdracht van het ziekenhuis weet men daar welke matras mevrouw nodig heeft en welke behandelmaterialen tot dan toe gebruikt zijn voor de wond op haar stuit. Het behandelprotocol van het verpleeghuis sluit aan op dat van het ziekenhuis, en na nog zes weken is de wond genezen en kan mevrouw met hulp van de thuiszorg naar huis. Ook thuis blijft de thuiszorg naast de ondersteuning bij de ADL de stuit controleren, en komt de huisarts nog even langs om te kijken hoe het met haar gaat.

Mevrouw Van Dam en haar dochters zijn blij dat de zorg zo goed op elkaar is afgestemd, dat de decubitus zo eenduidig is behandeld, en dat de communicatie tussen hulpverleners zo goed is gelopen. De vervelende periode is daardoor zo beperkt mogelijk gebleven en mevrouw kan zich thuis weer prima redden.

In dit hoofdstuk staat de afstemming tussen verschillende zorgaanbieders van de zorg centraal voor mensen die decubitus hebben of risico daarop lopen.

Allereerst komt in dit hoofdstuk aan de orde wat ketenzorg is, welke kernbegrippen erbij horen en wat uit onderzoek bekend is over de essentie van ketenzorg. Daarna volgt een kort overzicht van de belangrijkste schakels in de keten van de decubituszorg. Als de kaders en de spelers in het veld duidelijk zijn, komen enkele voorbeelden en de aandachtspunten aan de orde. In alle onderdelen van dit hoofdstuk komt de rol van de verpleegkundige in de ketenzorg specifiek aan de orde.

6.2 Waar gaat het om bij ketenzorg: kaders en definities

6.2.1 GOEDE ZORG VOOR DE CLIËNT

'Eén op de drie patiënten met chronische aandoeningen vindt de afstemming tussen zorgverleners matig of slecht. Ongeveer een kwart vindt dat zorgverleners vrijwel nooit goede afspraken maken met elkaar. De helft van de mensen met een chronische aandoening moet zijn of haar verhaal vaak opnieuw vertellen. De ervaring van de helft van de mensen is ook dat zorgverleners 'vrijwel nooit' of alleen 'soms' goed op de hoogte zijn van de afspraken die de patiënt heeft gemaakt met andere zorgverleners. En afspraken in dezelfde instelling worden volgens 56% van de respondenten 'vrijwel nooit' of alleen 'soms' gecombineerd ingepland op dezelfde dag.'

Deze cijfers uit het rapport *Afstemming in de zorg* van de Algemene Rekenkamer laten heel duidelijk zien hoe de cliënt, de chronisch zieke, de huidige werkwijze en afstemming tussen zorgaanbieders ervaart. Werken aan goede afstemming is werken aan verbetering van de zorg voor de cliënt die juist met al die verschillende aanbieders te maken heeft. Als zorgverleners en instellingen met elkaar inzien dat niet de instelling maar de cliënt leidend moet zijn in de organisatie van de zorg, dan werken zij anders met de cliënt en anders met elkaar samen. Dit gaat echter niet vanzelf, en vraagt om gerichte sturing en investering in samenwerking.

Het zal eenieder duidelijk zijn dat de hiervoor beschreven ervaringen van de cliënten laten zien dat er nog veel te verbeteren valt in de dagelijkse gang van zaken. Vanuit de Nederlandse Patiënten en Consumenten Federatie, de NPCF, is in de brochure *Eerstelijnszorg voorop!* beschreven wat vanuit het patiëntenperspectief essentieel is in de eerstelijnszorg, namelijk dat de zorg 'vaardig, veilig, vriendelijk, vlug, vlakbij en voordelig' moet zijn (NPCF, 2006). Ook voor de andere zorgsectoren en in samenwerkingsverbanden lijken deze 6 'V's' actueel en relevant.

6.2.2 DEFINITIES

Ketenzorg wordt door de Inspectie voor de Gezondheidszorg (IGZ, 2003) in haar rapport *Ketenzorg bij chronisch zieken* als volgt gedefinieerd: 'het samenhangend geheel van zorginspanningen door verschillende zorgaanbieders bij één lijder aan een bepaalde ziekte'. Deze definitie gaat dus uit van het organiseren van de zorg rond een specifiek ziektebeeld, zoals CVA, COPD of reuma. Deze definitie is nogal algemeen en vaag. Het Rijksinstituut voor Volksgezondheid en Milieu (RIVM), dat de voorstudie deed voor het rapport van de IGZ, concretiseert de hiervoor beschreven definitie door de zorginspanningen te beschrijven als geformaliseerde, ziektespecifieke afstemmingsafspraken tussen zorgaanbieders, die betrekking hebben op samenhang, afstemming en continuïteit van de directe patiëntenzorg en een multidisciplinair karakter hebben. Dit maakt beter duidelijk waarop de samenwerking en afstemming gericht moeten zijn. Toch lijken bij deze definities het organiseren en het aanbod van zorg centraal te staan in plaats van de vraag van de cliënt.

Recentere definities van ketenzorg gaan meer uit van de vraagsturing of van de sturing van het primaire proces. Verschillende kennisinstellingen op het gebied van ketenzorg, zoals het CBO, Vilans, de overheid, hogescholen en universiteiten, hebben zich verenigd in een Alliantie om samen de kaders en de kennis rond ketensamenwerking te verduidelijken en te verspreiden (zie websites aan het eind van dit hoofdstuk). Zij hebben een gezamenlijk begrippenkader ontwikkeld. Hun definitie vormt het uitgangspunt voor dit hoofdstuk:

> Keten: 'De aaneenschakeling/ordening van opeenvolgende activiteiten van verschillende organisaties, gericht op het gezamenlijk bereiken van een vastgesteld resultaat.'

De keten begint bij de cliënt/de klant en het primaire proces. Organisaties werken parallel aan producten en diensten die in de keten worden geleverd.

Wanneer er in de ketenzorg niet zozeer vanuit het aanbod als wel vooral vanuit de cliënt wordt geredeneerd, noemt men dat wel ketenomkering. Een voorbeeld van het redeneren vanuit de cliënt is de discussie rondom het begrip transitiezorg (Van Staa, 2004). Van Staa vindt dat ketenzorg voortkomt uit het aanboddenken en dat de losse delen van de zorg aan elkaar moeten worden geketend. Zij pleit voor het begrip transitiezorg, waarbij de zorg mensen moet ondersteunen als zij zich in een overgang bevinden van de ene levensfase, fysieke of psychische gesteldheid of van de ene sociale rol naar de andere. Het normale leven wordt hierdoor tijdelijk ontwricht en vraagt om aanpassing (De Lange en Van Staa, 2003). Verpleegkundigen vervullen een belangrijke rol bij het ondersteunen en begeleiden van transities in ziekte- of zorgverloop. In het bijzonder in de rol van regisseur kunnen zij vooral in de overgangssituatie zorgen voor continuïteit in de zorg en steun voor de cliënt.

Omdat verpleegkundigen niet alleen in geformaliseerde zorgketens werken, wordt in dit hoofdstuk ook gesproken over netwerken of samenwerken als de formele keten niet als zodanig georganiseerd is.

6.2.3 VERBINDINGEN TUSSEN SCHAKELS

Een keten wordt vaak vergeleken met een ketting, gevormd door verschillende schakels. Met elkaar vormen de schakels één geheel, en hebben ze een meerwaarde. Tegelijkertijd is de ketting zo sterk als de zwakste schakel. Als een schakel uitvalt, werkt de hele keten niet meer. De verbindingen tussen de verschillende zorgorganisaties zijn dus van groot belang en door de samenwerking ervaart de cliënt de meerwaarde van de keten. Om daadwerkelijk die meerwaarde te kunnen bieden is een benadering nodig die gericht is op dat gehele systeem van zorgverlening waarmee de cliënt te maken heeft. Carrier (2002) heeft aangegeven waar zo'n 'whole system' benadering aan moet voldoen:

- Plaats het cliëntperspectief centraal; dat wil zeggen baseer het systeem op kennis van de behoeften en waarden van de zorgvragers, mantelzorgers en de lokale samenleving.
- Bouw zorgnetwerken in plaats van vast te houden aan organisatorische grenzen.
- Maak de toegang tot de zorg en diensten gemakkelijk.
- Zorg voor een effectieve probleemverheldering, en aansluitend effectieve inzet.
- Voorkom crisissituaties.
- Zorg voor soepele informatiestromen.
- Zorg dat er enige vaagheid is op de grensvlakken van organisaties.
- Zorg voor evaluatie en feedback, wees flexibel en bereid het systeem aan te passen. Dit wil zeggen dat niet het systeem van de organisaties leidend moet zijn, maar dat de vraag van de cliënt bepaalt hoe het systeem zou moeten werken.

6.2.4 PROFESSIONELE WERKWIJZE IN DE KETEN

Het voorbeeld in de casus gaat uit van een professionele samenwerking tussen verschillende zorgaanbieders, zodat de kwaliteit van zorg voor de cliënt zo optimaal mogelijk is. Samenwerking is een van de sleutelbegrippen bij ketenzorg. Daarnaast is regie binnen de keten van groot belang. Om tot die goede en professionele samenwerking te komen zijn mijns inziens voor verpleegkundigen de volgende aspecten van die werkwijze van groot belang:

- *een goede overdracht.* Zorgmedewerkers moeten ervoor zorgen dat hun collega's in andere zorginstellingen weten wat zij gedaan hebben rond de decubituszorg en -preventie en welke materialen en hulpmiddelen zij gebruiken. Het is aan te bevelen om goede samenwerkingsafspraken te maken. Het kan zinvol zijn één overdrachtsformulier op te stellen voor alle deelnemers in de keten, c.q. voor de samenwerkingspartners. Deze gezamenlijke werkwijze kan alleen tot stand komen als iedereen overtuigd is van nut en noodzaak van het elkaar informeren.
- *goede communicatie.* Om goed met elkaar te kunnen communiceren moet men elkaar allereerst weten te vinden. Door de schaalvergroting van zorginstellingen is het vaak ingewikkeld om gericht en tijdig informatie door te geven aan de desbetreffende medewerkers. Mondelinge en schriftelijke communicatie zorgt ervoor dat de cliënt zijn of haar verhaal niet onnodig vaak hoeft te vertellen, voorkomt dat er fouten of complicaties ontstaan, en maakt overgangen in de zorg gemakkelijker.
- *integraal zorgplan.*

In de casus van mevrouw Van Dam gebruikten het ziekenhuis, het verpleeghuis en de thuiszorg eenzelfde preventie- en behandelprotocol voor decubitus. Hierdoor hanteert men dezelfde begrippen, dezelfde materialen en dezelfde hulpmiddelen. Dit maakt het gemakkelijker om de zorg voor de cliënt als één geheel aan te bieden, en voorkomt gaten in de zorgverlening bij de overgang van de ene instelling en de andere. Het ook inhoudelijk afstemmen van de werkwijze wordt in de toekomst nog gemakkelijker als alle partijen het elektronisch cliëntendossier gebruiken.

De beschrijving in de casus en de kenmerken van goede ketensamenwerking verschillen op dit moment nog met de huidige praktijk van werken. Nog te vaak is de zorg niet op elkaar afgestemd en ervaart de cliënt negatieve effecten daarvan. Toch blijft het belangrijk met alle betrokkenen te streven naar de juiste samenwerking.

In de volgende paragraaf kijken we wat gedetailleerder naar de verschillende organisaties die deel uitmaken van de zorgketen rond decubitus en naar de rol die de verpleegkundige daarin speelt.

6.3 Schakels in de keten en de rol van de verpleegkundige daarin

Een cliënt die risico loopt op decubitus of decubitus heeft, heeft vaak met meerdere zorgaanbieders, meerdere zorginstellingen te maken vanwege een ziekte, beperking of een handicap; zie het verhaal van mevrouw Van Dam. Decubitus is dan dikwijls een bijkomende complicatie. Het is daarom niet altijd duidelijk wie verantwoordelijk is voor de preventie en de behandeling van de decubitus als de cliënt zorg krijgt vanuit diverse zorgsettingen. Dit is zeker het geval als een cliënt niet voor zijn directe dagelijkse zorg afhankelijk is van zorgverleners, maar wel behandeling of therapieën nodig heeft. Het is in dat soort situaties van groot belang dat een cliënt of zijn mantelzorger goed geïnformeerd is over de risico's op en de signalen van decubitus. Dan kan de cliënt zelf bewaken wat er moet gebeuren bij dreigende of ontstane decubitus. Het goed informeren van de cliënt is in principe een taak van elke discipline die bij de zorg of behandeling betrokken is.

6.3.1 DE ROLLEN VAN DE VERPLEEGKUNDIGE

Uit ervaringen met verbetertrajecten in diverse zorgsettingen in de kortdurende en de langdurende zorg (Zorg voor beter (ZVB) en Sneller Beter) blijkt dat de verpleegkundigen of de verzorgenden een heel belangrijke rol hebben bij het voorkómen en signaleren van decubitus. In de rol van zorgverlener observeren zij de cliënt tijdens de dagelijkse zorg, en kunnen zij op grond van hun kennis inschatten welke maatregelen nodig zijn. De verpleegkundige heeft als een van de weinige hulpverleners de mogelijkheid om risicoplaatsen voor decubitus direct te observeren, een goede analyse te maken van de diverse risicofactoren die een rol spelen, en de juiste preventieve maatregelen in te zetten. Vanuit deze rol overlegt de verpleegkundige ook met de andere disciplines die bij de cliënt betrokken zijn, zoals de arts, therapeuten, de mantelzorg.

Om deze zorg ook buiten de grenzen van de eigen instelling te kunnen bieden, en daar een coördinerende en mogelijk een leidende rol in te spelen, heeft de verpleegkundige andere competenties nodig dan die van de rol van zorgverlener. In de rol van regisseur analyseert de verpleegkundige welke coördinatie nodig is om de zorg voor de cliënt zo goed mogelijk als een samenhangend geheel te organiseren. Het voorkómen van onnodige werkzaamheden of overlap in de werkzaamheden, het zorgen voor een goede informatieoverdracht op het juiste moment, het inschakelen van andere professionals indien nodig, het helder communiceren over de nodige zorg is ook bij decubituspreventie en -behandeling een aantal essentiële onderdelen van de rol van de regisseur.

Zeker voor cliënten met een langdurende zorgbehoefte is de verpleegkundige in haar rol van regisseur een belangrijke bondgenoot. Met name van verpleegkundigen op hbo-niveau mag verwacht worden dat zij deze rol op proactieve wijze en professioneel oppakken en laten zien dat zij deze competenties bezitten.

Ook de rol van coach is belangrijk bij de decubituszorg. Lang niet altijd biedt de hbo-verpleegkundige de directe zorg, maar vaak ondersteunt en coacht zij de collega-zorgverleners van andere deskundigheidsniveaus. Binnen samenwerkingsverbanden tussen bijvoorbeeld thuiszorg en verpleeg- of verzorgingshuizen zien we verpleegkundigen nogal eens in deze coachende rol, gecombineerd met de rol van, soms specialistisch, zorgverlener.

6.3.2 LANGDURENDE ZORG

Er is maar weinig onderzoek gedaan naar de decubituszorg in instellingen in Nederland. De volgende paragrafen zijn daarom gebaseerd op de onderzoeken van de Inspectie, cijfers van het Landelijk Expertisecentrum Verpleging & Verzorging (LEVV) en op ervaringen opgedaan in de verbetertrajecten van Zorg voor Beter voor de langdurende zorg.

Eerstelijnszorg
Organisatie van decubituszorg

De eerstelijnszorg omvat alle zorg die buiten de ziekenhuizen en instellingen geboden wordt. Partners in de eerste lijn zijn bijvoorbeeld de huisartsen, apothekers, paramedici, maar ook medewerkers van de thuiszorg.

Binnen dit geheel van de eerste lijn is een aantal spelers belangrijk, als het gaat om decubituspreventie en -behandeling. De huisarts, de apotheek, de praktijkverpleegkundige en de wijkverpleegkundige en de verzorgenden zijn met name degenen die met elkaar samenwerken in de zorg voor cliënten met decubitus.

De huisarts komt over het algemeen pas in beeld als er een vraag is over wondbehandeling of het voorschrijven van verbandmiddelen. Ten aanzien van preventie lijkt de rol van de huisarts nog minimaal. De

NHG, het Nederlands Huisartsen Genootschap, heeft wel een patiëntenbrief over decubitus (NHG-website), maar het is niet bekend hoe vaak deze gebruikt wordt in een consult. Vaak wordt in overleg tussen huisarts en verpleegkundige beslist welke behandeling nodig is, en welke materialen daarbij gebruikt moeten worden. Hierbij kan men de Landelijke Eerstelijns Samenwerkings Afspraak, de LESA, over decubitus gebruiken. De LESA (Vriezen et al., 2004) formaliseert de samenwerkingsafspraken tussen de huisartsen en de wijkverpleegkundigen rondom decubitus en sluit aan bij de CBO-richtlijn en het protocol voor de wijkverpleegkundige rond decubitus (Van der Most, 2004).

De apotheek verstrekt de materialen op voorschrift van de huisarts en geeft daarbij zo nodig advies. Ook de verpleegkundige kan vanuit haar specialisatie voorkeuren hebben voor specifieke materialen. De mate van samenwerking tussen deze eerstelijnspartners wisselt per regio. Vanwege de toenemende vergrijzing, het stijgen van de kosten en van het aantal zorgvragen, zijn taakherschikking en verhoging van de efficiëntie en kwaliteit belangrijk voor de eerste lijn. De Nationale Denktank (2006) die speciaal naar dit vraagstuk onderzoek heeft verricht komt onder andere met het voorstel om eerstelijnscentra op te richten waar de meeste chronisch zieken behandeld kunnen worden. Deze centra moeten multidisciplinaire zorg bieden, vanuit één organisatie, en de zorg efficiënt en doelmatig organiseren. Informatie- en communicatietechnologie zullen daarbij een steeds grotere rol spelen.

De rol van de verpleegkundige

In de eerste lijn gaat de verpleegkundige een belangrijke rol vervullen, als de taakverschuiving van de huisarts naar de verpleegkundige voortzet zoals die is ingezet.
De praktijkverpleegkundigen, nurse practitioners en allerlei specialistisch verpleegkundigen kunnen cliënten ondersteunen bij het zelfmanagement van hun ziekte. Zij kunnen met name de preventieve kant, het voorkomen van erger, bevorderen. Dat dit kostenbesparend werkt, kunnen veel verpleegkundigen uit eigen ervaring onderschrijven.

Thuiszorg

Organisatie van decubituszorg

In de meeste thuiszorginstellingen is een groep zorgverleners actief en bewust bezig met de decubituszorg. Dit kan zijn in de vorm van aandachtsvelders of van een decubituscommissie. Deze groepen worden vaak ondersteund door een gespecialiseerd verpleegkundige of een stafmedewerker. Veelal is er een preventie- of een behandelprotocol voor decubitus. De V&VN Eerstelijns verpleegkundigen heeft als een van de eerste beroepsgroepen een wetenschappelijk onderbouwd decubitusprotocol voor de thuiszorg opgesteld. De bekendheid van medewerkers met het protocol of de gekozen werkwijze rond decubitus laat nogal eens te wensen over. Het scholingsbudget voor medewerkers is erg beperkt. Als er al bijgeschoold wordt op het gebied van decubitus is dit vaak een interne scholing, gegeven door de decubitusspecialist of stafmedewerker.

In steeds meer thuiszorginstellingen probeert men inzicht te krijgen in de aantallen mensen met decubitus. Dit gebeurt in het kader van benchmarken en omdat zorgverzekeraars of de inspectie dit van de instellingen eisen. Er lijkt echter nog weinig structureel gestuurd te worden op de cijfers of op andere indicatoren rond decubitus.

De thuiszorg heeft een erg goede ingang om vooral preventie van decubitus bij risicocliënten onder de aandacht te brengen. Het geven van advies, instructie en voorlichting aan cliënten wordt echter nog te weinig onderkend als een van de kerntaken van de thuiszorg.

De rol van de verpleegkundige

De verpleegkundige in de thuiszorg wordt steeds minder ingezet in de rol van zorgverlener. De indicatie voor verpleegkundige zorg is sterk verengd tot het uitvoeren van verpleegtechnische handelingen. Daarnaast krijgen verpleegkundigen meer taken in het ondersteunen van collega-teamleden, onder wie in het bijzonder verzorgenden. Verpleegkundigen op hbo-niveau richten zich naast de specialistische zorg meer op coachingsactiviteiten of coördinerende activiteiten binnen het team.

Ten aanzien van de decubituszorg is de verpleegkundige de aangewezen persoon om inhoudelijke en beleidsmatige signalen en mogelijke kwaliteitsverbeteringen aan te kaarten bij de leidinggevende of bij een decubituscommissie. Zij kan tevens de motor zijn binnen het team om professionele zorg te verlenen volgens de laatste (wetenschappelijke) inzichten. Ook het omgaan met het meten en registreren van de ontwikkelingen in aantallen mensen in zorg met decubitus kan een taak zijn van de verpleegkundige.

Verpleeghuizen en verzorgingshuizen
Organisatie van de decubituszorg

Binnen de verpleeghuissector en binnen de verzorgingshuizen is de decubituszorg geheel verschillend georganiseerd. Er zijn instellingen die een multidisciplinair opgezette decubituscommissie hebben, waarvan ook de verpleging of verzorging deel uitmaakt. Lang niet altijd hebben verpleeghuizen een decubituscommissie, en vaak is de commissie niet meer actief. Aandachtsvelders voor decubitus komen binnen de verpleeghuizen langzamerhand wat vaker voor. Decubitus is bijvoorbeeld een van de punten die beschreven staan in *Op weg naar normen voor verantwoorde zorg*, waarin de koepel van de verpleeg- en verzorgingshuizen, Arcares, haar kwaliteit, samen met andere betrokkenen, heeft geconcretiseerd (Arcares et al., 2005).

Veelal heeft de arts nog een belangrijke rol bij het bepalen van het beleid rond decubitus. Het updaten van protocollen is in de verpleeghuizen actueel vanwege het toezicht van de Inspectie en de eisen van de kwaliteitskeurmerken waaraan men moet voldoen (IGZ, 2006). Het werken volgens protocol vraagt veel aandacht en begeleiding. Meestal bepaalt de routine van de afdeling hoe er gewerkt wordt, en wordt er weinig tijd vrijgemaakt voor reflectie op het eigen handelen en mogelijke verbeteractiviteiten.

In de verpleeghuizen staat het actief sturen op decubituscijfers nog in de kinderschoenen. Er is hier niet veel stafcapaciteit ter ondersteuning van de uitvoerende medewerkers. Deskundigheidsbevordering ten aanzien van decubitus komt maar weinig voor.

De sector is zich wel bewust van de omvang van het probleem en er zijn de laatste jaren veel verbeteractiviteiten opgezet, zoals de Salode-projecten van de NVVA (Nederlandse Vereniging voor Verpleeghuisartsen). In de Salode-projecten werden verpleeghuizen ondersteund bij het verbeteren van hun decubituszorg, vooral bij het samenwerken en de logistiek rond decubitus (zie website NVVA).

De verzorgingshuizen lijken in de organisatie van de decubituszorg nog meer zoekend dan de verpleeghuizen. De doelgroep is over het algemeen meer mobiel, en de noodzaak voor goede decubituszorg wordt daarom nog minder erkend. Wel ontstaat vaak in de samenwerking met thuiszorg of verpleeghuizen het inzicht dat ook in deze sector meer gedaan kan en moet worden aan de preventie en behandeling van decubitus.

De rol van de verpleegkundige

In de verpleeghuizen en verzorgingshuizen werken over het algemeen weinig verpleegkundigen op hbo-niveau. De dagelijkse zorgverlening gebeurt meestal door verzorgenden of medewerkers van niveau 1 of 2. De verpleegkundigen die er werken hebben een leidinggevende functie, bijvoorbeeld als nachthoofd of als afdelingshoofd. Verpleegkundigen hebben in het verpleeghuis bijna geen taken direct in de uitvoering.

In de verpleeghuissector is momenteel de discussie gaande of de nu ingezette deskundigheidsniveaus wel voldoende zijn om de kwaliteit van zorg te kunnen waarborgen die nodig is bij deze veelal zeer zorgbehoeftige cliënten.

Verpleegkundigen die decubituszorg willen verbeteren vinden in de verpleeghuissector veel aangrijpingspunten waarmee ze aan de slag zouden kunnen gaan. Denk aan het vertalen van het algemene CBO-protocol naar een handzame versie voor de afdelingen, denk aan het invoeren van een risicoscore-instrument of aan het optimaliseren van het tijdig organiseren van de juiste matrassen voor bedden. Met name de rol van regisseur, ontwerper en coach is hier van belang om deze zorg te optimaliseren. Ook zijn er de afgelopen tijd al veel hulpmiddelen ontwikkeld om decubitus in de verpleeghuizen en verzorgingshuizen terug te dringen, zoals het handboek van Salode. Dit handboek biedt op basis van heel concrete vragen veel instrumenten en tips.

Verstandelijk gehandicaptenzorg
De organisatie van de zorg

De verstandelijk gehandicaptenzorg heeft tot voor kort weinig oog gehad voor het feit dat decubitus bij de bewoners van de instellingen een groot probleem kan zijn. Het overgrote deel van de populatie in de gehandicaptenzorg is redelijk mobiel, en daarom lijkt decubitus niet veel voor te komen.

Uit het Landelijk Prevalentie Onderzoek Zorgproblemen (2006) blijkt dat nog te weinig instellingen meedoen aan dit onderzoek om een betrouwbaar percentage cliënten met decubitus te kunnen aangeven. Ook binnen de sector zelf is er weinig bekend over de omvang van het probleem. Omdat de populatie vergrijst en er ook groepen zijn waar intensief zorg wordt geboden, wordt duidelijker dat ook voor deze sector goede decubituszorg van belang is.

Meestal wordt decubituszorg gekoppeld aan de medische dienst, te weten de arts, of de doktersassistent, respectievelijk de nurse practitioner. Soms zijn aan deze dienst ook verpleegkundigen gekoppeld die een ondersteunende rol vervullen voor de medewerkers op de leefgroepen, vooral bij specialistische handelingen of wondverzorging. Afhankelijk van de instelling werken op leefgroepen vooral agogisch geschoolde medewerkers, in combinatie met verzorgenden of assistenten. Er is een tijd lang een discussie geweest in de verstandelijk gehandicaptenzorg over het 'medisch model' en het 'woon/leef model'. Door te veel nadruk op het zo gewoon mogelijk wonen en leven van de bewoners kan de zorg die de kwetsbaarste en oudere groepen nodig hebben in de knel komen. Een update van kennis over decubitus lijkt voor deze sector zeker zinvol.

De rol van de verpleegkundige

Verpleegkundigen in de verstandelijk gehandicaptenzorg houden zich bijna niet bezig met direct zorgverlenen, maar vervullen vaak specifieke overstijgende of leidinggevende functies. De nadruk in hun werk ligt vaak op het coachen van collega's, op het nemen van initiatieven voor kwaliteitsverbetering, en op het uitvoeren van specifieke handelingen.

Verpleegkundigen zouden daarnaast ook goed een rol kunnen vervullen als leidinggevende van een team. Ook binnen staffuncties kunnen verpleegkundigen goed functioneren in deze sector.

Langdurende geestelijke gezondheidszorg
Organisatie van de zorg

Over de decubituszorg in de GGZ is nog erg weinig bekend. De Inspectie heeft in 2004 een onderzoek uitgevoerd naar de stand van zaken rond de somatische zorg in de GGZ (IGZ, 2004a). Hieruit blijkt dat er duidelijk ook aandacht is voor de somatische kant van de GGZ. Er zijn wel verschillen in de manier waarop instellingen hier daadwerkelijk mee bezig zijn. Uit het rapport blijkt dat van de onderzochte instellingen 55% over een decubitusprotocol beschikt. Over de inhoud van de protocollen is niets gerapporteerd.

De inspectie meldt ook dat er specialistisch verpleegkundige teams zijn geformeerd, die vooral coachend en consulterend werken naar collega-GGZ-verpleegkundigen met name rondom de medisch/verpleegkundige zorg, zoals decubituszorg. Deze teams zorgen op dit somatische deel van de GGZ-zorg voor een kwaliteitsverhogend effect. In het inspectierapport wordt specifiek gemeld dat bij protocollen over fixeren en isoleren de gevolgen van bedverpleging, waaronder decubitus, een aandachtspunt moet zijn.

In de geestelijke gezondheidszorg is, enigszins vergelijkbaar met de verstandelijk gehandicaptenzorg, de somatische kant van de zorg niet het meest centrale deel van de zorg. Het hoort erbij, maar ook hier is een andere visie op zorg bepalend voor de te bieden zorg en bij de GGZ vormt dan de psychiatrische problematiek het uitgangspunt.

De rol van de verpleegkundige

De verpleegkundige in de GGZ richt zich vooral op het begeleiden, verplegen en verzorgen van individuen en groepen die lijden aan één of meer geestelijke gezondheidszorgproblemen (Sciencia, 2004). Binnen de GGZ ligt het accent van de zorg op het bereiken van een evenwicht tussen draagkracht en draaglast bij psychiatrische problemen. Het blijkt dat onder andere door de vergrijzing het aantal ouderen met complexe, multidimensionele zorgvragen toeneemt. Een steeds vaker voorkomende combinatie is bijvoorbeeld de combinatie van geriatrische problemen, psychiatrische problemen en ziekten. Bij dit soort chronische doelgroepen is de zorg voor de somatische problematiek ook belangrijk. Hiervoor zijn bijvoorbeeld de specialistisch verpleegkundige teams relevant.

De verpleegkundige vervult met betrekking tot decubitus een combinatie van rollen, soms als direct zorgverlener, soms als regisseur, en soms als coach of ontwerper.

De rol van regisseur komt meer naar voren mede in verband met het steeds meer ambulant worden van de GGZ in het kader van de vermaatschappelijking. De verpleegkundige krijgt in dat geval meer de rol van casemanager.

6.3.3 KORTDURENDE ZORG

Over de decubituszorg in ziekenhuizen is veel bekend. Veel ziekenhuizen nemen deel aan het landelijk prevalentieonderzoek en bijna alle ziekenhuizen registreren de mate waarin decubitus voorkomt in hun ziekenhuis door middel van prestatie-indicatoren (IGZ, 2005). Sneller Beter heeft voor de ziekenhuiszorg verbetertrajecten specifiek rond decubitus begeleid, waarbij in het bijzonder op een terugdringen van het aantal decubituspatiënten werd gestuurd.

Naast de ziekenhuiszorg komt in dit hoofdstuk ook decubituszorg in hospices kort aan de orde, en revalidatiezorg. Deze indeling is gebaseerd op het gegeven dat de financiering voor deze zorgsoorten vaak voor een beperkte periode is geregeld. Ook de zorg gaat ervan uit dat de cliënten binnen deze sectoren 'kort' in behandeling zijn. Hoe de decubituszorg in de revalidatie en de hospices is geregeld, is weinig uit onderzoek of rapporten bekend.

Ziekenhuiszorg

De organisatie van de zorg

Decubitus is in de ziekenhuizen een van de prestatie-indicatoren voor de jaarlijkse overzichten van de Inspectie. In praktisch alle ziekenhuizen die zijn onderzocht wordt decubitus systematisch geregistreerd. In het merendeel worden de gegevens gebruikt bij managementbeslissingen. Toch vindt de Inspectie ook in de cijfers nog grote verschillen die niet altijd zijn te verklaren vanuit patiëntenpopulaties en meetmethoden. Er lijken toch nog grote verschillen te bestaan in de kwaliteit van zorgverlening.

Ziekenhuizen beschikken vaak over een decubituscommissie en over gespecialiseerde verpleegkundigen voor decubitus en wondverzorging. Ook vanuit de stafafdeling wordt er gestuurd op inzicht verkrijgen in kwaliteitsindicatoren.

Inhoudelijke, logistieke en zorgprotocollen zijn over het algemeen gemakkelijk toegankelijk in dossiers of via de computer. Verpleegkundigen die op een afdeling komen werken, worden ingewerkt op de daar voorkomende ziektebeelden, protocollen en werkwijzen. Ook via klinische lessen wordt aan deskundigheidsbevordering gedaan. De mogelijkheid van e-learning wordt in ziekenhuizen gemakkelijker ingezet dan in de langdurende zorgsector.

Uiteraard zijn er verschillen tussen de mogelijkheden in algemene ziekenhuizen en de universitaire medische centra.

Binnen de ziekenhuizen is in het kader van Sneller Beter een aantal verbetertrajecten uitgevoerd, in het bijzonder rond decubitus. De twee hoofddoelstellingen van deze projecten waren:
1 het verbeteren van de zorg voor patiënten met decubitus;
2 het ontwikkelen en testen van een registratie- en stuursysteem voor decubituszorg.

De projecten zijn inmiddels afgerond, maar met het zoeken naar de juiste hulpmiddelen om de decubituszorg goed te monitoren en te sturen is dat nog niet het geval. Ook blijkt uit de evaluatie van Sneller Beter dat de verbeteringen langere tijd nodig hebben dan de negen tot twaalf maanden die men had gepland. Er is dus ook binnen de ziekenhuizen nog het nodige te verbeteren op het gebied van decubituszorg.

De rol van de verpleegkundige

De verpleegkundige heeft in het ziekenhuis uiteraard een centrale rol in de 24-uurs zorgverlening. Binnen de ziekenhuizen zijn verpleegkundigen op mbo- en hbo-niveau werkzaam, aangevuld met ziekenverzorgenden en mogelijk assistenten, resp. verpleeghulpen.

De hbo-verpleegkundige vervult in principe alle vijf rollen in het ziekenhuis, waarbij stelselmatig de discussie gevoerd wordt over de meerwaarde van de verpleegkundige op hbo-niveau ten opzichte van de mbo-opgeleide verpleegkundige (Taminiau en Den Boer, 2004).

De verpleegkundige moet op grond van haar deskundigheid decubitusrisico's signaleren, ze moet decubitus kunnen herkennen en kunnen onderscheiden van vochtletsels of smetten. Ze moet cliënten goed kunnen informeren en ondersteunen, zodat ze indien mogelijk zelf decubitus kunnen voorkomen. Als er toch decubitus is ontstaan, neemt de verpleegkundige de juiste preventieve en behandelmaatregelen en voert het beleid volgens protocol of de nieuwste inzichten uit.

Ten opzichte van de verzorgenden heeft de verpleegkundige een coachende rol, en indien nodig vervult zij in multidisciplinaire netwerken een regisseursrol. Het onderscheid tussen de regisseursrol voor de zorg, en de regie van de behandeling door de arts moet hierbij wel duidelijk zijn.

De verpleegkundige heeft in haar rol van ontwerper een verantwoordelijkheid ten aanzien van het bewaken van de kwaliteit van de zorgverlening, het monitoren en het verbeteren daarvan. Kortom, binnen deze sector is een veelzijdige invulling van de verpleegkundige professionaliteit mogelijk.

Hospice zorg

In de hospices wordt over het algemeen kortdurend zorg verleend aan mensen in hun laatste levensfase, bij wie genezing niet meer mogelijk is. Er zijn vele vormen van palliatieve zorg, en hospicevoorzieningen te onderscheiden. We gaan in deze paragraaf uit van zelfstandige hospices en Bijna-thuis-huizen. Er zijn echter ook palliatieve units in ziekenhuizen en in verpleeghuizen.

De NPCF heeft vanuit het patiënten/consumentenperspectief een handreiking geschreven over de zorg die men in deze laatste levensfase verwacht. Ook heeft de federatie verschillende kwaliteitscriteria geformuleerd (NPCF, 2004). Opvallend is dat bij deze criteria de lichamelijke zorg wel benoemd wordt, maar decubitus als mogelijke complicatie niet.

Over decubituszorg specifiek in hospices is weinig bekend. Wel is er veel gepubliceerd over palliatieve zorg en over verpleegkundige zorg in hospices. Ook de Inspectie heeft hier onderzoek gedaan naar de kwaliteit (IGZ, 2002). De conclusie over de somatische medische zorg is dat deze goed geregeld is, vaak door plaatselijke samenwerkingsafspraken met huisartsen en ziekenhuizen, bijvoorbeeld rond pijnbestrijding of voorbehouden handelingen. Uit het onderzoek van Cremers (2006) naar ketenimplementatie in de palliatieve zorg komt naar voren dat de palliatieve patiënten die hij heeft bevraagd zeer tevreden zijn over de zorg die zij ontvangen. Als een van de conclusies formuleert hij:

> 'In het praktijkproces en tevens in diverse literatuur is opgevallen dat ketenvorming voornamelijk een proces is van bewustwording: het ketendenken. De actoren in de palliatieve zorg zijn echter al verbonden in een netwerk en staan daardoor al in een dergelijke mate met elkaar in verbinding, zodat kennisuitwisseling rond de zorg, het uiteindelijke doel van de samenwerking en het werken aan

> verbetering en uitbreiding van de palliatieve programma's al bestaat. Het lijkt erop dat, hoewel de palliatieve zorgketen nog niet volledig is ontwikkeld, er wel wordt gewerkt aan de ketendoelen (dit resulteert dan ook al in een hoge mate van tevredenheid van de patiënt). Feitelijk kan er worden gesteld dat er al sprake is van een bepaald ketendenken, alleen heeft men dat niet direct zo betiteld.'

De rol van de verpleegkundige

In het beroepsdeelprofiel van de verpleegkundige werkzaam in de palliatieve zorg (AVVV, 2004) staat beschreven wat de meerwaarde zou moeten zijn van de palliatieve zorg. Men gaat uit van het optimaliseren van de kwaliteit van leven samen met de naasten van de zorgvrager, en als dit niet meer kan, het mogelijk maken van het zo menswaardig mogelijk sterven. Hierbij spelen competenties als verlenen van verpleegkundige zorg en verpleegtechnisch handelen een rol. Decubitus wordt hierbij niet genoemd.

Juist door het bieden van integrale zorg aan cliënt en naasten is de verpleegkundige ook een regisseur en coach voor de medehulpverleners of vrijwilligers. Binnen een netwerk voor palliatieve zorg kan zij eveneens de rol van ontwerper en regisseur vervullen.

De revalidatie

Revalidatie-instellingen richten zich op specifieke doelgroepen en hebben tot doel de revalidant tot een zo hoog mogelijk niveau van zelfredzaamheid te brengen.

Revalidatie richt zich letterlijk op het weer valide maken. Naar het Latijnse *validus*, dat gezond of krachtig betekent. Van de Heuvel haalt in zijn oratie een omschrijving van de Wereldgezondheidsorganisatie aan van 1976. Deze beschrijving geeft aan dat het valide maken gebeurt via een scala van interventies, aanpassingen en activiteiten. Die interventies en activiteiten betreffen een combinatie van medische, maatschappelijke, opvoedkundige en beroepsgerichte maatregelen. Al deze maatregelen zijn gericht op training of hertraining van het individu en beogen de betreffende persoon – gemakshalve patiënt genoemd – de hoogst mogelijke graad van haar/zijn functionele vermogen te laten bereiken (Van de Heuvel, 2001).

De decubituszorg is binnen de revalidatie een van de somatische aandachtspunten. Bij de specifieke doelgroepen van bijvoorbeeld gehandicaptenzorg is hiervoor veel aandacht. Men organiseert goede hulpmiddelen en een multidisciplinair team stelt een revalidatieplan op met diverse aandachtspunten en doelen.

De verpleegkundige is een van de leden van het multidisciplinaire team en is in eerste instantie verantwoordelijk voor de kwaliteit van de dagelijkse zorg, de verpleegkundige handelingen en de begeleiding van de revalidant.

Binnen de revalidatie vormen de dwarslaesiepatiënten een heel bijzondere groep die veel aandacht nodig heeft als het gaat om preventie of behandeling van decubitus. Immobiliteit is namelijk de grootste risicofactor van decubitus. Ook de pijnsignalen van de huid zijn niet of sterk verminderd aanwezig. De prikkel vanuit de revalidant om te verzitten of te verliggen mist. Hierdoor moet de verpleegkundige extra alert zijn op mogelijke drukplekken en zoveel mogelijk preventief druk voorkómen of verminderen.
Ook het motiveren van de revalidant om goed voor zijn lichaam te zorgen is een belangrijke taak voor de verpleegkundige.
De revalidatieverpleegkundige overlegt vanuit haar vak al in een vroeg stadium met de revalidant en andere hulpverleners over zorg thuis en de organisatie ervan als de revalidatie daar verder kan plaatsvinden.

6.3.4 NOODZAAK TOT SAMENHANG EN REGIE IN DE KETEN

> Mevrouw Van Dam is overgeplaatst naar een verpleeghuis in de buurt om verder te genezen en te revalideren, zodat ze weer naar huis kan. De overdracht van het ziekenhuis is niet aangekomen op de afdeling waar mevrouw wordt opgenomen, en men weet daar niet welke decubituszorg tot nu toe is gegeven. Het verpleeghuis heeft een standaard AD-matras dat ingezet wordt. Ook het verbandmateriaal dat tot nu toe werd gebruikt is in het verpleeghuis niet aanwezig. De verpleeghuisarts schrijft andere materialen voor.
> De wond geneest slecht, mevrouw heeft er veel last van. Ze voelt zich depressief, is moeilijk te bewegen om uit bed te komen, en ze eet slecht.
> De verzorgenden weten niet goed hoe ze haar in een betere conditie kunnen krijgen.

De keten is zo sterk als de zwakste schakel; dit is al eerder aangegeven. Als de samenhang in de keten niet goed geregeld is, en er geen goede communicatie is tussen de verschillende zorginstellingen, zijn de effecten direct merkbaar voor de cliënt. In de casus ontstaat direct een heel ander beeld.

Om de kwaliteit van zorg inzichtelijk te maken is het steeds meer gebruikelijk dat instellingen aan de hand van metingen cijfers rond decubitus kunnen presenteren. Een veelgehoorde uitleg bij te hoge cijfers is vaak dat de cliënt 'met decubitus uit het ziekenhuis/verpleeghuis/het revalidatiecentrum/de thuiszorg kwam' (zie verder hoofdstuk 9).
De verpleegkundige, in welke setting dan ook, is verantwoordelijk voor het bieden van professionele, cliëntgerichte zorg. In haar rol van regisseur kan en moet zij vooral bij de overgang van cliënten van de ene zorgsetting naar de andere, de zorg zo organiseren dat de cliënt de juiste zorg krijgt op het juiste moment van de juiste zorgverleners. Dit kan zij niet alleen, dus is samenwerking hierbij heel belangrijk. Vandaar dat er in dit hoofdstuk uitgebreid is stilgestaan bij de verschillende schakels in de decubituszorg, en de noodzaak voor de verpleegkundige om te weten wat er buiten de eigen instelling/sector gebeurt voor en met de cliënt. De verpleegkundige schakel is op zichzelf sterk, maar de verbinding met andere laat nog wel eens te wensen over. Door het versterken van de professionaliteit van de verpleegkundige met name in de rol van regisseur en ontwerper liggen hier veel kansen voor het verbeteren van de decubituszorg.

6.4 Samenwerken in de keten

6.4.1 SUCCESFACTOREN VOOR GOEDE SAMENWERKING

Schumacher et al. (2006) formuleren een aantal samenhangende en structurerende principes die van belang zijn bij het vormgeven van goede ketensamenwerking in de langdurende zorg. Het gaat om het volgende:
– *Het individu als de maat der dingen.* Vaak zijn zorgketens, zoals we al eerder gezien hebben, nog georganiseerd vanuit het aanbod van zorgverlening, en met het oogmerk de zorg efficiënter te laten verlopen. Binnen een dergelijke zorgketen kan een cliënt ondergeschikt raken en verdwalen in de keten. Door het individu, de cliënt en de overgangen die deze maakt als gevolg van zijn ziekte, handicap of beperking, centraal te stellen en de zorg daaromheen te organiseren levert de samenwerking het doel dat we met elkaar willen nastreven: kwaliteit van de zorgverlening. Uiteraard kan het efficiënter werken daarvan een onderdeel zijn, maar het moet niet maatgevend zijn.

- *Acceptatie van de complexiteit van de langdurige zorg.* Langdurige zorg is vaak complexe zorg. Mevrouw Van Dam uit onze casus aan het begin van dit hoofdstuk kan ook nog diabeet zijn, en prednison gebruiken voor haar spierreuma. Dit maakt dat de zorg voor deze cliënten per definitie in samenwerking met andere zorgverleners, van familie tot specialisten in het ziekenhuis georganiseerd zou moeten worden. De vraag is vaak wie daarbij dan de regie neemt.
- *De noodzaak van samenhang.* Professionele zorgverleners kunnen niet meer vanuit hun eigen discipline vorm en inhoud geven aan de zorg voor chronisch zieken. Zij zullen open moeten staan voor de inbreng van anderen en elkaars positie en rol moeten accepteren en daar gebruik van moeten maken. Door betere overdracht, betere samenwerking en afstemming van werkwijzen kan de kwaliteit nog veel verbeterd worden, en kunnen kosten worden gereduceerd door hulpmiddelen of materialen adequater in te zetten.
- *De kwaliteit van de samenwerkingsrelatie.* Vraaggericht werken vraagt een andere houding en andere vaardigheden van de zorgverleners. Openstaan voor het perspectief van de cliënt, professionele inzichten bespreken in plaats van opleggen, investeren in de relatie met de cliënt zijn hierbij noodzakelijk. Ditzelfde geldt vanzelfsprekend ook voor de kwaliteit van de samenwerkingsrelatie tussen hulpverleners onderling. Ook hier is oog hebben voor het perspectief van de ander, het investeren in de relatie en het bespreken van opties in plaats van je mening aan een ander opleggen belangrijk.
- *Anders organiseren en nieuwe rollen.* Zorginstellingen zoeken naar nieuwe samenwerkingsverbanden vanuit het oogpunt van kostenbeheersing. Op zichzelf een terechte insteek, zeker gezien de financiële aanslag van de zorgsector op het overheidsbudget. Het anders organiseren vanuit het oogpunt van de cliënt staat daarbij nog te weinig in de belangstelling. De verpleegkundige op hbo-niveau kan in haar rol van ontwerper en regisseur hieraan een belangrijke bijdrage leveren.

De competentieprofielen van de verpleegkundige laten stuk voor stuk haar actieve rol zien in de samenwerking met anderen, de coördinatie van de zorg en het vervullen van een regisseursrol. In de praktijk van alledag zien we echter nog vaak dat de arts of andere behandelaar deze rol op zich neemt. Verpleegkundigen hebben hierin nog veel vaardigheden en durf te ontwikkelen.

Van groot belang bij het ketensamenwerken is dus dat het niet kan gaan om standaardzorg vanuit het aanbod georganiseerd, maar juist zou moeten gaan om flexibele op maat afgestemde zorg. Om dat te bereiken moeten zorgverleners met elkaar communiceren, elkaar weten te vinden en vertrouwen hebben in elkaars professionaliteit.

Instellingen zouden professionals moeten steunen in deze samenwerking en ze zouden het netwerken en leren van elkaar moeten stimuleren. Door de nieuwe samenwerkingsverbanden in de langdurende zorg, bijvoorbeeld door fusies van thuiszorginstellingen met verpleeg- en verzorgingshuizen, vervagen de grenzen tussen instellingen en werken zorgverleners en andere zorgdisciplines al veel meer transmuraal. Men leert andere culturen kennen, beïnvloedt elkaar en krijgt begrip voor elkaars handelwijze. Deze nieuwe manier van organiseren maakt ruimte voor professionele zorgverleners om over de grenzen van hun eigen 'schakel' heen te kijken.

In de volgende paragraaf staan enkele initiatieven centraal waaruit blijkt dat er wel degelijk goede voorbeelden te vinden zijn waar anderen van kunnen leren. Daarna volgt een paragraaf met enkele knelpunten die ook uit de literatuur bekend zijn.

6.4.2 GOEDE VOORBEELDEN UIT DE PRAKTIJK

In 2004 heeft ZonMw een inventarisatie uitgevoerd naar best practices rond de decubituszorg. Een best practice is hierbij gedefinieerd als een locatie waar een innovatie met bewezen en/of erkende meerwaarde ook daadwerkelijk wordt uitgevoerd in de praktijk. Ingewikkeld bij deze beschrijving is dat in de zorgsector nog niet zoveel evidence beschikbaar is over de meerwaarde van innovaties of vernieuwende praktijkvoering. Uit het ZonMw-onderzoek kwamen vier goede voorbeelden van regionale samenwerking naar voren. Tijdens het uitvoeren van het ZorgvoorBeter-traject bleek echter dat er veel meer regionale samenwerkingsverbanden rond decubitus zijn, die allemaal op hun eigen manier de overgangen van de ene instelling naar de andere willen verbeteren. Het is niet zinvol om hier alle voorbeelden te noemen, daarom een kleine selectie als voorbeeld en ter inspiratie voor anderen.

Prijswinnend voorbeeld
Het eerste voorbeeld is een project dat mede door een verpleegkundige is opgezet en door haar wordt uitgevoerd. Deze dermatologieverpleegkundige, Marga Koek heeft hiervoor in 2004 de NHS-Award gewonnen (Klaucke, 2005).
In het plan van aanpak en het draaiboek staat beschreven hoe men het

regionale decubitusprotocol voor decubituspreventie en -behandeling in een tijdsbestek van twee jaar in alle gezondheidszorginstellingen in de regio wil implementeren.

In dit regionale decubitusprotocol is een eenduidige manier van werken vastgelegd met als doel continuïteit in de zorg en in het handelen te realiseren. De basis van dit protocol kwam voort uit de CBO-richtlijn voor decubitus en de NHG-standaard. Met het implementeren van het regionale protocol wil men bereiken, dat decubitus minder voorkomt in deze instellingen door gezamenlijke inzet van kennis en middelen (Van der Schagt, 2005a en b). Voorwaarden om te kunnen implementeren waren goed geregeld in de vorm van een projectorganisatie en commitment van alle leden van het netwerk. Financiën en tijd waren hierbij goed geregeld.

Opvallend aan het project is dat het planmatig is aangepakt, met heldere doelen. Iedere deelnemer heeft onder begeleiding van de coördinator een eigen implementatieplan opgesteld. Ook de voorwaarden waren goed geregeld. Er is veel geïnvesteerd in het scholen van medewerkers. Uit de evaluatie blijkt dat het project geslaagd is, maar dat er nog aandacht nodig is voor borging op de langere termijn. Men wil blijvend investeren in de transmurale samenwerking op het gebied van scholing, overdracht en informatievoorziening.

Dit voorbeeld is niet uniek, er zijn meer goede voorbeelden van regionale samenwerking te vinden in de diverse regio's.

V&VN

Vanuit de Vereniging voor Verpleegkundigen en Verzorgenden Nederland, de V&VN, zijn regiocoördinatoren actief om regionale netwerken te ondersteunen bij de opzet en de uitvoering van regionale verbeteractiviteiten of professionaliseringsactiviteiten. Binnen deze regio's wordt ook specifiek aandacht besteed aan decubitus en het samenwerken in de zorg daaromheen door diverse zorginstellingen. Dit gaat niet altijd via formeel geregelde samenwerkingsprojecten, maar soms ook via netwerken of werkgroepen.

In deze regionale netwerken richt de ondersteuning zich met name op de verpleegkundigen in de instellingen die als coördinator of initiator van een dergelijk netwerk soms een steuntje in de rug nodig hebben bij hun opzet en werkwijze.

De netwerken zijn redelijk verdeeld over het land. Meer informatie is te vinden op de website van de V&VN.

Sinds kort maakt ook het WCS-netwerk (Woundcare Consultant Society) van verpleegkundigen deel uit van de V&VN, waardoor ook hun netwerken rond decubitus een goede plek en ondersteuning kunnen krijgen.

LESA Decubitus

In 2004 is de Landelijke Eerstelijns Samenwerkings Afspraak, de LESA, over decubitus verschenen (Vriezen et al., 2004). Deze LESA geeft richtlijnen voor de samenwerking tussen huisartsen en wijkverpleegkundigen bij preventie en behandeling van decubitus, en houdt daarbij rekening met de verschillen in taken en verantwoordelijkheden.
De LESA geeft een kader aan waarbinnen men in regio's gemakkelijker samenwerkingsafspraken op maat kan maken. Met name criteria voor de keuze van verbandmiddelen en het verhelderen van de te hanteren begrippen vormen de basis voor een goede samenwerking tussen de huisartsen en wijkverpleegkundigen.
Het implementeren van de LESA's wordt gedeeltelijk opgepakt door instellingen zelf, gedeeltelijk door de NHG en ook binnen ZorgvoorBeter wordt hieraan aandacht besteed.

Ondanks de vele goede initiatieven en de vele projecten rond regionale samenwerking, blijkt het toch niet eenvoudig om een goed functionerende ketensamenwerking te organiseren. Juist om ervan te leren komen aandachtspunten voor goede samenwerking in de volgende paragraaf kort aan de orde.

6.4.3   KNELPUNTEN IN REGIONALE SAMENWERKING

Er is nog weinig onderzoek gedaan naar de manier waarop er in regionale samenwerkingsverbanden op het gebied van decubitus wordt samengewerkt. In opdracht van de AVVV, nu V&VN, is er vanuit het onderzoekscentrum van het UMC Radboud een onderzoek gedaan naar de bevorderende en belemmerende factoren in de regionale samenwerking specifiek in het netwerk van Nijmegen en omstreken (Litjens en Schoonhoven, 2004). Hoewel het een verkennend en kleinschalig onderzoek is, geeft het een heldere indruk van wat goed gaat, en wat verbeterd kan worden. Gecombineerd met knelpunten uit de algemene literatuur over ketens en ketensamenwerking ontstaat het volgende overzicht van knelpunten.

Overdracht en communicatie rond de overdracht

Het overdragen van de tot dan toe geleverde cliëntenzorg van de ene zorginstelling naar de andere blijkt nog steeds een knelpunt te zijn. De overdrachtsformulieren verschillen van elkaar, men gebruikt andere termen of gebruikt materialen of hulpmiddelen die volgens de eigen protocollen of richtlijnen niet gebruikt mogen worden.

Ook is de overdracht van de zorg vaak onvolledig. De risico's op decubitus, de tot dan toe gebruikte preventieve maatregelen, de wondbehandelingsmaterialen, de ingezette antidecubitusmatrassen of -kussens; het zijn allemaal aandachtspunten die in de overdracht genoemd zouden moeten worden, en die vaak ontbreken. In met name de langdurende-zorginstellingen komt dit voort uit het feit dat er toch al erg weinig gerapporteerd wordt over decubituspreventie en -behandeling. Ook is het niet gebruikelijk dat zorgverleners contact met elkaar opnemen bij overdracht van een cliënt. Gunstige uitzonderingen op deze constatering zijn de transmuraal werkende decubitusspecialisten, die juist bij overdrachten veel communiceren over de geboden zorg en de in de collega-instelling noodzakelijk te verstrekken decubituszorg.

Langzamerhand begint men te werken met decubitusregistratieformulieren, waarop ook aangegeven wordt welke maatregelen men heeft getroffen voor de preventie of de behandeling van decubitus. Het ontwikkelen van een gezamenlijk registratieformulier kan dit knelpunt oplossen.

Continuïteit in verbandmiddelen, matrassen en andere hulpmiddelen

In veel regio's verwijzen instellingen graag naar elkaar als het gaat om de plaats waar decubitus is ontstaan. Uiteraard kan het voorkomen dat een cliënt vanwege verslechtering van zijn situatie of om andere redenen decubitus ontwikkelt na een transfer naar een andere instelling. Vaak speelt dan het gebruik van verschillende materialen, matrassen, andere hulpmiddelen om decubitus te voorkomen of te behandelen. Voordat een nieuw behandelteam (het risico op) de decubitus heeft gesignaleerd en de juiste maatregelen heeft genomen, kan het voor een risicocliënt al tot gevolg hebben dat hij of zij een forse wond heeft opgelopen, die slecht geneest.

Het voorkómen van dit doorschuiven van de 'zwartepiet' lijkt in theorie niet zo moeilijk. Als iedereen in de keten hetzelfde protocol gebruikt, waarin afgesproken is welke materialen en middelen daarbij horen, is de continuïteit van de zorg om decubitus te voorkómen of te behandelen snel gewaarborgd. Het blijkt de kwaliteit van de zorg te verbeteren en een aantal voorbeelden uit de praktijk laten zien dat er zo ook fors bezuinigd kan worden op dit soort materialen.

Helaas spelen belangen van inkopers enerzijds en de leveranciers van dit soort materialen anderzijds vaak een belemmerende rol om tot een eenduidig pakket van middelen te komen.

Ook cliënten kunnen soms nogal aan bepaalde hulpmiddelen of materialen gehecht zijn. Met name in de thuiszorg is dit een punt van onderhandeling.

Kennistekort
Uit het onderzoek van Litjens, maar ook uit de ervaringen van Sneller Beter en ZorgvoorBeter blijkt dat zorgverleners globaal wel weten wat er in de CBO-richtlijn staat, maar dat er ook veel kennis ontbreekt. Het onderscheiden van decubitus en smetten of incontinentieletsel blijkt een probleem. Eveneens kent lang niet iedere zorgverlener de verschillende gradaties van decubitus. Ook is niet altijd de laatste stand van zaken rond preventieve maatregelen bekend. Het bieden van wisselligging door 30 graden verschillen in de houding is vaak onbekend. Ook het consequent aanbieden van wisselligging gebeurt in de dagelijkse praktijk nog erg vaak onvoldoende. Veel hulpverleners houden vast aan wat zij ooit geleerd hebben over decubituszorg, bijvoorbeeld stevig insmeren van kwetsbare drukplekken met vettige olie of beschermende zalven.
Een deel van het kennistekort is te wijten aan het bezuinigen op de interne opleidingen en scholingsactiviteiten in veel zorginstellingen. Men bezuinigt op de korte termijn en loopt hierdoor op langere termijn achterstanden en kwaliteitsverlies op.

Vraaggerichtheid in de samenwerking
Zoals hiervoor al aangegeven, lijkt de samenwerking in ketens of netwerken nog te vaak uit te gaan van de belangen of de efficiëntie van zorginstellingen. De invloed van de cliënt op dit soort organisatieafspraken is minimaal.
De nieuwe manier van denken over ketens, waarbij instellingen ondersteuning zouden moeten bieden bij het bewaken van de continuïteit en de kwaliteit van de zorg voor de cliënt, vindt steeds meer gehoor. Het realiseren van deze continuïteit en kwaliteit door de keten heen moet nog veel meer het uitgangspunt van handelen worden. Hiervoor is meer onderzoek nodig en meer instellingen die bereid zijn om te investeren in deze nieuwe manier van organiseren en werken.

Ketenregie
Ketensamenwerking ontstaat soms spontaan, maar meestal omdat een aantal zorgaanbieders gezamenlijk een knelpunt of een probleem signaleert. Vaak wordt er tijdelijk een projectgroep ingesteld en is een van de eerste vragen die beantwoord moeten worden: wat is ons doel, wie stuurt dit proces, en wie beslist wat we gaan doen. De regie over

het proces van het samenwerken en over de richting en de keuzes die gemaakt moeten worden vraagt om leiderschap. In de instellingen moet de 'trekker' van het geheel over een aantal competenties beschikken om het commitment voor samenwerken te organiseren en vast te houden; goed kunnen communiceren is hierbij essentieel. Men moet vertrouwen hebben in deze coördinator en een gezamenlijk doel moet helder zijn, evenals de werkwijze om het doel te halen.
Het voeren van de ketenregie is een complex geheel waarin verpleegkundigen heel goed een rol kunnen spelen, maar nog niet vaak als regisseur en als leider fungeren. Het is aan verpleegkundigen op hbo-niveau dit op te pakken, zodat de zorg voor de cliënt zo efficiënt en excellent mogelijk wordt uitgevoerd. Hier ligt nog een grote uitdaging en veel werk voor verpleegkundigen.

6.5 Afronding

In dit hoofdstuk staat ketensamenwerking op het gebied van decubitus centraal. De hbo-verpleegkundige heeft in de diverse schakels van de keten vaak verschillende rollen om de kwaliteit van de zorg en de continuïteit vorm en inhoud te geven. Deze rollen zijn soms heel helder te onderscheiden, maar vaak lopen ze door elkaar of versterken ze elkaar.
Met name bij het communiceren over de zorg in overdrachtssituaties kan de verpleegkundige, als zorgverlener, veel verschil maken voor de cliënt.
Ook in het inhoudelijk afstemmen van preventiebeleid en behandelvoorschriften ligt vooral voor de gespecialiseerd verpleegkundige een belangrijke taak.
Coachend zorgt de verpleegkundige in de minder somatisch gerichte zorginstellingen voor een goede decubituszorg, en kan zij ook als ontwerper veel bereiken in kwaliteitsverbetering.

In het complexe geheel van samenwerking tussen alle schakels in de keten organiseren verpleegkundigen, met name als regisseur, professioneel en cliëntgericht hun zorg en bewaken hun kwaliteit. Als ontwerper zijn zij vaak betrokken bij werkgroepen, netwerken of samenwerkingsconstructies waar de directe zorg kan worden verbeterd. Als beroepsbeoefenaar maken zij zich sterk voor de profilering en de verbetering van hun eigen professie.

Na het bestuderen van dit hoofdstuk heeft de verpleegkundige meer zicht op de organisatie en de complexiteit van de regionale samenwerkingsverbanden. Ook weet zij wat de meerwaarde ervan is, en waarom het kwaliteit van zorg verhoogt.

Verpleegkundigen die op hbo-niveau hun werk uitvoeren weten in hun eigen werksetting welke regionale zorginstellingen of professionals hun partners zijn in de samenwerking, zodat zij de cliënt zo goed mogelijke zorg kunnen bieden. Mevrouw Van Dam is hiervan het goede en dankbare voorbeeld.

Literatuur

Aa A van der, Konijn T. Ketens, ketenregisseurs en ketenontwikkeling. Utrecht: Lemma BV, 2001.
Arcares et al. Op weg naar normen voor verantwoorde zorg. Utrecht: Arcares et al., 2005.
AVVV, Algemene Vereniging voor Verpleegkundigen en Verzorgenden. Verpleegkundige werkzaam in de palliatieve zorg. Utrecht: AVVV, 2004.
Baan CA, Hutten JBF, Rijken PM (red). Afstemming in de zorg. Bilthoven: RIVM, 2003.
Buisman J, et al. Decubituszorg voor mensen met een verstandelijke handicap. TVZ 2004;114(12):48-51.
Carrier J. Integrated services for older people. Building a whole system approach in England. Londen: Audit commission, 2002.
Cremers H. Ketenimplementatie in de palliatieve zorg. Scriptie. Tilburg: Universiteit van Tilburg, 2006.
Halfens R, et al. Landelijk Prevalentieonderzoek Zorgproblemen 2006. Maastricht: Universiteit Maastricht, 2006.
Heuvel W van de. Revalidatie en participatie. Oratie. Maastricht: Universiteit van Maastricht, 2001.
IGZ, Inspectie voor de gezondheidszorg. Kwaliteit palliatieve zorg aan terminale patiënten in zelfstandige hospices. Den Haag: IGZ, 2002.
IGZ, Inspectie voor de gezondheidszorg. Ketenzorg bij chronisch zieken. Den Haag: IGZ, 2003.
IGZ, Inspectie voor de gezondheidszorg. Somatische zorg in de GGZ. Den Haag: IGZ, 2004a.
IGZ, Inspectie voor de gezondheidszorg. Decubitus doorgelicht: richtlijn onvoldoende in praktijk toegepast. Den Haag: IGZ, 2004.
IGZ, Inspectie voor de gezondheidszorg. Het resultaat telt 2005. Den Haag: IGZ, 2005.
IGZ, Inspectie voor de gezondheidszorg. Verpleeghuiszorg: kwaliteitsslag is gaande. Utrecht: IGZ, 2006.
Klaucke C. Samenwerking loont. Nursing 2005;1:14-5.
Lange J de, Staa AL van. Transities in ziekte en zorg; op zoek naar een nieuw evenwicht. Rotterdam: Kenniskring Transities in Zorg, Hogeschool Rotterdam, 2003.
LEVV, Landelijk Expertisecentrum Verpleging en Verzorging. Factsheets trends verpleegkundigen en verzorgenden. Utrecht: LEVV, 2006.
Litjens M, Schoonhoven L. Knelpunten en bevorderende factoren in de regionale samenwerking op het gebied van decubitus. Nijmegen: UMC Radboud, 2004.
Most M van der. Standaard en richtlijn Decubitus LVW geautoriseerd. Tijdschrift LVW 2004;4(4):4-6.
Nationale Denktank. Recept voor morgen. Eindrapport, 2006 (te downloaden via www.nationale-denktank.nl).

NPCF, Nederlandse Patiënten en Consumenten Federatie. Palliatieve zorg in de laatste levensfase. Utrecht: NPCF, 2004.

NPCF, Nederlandse Patiënten en Consumenten Federatie. Eerstelijnszorg voorop! Utrecht: NPCF, 2006.

Pool A, et al. Met het oog op de toekomst. Utrecht: NIZW, 2001.

Rosendal H. Ketenzorg voor chronisch zieken: mode of must. Lectorale rede. Leiden: Hogeschool, 2006.

Schagt GEG van der. Draaiboek 'Implementatie van het regionaal decubitusprotocol in Gooi zuid'. Hilversum: Stichting transmurale zorg Gooi en Vechtstreek, 2005a.

Schagt GEG van der. Plan van aanpak 'Implementatie van het regionaal decubitusprotocol in Gooi zuid'. Hilversum: Stichting transmurale zorg Gooi en Vechtstreek, 2005b.

Schumacher J, Konijn T, Nies H. Ketens in de langdurige zorg. Den Haag: Lemma BV, 2006.

Sciencia. Beroepscompetenties van de HBO GGZ verpleegkundige. Deventer: Sciencia, 2004.

Staa AL van. Transitiezorg is meer dan een goede transfer. TVZ 2004;114(6):18-23.

Stuurgroep Ontwikkeling differentiatie Academische Ziekenhuizen voor de hogere beroepsopleiding tot verpleegkundige en werkgroep Competentieontwikkeling. Jij maakt het verschil, beroepscompetenties voor hbo-opgeleide verpleegkundigen in Universitair Medische Centra. 2003 (op te vragen bij de VAZ (geen website) of te downloaden via de hbo-raad: www.hbo-raad.nl).

Taminiau F, Boer P de. De positie van de hbo-verpleegkundige binnen de algemene ziekenhuizen. Utrecht: Sectorfondsen Zorg en Welzijn, 2004.

Vriezen JA et al. Landelijke Eerstelijns Samenwerkings Afspraak Decubitus. Tijdschrift LVW 2004, december: 1-4.

Zelm R van, Ettema R. Continue registratie van decubituszorg in de praktijk. Tijdschrift voor Verpleegkundigen 2004;9:46-9.

Zelm RT van, Ettema R. De richtlijn decubitus en klinische indicatoren. Tijdschrift voor Verpleegkundigen 2004;9:42-5.

ZonMw. Inventarisatie Best Practices Decubitus. Den Haag: ZonMw, 2004.

Enkele in dit hoofdstuk genoemde relevante websites

www.decubitus-nederland.nl voor allerlei inhoudelijke informatie rond decubitus van het Decubitus Centrum van LEVV.

www.decubitus.be voor achtergrondinformatie over revalidatie en decubitus.

www.verpleeghuisartsen.nl voor informatie over de Salode-richtlijn en implementatie hulpmiddelen.

www.VenVN.nl voor informatie over de regionale netwerken van verpleegkundigen (voorheen AVVV).

www.hbo-raad.nl voor informatie over rollen en competenties van hbo-verpleegkundigen.

www.Cbo.nl voor informatie over verbeterprojecten in de ziekenhuizen en voor het downloaden van de richtlijn over decubitus.

www.zorgvoorbeter.nl voor informatie over verbetertrajecten in de langdurende zorgsector.

www.igz.nl voor informatie over onderzoeken naar kwaliteit in de zorg.

www.ketens-netwerken.nl voor allerlei informatie over ketens en netwerken; een samenwerkingswebsite van diverse kennisinstituten.

7 Leiderschap en decubitus

P. Quataert en drs. M. Crijns

Samenvatting

Decubituszorg is een verpleegkundige opdracht. De verpleegkundige decubitus- of wondconsulent met leiderschapskwaliteiten speelt een centrale rol in de regionale en instellingsgebonden organisatie van de preventie van decubitus door verandermanagement. Zij is verantwoordelijk voor de ontwikkeling en implementatie van het decubitus(preventie)beleid; fungeert als contactpersoon en consulent voor andere zorgverleners in en buiten de instelling en spreekt het management erop aan als het beleid niet op orde is.
Verpleegkundigen en verzorgenden zijn verantwoordelijk voor de uitvoering van het decubitus(preventie)beleid. Hoe meer zij zich professioneel identificeren met dat beleid, hoe groter de kans dat zij een klinische blik ontwikkelen die in een vroeg stadium risico's en beginnende decubitusvorming signaleert.

7.1 Inleiding

Uit onderzoek is steeds meer kennis beschikbaar over de wijze waarop decubitus voorkómen en behandeld kan worden (zie hoofdstuk 4). Maar handelt de praktijk ook naar die kennis? Zo niet, wat moet er dan gebeuren om niet-werkzame handelingen af te leren en nieuwe handelingen in de praktijk ingevoerd te krijgen? Het gaat hier om innovatie.
Leiderschap in de verpleging is een noodzakelijke voorwaarde voor een goede kwaliteit van zorg en het laten slagen van innovaties (Berwick, 2006). De invoering van zorginnovaties, zoals een actueel decubitusbeleid, kan niet zonder leiderschapskwaliteiten van verpleegkundigen en verzorgenden met expertise en kennis van het eigen vak.

In dit hoofdstuk worden elementen van leiderschap en veranderingsmanagement aangestipt, met tot slot een praktijkvoorbeeld.

7.2 Wat is leiderschap

Een definitie van leiderschap blijkt niet eenvoudig te geven. Leiderschap omvat zowel een persoonlijke eigenschap als kenmerken van een proces (Kets de Vries, 2001). Leiderschap is mogelijk het meest bestudeerde, maar nog steeds het minst begrepen gedrag (King en Cunningham, 1995).
Bij leiderschap gaat het over verantwoordelijkheid nemen en dat kun je in elke positie doen. Leiderschap kent drie elementen (Shaw, 2007; Van Muijen, 2003): de leider, de volgers en de setting (zie figuur 7.1). Het gaat daarbij steeds om de vraag naar de mate van 'fit' tussen de leider, de volgers en de setting.

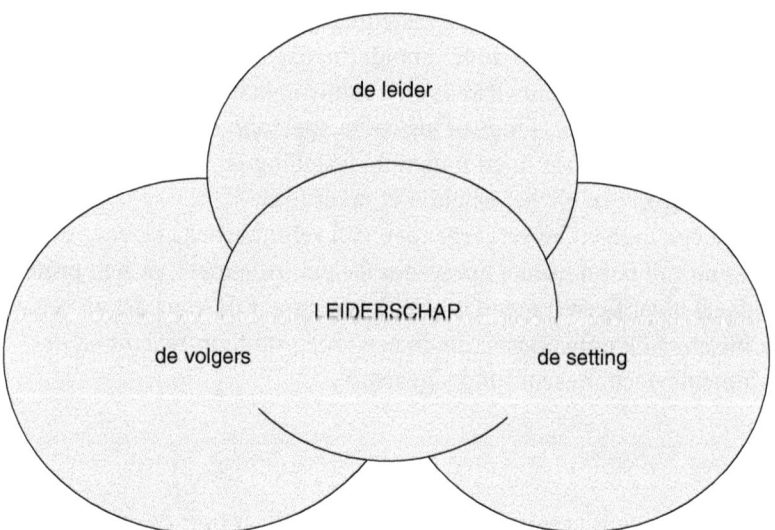

Figuur 7.1 *De leider – de volgers – de setting (ICN, 2007).*

De leider

Een leider beschikt over zowel persoonlijke als sociale competenties. Hij heeft visie en een strategisch vermogen, inlevingsvermogen, en gevoel voor organisaties. Hij is dienstbaar, communiceert, inspireert, zet anderen aan tot ontwikkeling en initieert veranderingen. Een leider kan conflicten hanteren en is in staat tot samenwerken en werken in een team. De leider is ook een optimist, neemt initiatief, is flexibel en heeft zelfinzicht en (zelf)vertrouwen. Een belangrijk aspect van een leider is emotiebeheer (Goleman, 2002). Wie in voor- en tegenspoed de emoties van degenen met wie hij samenwerkt door steun, oprechtheid en empathie positief weet te sturen, haalt het beste uit iedereen naar boven om een innovatie te laten slagen. Emoties en sfeer bepalen 20 tot 30% van de effectiviteit van het werk.

Enkele aspecten van modern leiderschap (naar Van de Kerkhof en Starren, 2001) staan in tabel 7.1. Hoe meer aspecten van leiderschap de leider bezit des te sterker deze zal zijn.

Tabel 7.1 Aspecten van leiderschap (naar Van de Kerkhof en Starren, 2001).

1 een bezielende visie hebben	10 van ervaring leren
2 daden bij het woord voegen	11 vertrouwen hebben
3 omgaan met weerstand	12 inspireren
4 de toekomst boven het heden stellen	13 een voorbeeld zijn
5 zorgen voor medewerkers	14 het belang van het werk inzien
6 mensen werven voor de zaak	15 het hart volgen zonder het hoofd te verliezen
7 handelen op het juiste tijdstip	16 eenzaamheid verdragen
8 samenwerken	17 integer zijn
9 goed luisteren	18 zelfkennis hebben

Volgers

Zonder volgers is er geen leider. Iemand kan in de ene situatie een volger en in een andere context een leider zijn. Volgers wisselen in motivatie, bereidheid tot verandering, betrokkenheid, geïnformeerd zijn, ervaring en vertrouwen. Een goede leider sluit aan bij de situatie van de volgers, zonder daarbij het doel van de verandering uit het oog te verliezen. Niet iedere volger hoeft in alle opzichten gemotiveerd te zijn voordat hij kan deelnemen aan de verandering.

De setting

De setting waarbinnen leiderschap zich afspeelt kan zeer divers zijn. Voorbeelden zijn een zorginstelling, een afdeling, een beroepsorganisatie, een project, een werksituatie. Overal en in iedere situatie dat er sprake is van het behalen van een doel of volbrengen van een taak wordt leiderschap zichtbaar. In de setting voor decubituszorg komen in alle gevallen patiënten voor.

Leiderschap dat gebaseerd is op en voortkomt uit expertise en kennis van het eigen vak noemen we *vakinhoudelijk leiderschap*. Deze vorm van leiderschap is *niet* per se gebaseerd op een hiërarchische relatie. Het is het leiderschap van een deskundige, bijvoorbeeld een verpleegkundige met als aandachtsgebied decubitus. Naast directe patiëntenzorg is zij erop gericht dat het decubitusbeleid wordt ontwikkeld en nageleefd conform de aanbevelingen uit de richtlijnen.

Wanneer er op de afdeling nog geen beleid op het gebied van decubitus is, kan de vakinhoudelijk leider met kennis van verandermanagement het decubitusbeleid helpen invoeren.

7.3 Verandermanagement

Het invoeren van veranderingen vraagt om kennis van de vakinhoud, zoals bij decubitusbeleid, naast kennis van de processen die met veranderingen gepaard gaan. De vakinhoudelijk leider kan die processen sturen en bewaken. Een veranderproces kan de volgende elementen bevatten (Boyett en Boyett, 1999):
- Er is onvrede over de huidige situatie: decubitus komt vaak voor.
- Beschrijf de gewenste situatie helder en eenduidig: er ontstaat geen decubitus bij patiënten.
- Zet concrete stappen in de richting van de nieuwe situatie: werken volgens de richtlijn.
- Ontwikkel een meeslepende visie: een afdeling zonder decubitus.
- Mik op aantoonbare prestaties: werk volgens de richtlijn en laat dat zien door het monitoren van proces- en uitkomstindicatoren.
- Communiceer, communiceer, communiceer: geef gevisualiseerde feedback van de monitoring.
- Maak een (werk)groepje voortrekkers: zij helpen elkaar en anderen het decubitusbeleid na te leven.
- Evalueer het beleid, bespreek de weerstanden en bedenk oplossingen.
- Houd de verandering vast: decubitusincidentie is een parameter in de beleidscyclus.

Vaak treedt er weerstand op bij het invoeren van veranderingen. Daar kunnen verschillende redenen voor zijn: angst om te falen, geen nut zien in de verandering, geen tijd ervoor (over) hebben. Er zijn verschillende factoren en strategieën die het veranderingsproces beïnvloeden. De factoren verschillen per fase van het veranderingsproces. Grol onderscheidt de fasen van oriëntatie, inzicht, acceptatie, verandering en behoud van verandering (Grol, 2006). Zie hiervoor ook hoofdstuk 11 Implementatie. Het is belangrijk in iedere fase de juiste maatregelen te nemen, zodat de verandering geleidelijk wordt ingevoerd. Ook het mogen 'oefenen' met nieuwe werkwijzen is belangrijk.

Als je bijvoorbeeld niet gewend bent om bedlegerige patiënten wisselhouding te geven mag je jezelf een paar weken de tijd gunnen voordat je daar routine in hebt.

7.4 Decubituszorg in de praktijk

Deze paragaaf beschrijft concreet de manier waarop decubituszorg in een instelling en in de regio/keten vorm kan krijgen door vakinhoudelijk leiderschap. De tekst is het resultaat van een interview dat journaliste Miebet van der Most had met Peter Quataert over de organisatie van de decubituszorg in Zeeuws-Vlaanderen. Peter Quataert is verpleegkundig specialist decubitus- en wondzorg in het ZorgSaam Ziekenhuis in Zeeuws-Vlaanderen en ten tijde van het interview voorzitter van de landelijke organisatie V&VN Decubitus en Wondconsulenten. Hij liet zich voor de definitieve inhoud adviseren door Adrie Goetheer, verpleegkundig specialist bij Thuiszorg ZorgSaam.

Preventie van decubitus is een belangrijk aandachtsveld voor verpleegkundigen en verzorgenden. Ondersteuning door het management is een onmisbare voorwaarde bij de preventie van decubitus. Zo dient iedere instelling te beschikken over een decubitus*beleid* waarin kosten en baten van kwalitatief goede preventieve zorg worden afgewogen en effectieve maatregelen worden getroffen, zodat verpleegkundigen en verzorgenden hun werk goed kunnen doen.
Op het niveau van de patiënten*zorg* moeten collega's, artsen en anderen die rechtstreeks bij de behandeling en verpleging van patiënten betrokken zijn, handelen vanuit de overtuiging dat preventie van decubitus een kenmerk is van kwalitatief goede basiszorg.
Voorts moet een *regionaal netwerk* van hulpverleners of consulenten decubituszorg de lokale en regionale continuïteit en kwaliteit van de decubitus door leiderschap garanderen. Voorwaarde voor het goed functioneren van zo'n netwerk zijn open, persoonlijke samenwerkingsrelaties.

In 2004 verscheen een plan voor de preventie van decubitus in het ZorgSaam Ziekenhuis in Zeeuws-Vlaanderen (Quataert, 2004):

> 'Uit de prevalentie onderzoeken blijkt dat onder meer het geven van wisselligging, hielen vrijleggen en het geven van voorlichting nog zeer sporadisch plaatsvindt. Zowel de patiënt als de hulpverlener lijken over onvoldoende kennis te beschikken met betrekking tot de decubitusproblematiek. In dit preventieplan worden interventies

gepresenteerd. Het plan is gericht op het veranderen van het gedrag van de patiënt en de hulpverlener zodanig dat het nieuw aangeleerde gedrag een positieve invloed heeft op het nemen van gerichte preventieve maatregelen. Het preventieplan wordt ziekenhuisbreed ingevoerd en is gericht op de bed- en (rol)stoelgebonden patiënt met een verhoogde kans op het ontstaan van decubitus.'

7.4.1 BESTUUR EN MANAGEMENT

Effectief decubitusbeleid is het resultaat van de wisselwerking tussen (bottom-up) signalen van de werkvloer over het vóórkomen van decubitus en de maatregelen die het management neemt (top-down) om preventie van decubitus en decubituszorg door verpleegkundigen en verzorgenden mogelijk te maken. Er kan niet genoeg benadrukt worden dat het bestuur van een zorginstelling zich bewust moet zijn van zijn zorgplicht met betrekking tot decubitus en verantwoordelijkheid dient te nemen voor het tot stand komen van preventief beleid. De aanname dat goede verpleegkundigen wel zullen zorgen dat er geen decubitus ontstaat, mist iedere grond. Gerichte maatregelen en adequate materialen zijn onmisbare voorwaarden voor goede zorg. Verpleegkundigen moeten in staat gesteld worden decubitus te voorkomen.

Om het bestuur van de instelling te overtuigen van de noodzaak van een decubitusbeleid kan men het best aansluiting zoeken bij het Landelijk Prevalentieonderzoek Zorgproblemen (Halfens e.a., 2005). De landelijke en instellingsgebonden registratiegegevens die jaarlijks uit het onderzoek komen, laten zien wat de prestatie is van de instelling op het gebied van preventie, respectievelijk het vóórkomen van decubitus. Aan de hand van de gegevens uit het onderzoek kan iedere instelling de eigen prestaties vergelijken met die van soortgelijke instellingen en met landelijke gemiddelden. Het kan altijd beter.

Cijfers over het vóórkomen van decubitus behoren tegenwoordig tot de prestatie-indicatoren van een instelling. Een hoge incidentie van decubitus is voor Inspectie en publiek een indicatie dat de kwaliteit van de zorg in een instelling niet optimaal is. Raden van Bestuur hebben baat bij eenieder die iets aan preventie wil doen.

7.4.2 DECUBITUSCONSULENT

Inventariseren en overtuigen

Als bestuur en management overtuigd zijn van de noodzaak van een effectief decubitusbeleid, kunnen zij het beste een decubitusconsulent met leiderschapskwaliteiten aanstellen om dat beleid ook te ontwikkelen. Zo is Quataert zelf ook in 1995 begonnen in zijn ziekenhuis.

Het uitgangspunt voor de werkzaamheden van de decubitusconsulent zijn de registratiecijfers. Die kunnen afkomstig zijn uit het Landelijk Prevalentieonderzoek Zorgproblemen of uit een incidentiemeting die de instelling dan wel de decubitusconsulent op eigen initiatief laat verrichten. De cijfers geven een beeld van de omvang van het probleem; zij maken duidelijk dat het ernst is, dat je er als zorgverlener niet langer je schouders over kunt ophalen. Met name verpleegkundigen en verzorgenden moeten decubitus voorkómen. De decubitusconsulent kan dat bewustzijn als uitgangspunt gebruiken. Zij bezoekt de afdelingen, legt uit wat het doel van haar komst is, kijkt goed rond en signaleert. Wat zijn op deze afdeling de belemmeringen voor goede decubituspreventie? Ligt het aan de werkdruk dat de zorg niet optimaal is? Is er voldoende antidecubitusmateriaal beschikbaar? Hoe staat het met de kennis over het ontstaan van decubitus en daarmee samenhangend het risicobesef bij verpleegkundigen? Hebben zij vaardigheden ontwikkeld om decubitus te voorkómen? En wat weten patiënten over het risico op decubitus? Waarschuwen ze tijdig als ze een beginnende decubitus vermoeden? Of niet?

Beleid ontwikkelen
Als de decubitusconsulent een beeld heeft van de status-quo wat betreft de preventie van decubitus in de instelling, ontwikkelt zij op basis daarvan beleid. Vier elementen zijn van belang:
1 Het inventariseren van tekorten aan (preventie)materiaal en middelen, plus het berekenen van de kosten die het blijvend opheffen van deze tekorten met zich meebrengt.
2 Het inventariseren van kennistekort bij het verplegend en verzorgend personeel en het formuleren van een basis- respectievelijk bijscholingsprogramma over decubituszorg. Het e-learningprogramma over decubitus van het LEVV is daarvoor uitstekend geschikt (LEVV, 2005).
3 Het overtuigen van de Raad van Bestuur dat goede decubituspreventie op den duur goedkoper is dan het laten voortduren van de risico's. De materiële kosten van decubituszorg kunnen immers flink oplopen, terwijl de imagoschade bij een (te) hoge incidentie aanzienlijk kan zijn in een tijd dat prestatie-indicatoren van instellingen toegankelijk zijn voor het publiek. Niettemin is een overtuigende presentatie lastig en deze vraagt grondige kennis van de materie.
4 Het ontwikkelen van een decubituspreventie- en behandelingsprotocol op basis van de CBO-richtlijn 2002, respectievelijk de LESA- of Saloderichtlijn, waarin ook alle benodigde informatie over metho-

den en materialen te vinden is. Bij de ontwikkeling van het protocol dienen zoveel mogelijk zorgverleners te worden betrokken om het draagvlak in de instelling zo groot mogelijk te maken. Het protocol moet worden opgenomen in een goed toegankelijk protocollen- of kwaliteitshandboek.

Beleid implementeren

Behalve deelname aan het Landelijk Prevalentieonderzoek Zorgproblemen, de bijscholing van verpleegkundigen en verzorgenden, het ontwikkelen en updaten van protocollen en het aanschaffen van adequaat materiaal moet er nog het een en ander gebeuren om decubituspreventie te verankeren in het beleid van de instelling.

1 Er moeten duidelijke *procedures* komen voor het snel ter beschikking stellen van antidecubitusmaterialen en -middelen en voor het periodiek technisch onderhoud van de materialen.
   Ook moet er een *budget* komen voor het huren van kostbare, hoogtechnologische antidecubitusmatrassen of -bedden.
2 Het is aan te bevelen een gevalideerd *decubitus incidentieformulier* in te voeren dat de verpleegkundige of verzorgende voor iedere bed- of rolstoelgebonden patiënt invult; liefst bij iedere conditieverandering (zie bijlage 1). De voordelen hiervan zijn:
   – onderzoeksgegevens naar het vóórkomen van decubitus en van risicofactoren in de instelling zijn voortdurend actueel;
   – betere inschatting van risicofactoren maakt een meer gerichte inzet van preventieve maatregelen mogelijk en een betere beoordeling van de effectiviteit ervan;
   – de kennis en het verantwoordelijkheidsgevoel van verpleegkundigen en verzorgenden inzake decubitus neemt toe.
3 Er is een *voorlichtingsfolder* nodig voor patiënten en mantelzorgers met informatie over decubitus, de risicofactoren en de preventieve maatregelen die patiënten en mantelzorgers zelf kunnen treffen (zie bijvoorbeeld de folder van WCS/OZL/LEVV uit 2007). Dit mes snijdt aan twee kanten: de patiënt leert zelf verantwoordelijkheid te nemen voor het voorkómen van decubitus en de verpleegkundige of verzorgende die de folder uitreikt, heeft daardoor vanzelf meer aandacht voor voorlichting over decubitus.
4 Gegevens over decubituspreventie en -behandeling en het invullen van het decubitus incidentieformulier zijn vaste onderdelen van het *verpleegplan*.
5 De resultaten van de incidentiemeting worden opgenomen in het *kwaliteitsjaarverslag*.

6 De *verpleegkundige decubitusconsulent* levert een bijdrage aan de decubituspreventie door zo nodig direct verpleegkundige zorg te bieden, deskundigheidsbevordering van verpleegkundigen en verzorgenden te organiseren en – uiteraard – op te treden als consulent. Ook levert zij een bijdrage aan het kwaliteits- en zorgbeleid van de instelling en doet zij onderzoek naar de preventie en behandeling van decubitus of levert daar een bijdrage aan. Zij is op de hoogte van en zo mogelijk actief betrokken bij de landelijke ontwikkelingen op het gebied van decubituszorg. In feite functioneert zij als vakinhoudelijk rolmodel. Door haar professionele deskundigheid inspireert zij collega's tot optimaal verpleegkundig optreden bij (de preventie van) decubitus.

7.4.3 REGIONAAL DECUBITUS NETWERK

Ook onderlinge werkcontacten zijn van groot belang, zeker als het gaat om overdracht van zorg van individuele patiënten. Een patiënt die van het ziekenhuis weer naar huis of naar een verpleeghuis gaat, moet toch de zorg krijgen die nodig is. Dus is in het ZorgSaam Ziekenhuis de decubitusconsulent zelf bij de overdracht van zorg van patiënten betrokken en adviseert deze de thuiszorg, respectievelijk de intramurale instellingen over decubituszorg en aan te wenden materialen. Zowel de deskundigheid, het leiderschap als de functie van de decubitusconsulent maakt deze tot de spin in het web van de regionale decubituszorg. Hierna wordt beschreven hoe dit in Zeeuws-Vlaanderen in zijn werk is gegaan.

Decubitus Werkgroep
De adviezen bij de overdracht van verpleegkundige zorg aan verpleegkundigen in regionale verpleeg- en verzorgingshuizen en aan wijkverpleegkundigen bij de thuiszorg waren aanvankelijk aanleiding tot veel vragen en zo ontstond algauw een Regionale Decubitus Werkgroep. Daarin participeerden: een kwaliteitsmedewerker uit een verpleeghuis, een verpleeghuisarts, een afdelingshoofd van een verpleeghuis, een verpleegkundig specialist van de thuiszorg, een teamleider uit een verzorgingshuis, een verzorgende uit een verzorgingshuis en een verpleegkundige uit de verstandelijk gehandicaptenzorg. Deze werkgroep was gemakkelijk te organiseren, omdat alle instellingen zijn verenigd in het Zeeuws-Vlaams Zorgoverleg (ZVZO). Om zicht te krijgen op de stand van zaken wat betreft de kwaliteit van de decubituszorg en -preventie in de hele regio werd in de werkgroep besloten tot een prevalentiemeting; dit betrof in totaal 2300 patiënten.

Op basis van de resultaten van de meting werd een analyse gemaakt van de problematiek en een gezamenlijk actieplan opgesteld.

Actieplan
De belangrijkste stappen van het actieplan waren het ontwikkelen van een regionaal protocol voor de preventie van decubitus én een protocol voor wond- en decubituszorg (zie bijlage 2 en 3).
Ook het regelen van bijscholing voor verpleegkundigen en verzorgenden uit alle instellingen maakte deel uit van het plan.
Het preventieprotocol werd ontwikkeld op basis van het NIGZ-protocol dat het voordeel van de eenvoud heeft. Voordat het in werking trad, is het voorgelegd aan huid-, huis-, en verpleeghuisartsen uit de regio. Het behandelingsprotocol – gebaseerd op de WCS-richtlijn (zie bijlage) – had een iets ingewikkelder wordingsgeschiedenis: daarbij waren dertig professionals uit alle instellingen in de regio betrokken, van chirurgen tot verpleegkundigen. In vier bijeenkomsten van twee uur kreeg het protocol vorm. Een voordeel van die bijeenkomsten was dat iedereen elkaar goed leerde kennen.
Voor de bijscholing van verpleegkundigen en verzorgenden is aanvankelijk gebruikgemaakt van een informatiemap en cd-rom met diverse cursussen; sinds 2006 is dit het e-learningprogramma van het LEVV. Dat programma wordt afgesloten met een toets en heeft het voordeel dat er thuis aan gewerkt kan worden. Driehonderd zorgverleners hebben inmiddels (eind 2007) het programma met goed resultaat afgesloten.

Decubitus Netwerk Zeeuws-Vlaanderen
In feite is er niet veel voor nodig om goede decubituspreventie te garanderen. Aandacht voor en kennis van de risico's bij zorgverleners, het management en bij patiënten en de beschikbaarheid van goede materialen zijn voldoende. Decubituspreventie en -zorg zijn onderdeel van goede, professionele basiszorg van verpleegkundigen en verzorgenden. Om ieders aandacht en kennis op peil te houden dienen instellingen te beschikken over hulpverleners met specifieke aandacht voor decubitus. In Zeeuws-Vlaanderen heeft iedere instelling – in het kader van het actieprogramma – één of twee contactpersonen aangewezen die zijn aan te spreken op de decubituspreventie en -zorg in hun organisatie. De meeste verpleeghuizen hebben tevens een decubituscommissie die het beleid in het eigen huis aanstuurt. Bij Thuiszorg ZorgSaam wordt in de 'assortimentcommissie', die adviseert over de aanschaf van uitleenmaterialen, besproken welke antidecubitusmaterialen nodig zijn. Een verpleegkundig specialist heeft zitting in

die commissie. Zij treedt ook op als consulent bij decubitusproblemen en regelt de bijscholing van de thuiszorgmedewerkers.

Samen vormen de – veertig! – contactpersonen uit de regio het Decubitus Netwerk Zeeuws-Vlaanderen. De werkgroep die indertijd het initiatief tot samenwerking nam, fungeert inmiddels als bestuur; de werkgroepleden zijn allen ook contactpersoon. Het netwerk is onderdeel van het Zeeuws-Vlaams Zorgoverleg, waarin alle directeuren van de Zeeuws-Vlaamse zorginstellingen zitting hebben.

De werkgroep organiseert jaarlijks een bijeenkomst voor alle contactpersonen waarop scholing wordt gegeven. Ook wordt er gediscussieerd over het decubitusbeleid. Het beleid dat in de werkgroep wordt ontwikkeld komt via de contactpersonen in de instellingen terecht – en omgekeerd. Een verpleegkundig specialist biedt zo mogelijk instructie en ondersteuning bij het omzetten van beleidsvoornemens in de praktijk, ook in andere instellingen in de regio. Om de twee jaar organiseert de werkgroep een symposium over decubitus- en wondzorg.

De patiënt centraal

Het netwerk bestaat uit de contactpersonen, die niet alleen de zorgpraktijk in hun eigen instelling kennen, maar bijvoorbeeld door verwijzing en overdracht, ook inzicht hebben in wat er bij de anderen gebeurt. Mocht het beleid in een instelling tekortschieten, dan kan dat in het netwerk gesignaleerd worden en via het netwerk, de werkgroep of desnoods het Zorgoverleg van directeuren kan dan actie worden ondernomen. Dat leidt eigenlijk nooit tot strijd of conflicten, want de kracht van het netwerk is dat het draait om het realiseren van goede zorg voor de patiënt. Het belang van de patiënt is het uitgangspunt. Zo voorkom je concurrentie- en prestigegevechten.

Indicatiebeleid AWBZ

In de praktijk zijn er nog wel wat hobbels te nemen. Zo is er het probleem van de functie-indeling in de AWBZ en de daarmee samenhangende functionele financiering: een probleem dat vooral in de thuiszorg speelt. De indicatieadviseurs van de Centrale Indicatieorganen Zorg (CIZ) hebben de neiging de complexiteit van de decubituspreventie en -zorg niet als verpleegkundig probleem te zien, maar als iets wat binnen de functie lichamelijke verzorging kan worden opgelost. Als de thuiszorgorganisatie vanwege de complexiteit toch een verpleegkundige inzet, ontstaat een financieel probleem. De betaling volgt namelijk de indicatie. Over dit lastige probleem zijn in Zeeuws-

Vlaanderen inmiddels gesprekken gaande met het Zorgkantoor, waarbij ook het Zorgoverleg een rol speelt.

Apothekers

Er zijn eigenlijk geen 'slechte' materialen en middelen meer op de markt die in de regio worden ingezet bij de decubituspreventie en -zorg. Het een werkt beter in de ene situatie, het andere beter in de andere. Daarom worden in de regionale protocollen zoveel mogelijk de generieke namen gebruikt en merknamen vermeden. Wel heeft de werkgroep bij het ontwikkelen van het behandelprotocol groots ingezet op de relatie met de apothekers in de regio. Uiteindelijk zijn apothekers ook inkopers. Daarom is het van belang dat zij weten welke materialen en middelen de voorkeur hebben, zodat zij die op voorraad houden. Door de goede samenwerking zijn er eigenlijk weinig materiaalproblemen in de regio.

ICT

Het zou overdreven zijn om te zeggen dat wordt uitgezien naar het Elektronisch Patiëntendossier. De ontwikkelingen op ICT-gebied worden rustig afgewacht. Wel kan het elektronisch dossier goede diensten bewijzen bij het monitoren van patiënten. Als het maar niet in de plaats komt van een persoonlijke zorgoverdracht. Er is wel enthousiasme voor de mogelijkheden die teleconsulting biedt. Het is bijvoorbeeld praktijk dat de decubitusconsulent via de e-mail foto's van wonden krijgt toegestuurd met de vraag die te beoordelen en te adviseren over behandeling. En het netwerk heeft natuurlijk ook veel baat gehad bij bijscholing via e-learning.

Literatuur

Berwick DM. Succesfull innovation strategies, keynote speech tijdens congres Kennis Beter Delen III, 23 maart. Veldhoven: ZonMw, 2006.
Boyett JH, Boyett JT. De goeroegids, een kritisch overzicht. Zaltbommel: Thema, Nederlandse editie, 1999.
Davidson PM, Elliott D, Daly J. Clinical leadership in contemporary clinical practice: implications for nursing in Australia. Journal Nursing Management 2006 Apr;14(3): 180-7.
Goleman D, Boyatzis R, McKee A. Het nieuwe leiderschap, emotionele intelligentie voor managers. Amsterdam/Antwerpen: uitgeverij Contact, 2004.
Grol RTPM, Wensing MJP. Implementatie: effectieve verandering in de patiëntenzorg. Maarssen: Reed Business Information, 2006.
Halfens RJG, Janssen MAP, Meijers JMM, Mistiaen P. Rapportage resultaten Landelijke Prevalentiemeting Zorgproblemen. Maastricht: Universiteit van Maastricht/NIVEL, 2005.

Harrow D, Foster J, Greenwood J. Evidence and leadership. Contemporary Nurse, 2001 Sep;11(1):9-17.
Hurst K. A review of the nursing leadership literature. Londen: Kings Fund, 1996.
Kerkhof T van de, Starren H. De 21 geboden van modern leiderschap. Amsterdam: Business Contact, 2001.
Kets de Vries M. Leiderschap ontraadseld. Amsterdam: Uitgeverij Nieuwezijds, 2001.
King K, Cunningham G. Leadership in nursing more than one way. Nursing Standard 10, 12, RCN Nursing Update 1995:3-9.
LEVV. E-learning Decubitus. Utrecht: LEVV, 2005 (www.levv.nl; www.decubitus-nederland.nl).
Muijen JJ van. Leiderschapsontwikkeling: het hanteren van paradoxen. Oratie uitgesproken tijdens aanvaarden ambt van hoogleraar psychologie in het bijzonder van personal development en leadership development. Breukelen: Universiteit Nyenrode, 2003.
Quataert P. Preventieplan decubitus, divisie Ziekenhuis. Verkrijgbaar bij de geïnterviewde Peter Quataert (quataert@zeelandnet.nl), 2000.
Shaw S. Nursing leadership. International Council of Nursing. Oxford UK: Blackwell Publishing, ICN, 2007.

Aanbevolen literatuur
Woundcare Consultant Society (WCS), losbladig *Wondenboek*.
www.wcs-nederland.nl

Bijlage 1 Decubitus incidentie registratieformulier

ponsplaatje

Decubitus werkgroep
zeeuws-vlaanderen

1. *Ziektebeeld(en):* ....

2. *Aanwezigheid van decubitus?* ☐ Ja ☐ Nee

2.1. *Decubitus aanwezig sinds;*
 ☐ minder dan 2 weken ☐ tussen 2 weken en 2 maanden ☐ tussen 3 maanden en 6 maanden
 ☐ tussen 6 maanden en 1 jaar ☐ langer dan 1 jaar

2.2. *Decubitusgraad/plaats?*

	Graad 1	Graad 2	Graad 3	Graad 4
Stuit	☐	☐	☐	☐
Zitbeen	☐	☐	☐	☐
Heupbeen	☐	☐	☐	☐
Hiel rechts	☐	☐	☐	☐
Hiel links	☐	☐	☐	☐
....	☐	☐	☐	☐

3. *Gegevens patiënt*

3.1. *Mobiliteit*
 ☐ Mobiel ☐ loopt af en toe ☐ aan stoel gebonden ☐ bedlegerig

3.2. *Voedingstoestand*
 ☐ uitstekend ☐ toereikend ☐ ontoereikend ☐ zeer slecht

3.3 *incontinentie*
 ☐ geen ☐ af en toe urine ☐ regelmatig urine ☐ urine en faeces

4. *Preventie:*

4.1. *Algemeen*
 ☐ patiënt informeren (indien mogelijk infofolder) ☐ decubitusregistratieformulier invullen

4.2. *Opheffen van druk-, schuif-, wrijfkrachten in bed*
 ☐ wisselligging om de 3 uur ☐ 30graden zijligging ☐ voet/hoofdeind 30 graden omhoog
 ☐ cliënt in fowlerse houding ☐ bedgalg ☐ hielen vrijleggen
 ☐ anti-decubitusmatras ☐ Andere: ....

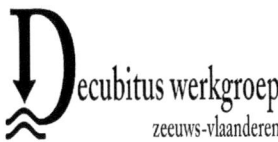

4.3. *Opheffen van druk-, schuif- en wrijfkrachten in rolstoel*
- liften ieder uur
- rolstoel achterover kantelen en voeten op de grond of op voetenbankje
- gebruik armleuning en voetensteun
- ergotherapeut inschakelen
- anti-decubituskussen
- Andere: ....

4.4. *Aandacht voor voedingstoestand*
- 1,5 liter vocht op 24 uur
- aanleggen voedselopname lijst
- extra calorieën en eiwitten
- diëtiste inschakelen
- Andere: ....

4.5. *Bescherming verweking huid t.g.v. bijv. incontinentie*
- neutrale zeep
- observatie risicoplaatsen 3x daags
- incontinentiemateriaal
- vette crème
- Cavilonspray
- Andere: ....

5. Behandeling decubituswond(en):

5.1 *Zwarte fase*
- necrotomie arts
- eusolparrafine
- NaCl 0,9%
- hydrogel
- alginaat
- Andere: ....

5.2. *Gele fase*
- hydrocolloïden
- NaCl 0,9%
- hydrogel
- alginaat
- schuimverband
- Andere: ....

5.3. *Rode fase*
- hydrocolloïden
- hydrogel
- wondfolie
- vette gazen
- alginaat
- schuimverband
- Vacuüm therapie
- Andere: ....

6. Consult:
- Diëtiste
- Consult. psych. verpl.
- ergotherapeut
- fysiotherapeut
- podotherapeut
- huisarts
- chirurg
- Andere: ....

a.u.b. aankruisen hetgeen van toepassing is

Bijlage 2 Regionaal protocol voor de preventie van decubitus

Protocol Decubituspreventie Zeeuws-Vlaanderen

Decubitus

Decubitus of doorliggen komt tot stand door inwerkende druk- en/of schuifkrachten op de weefsels. Hierbij kan een kortdurende hoge belasting van weefsels hetzelfde effect hebben als een langdurige lage belasting. Bij drukkrachten wordt weefsel tussen huid en bot samengedrukt. Bij schuifkrachten schuiven huid en onderliggend weefsel ten opzichte van elkaar. De bloedvaten knellen af en dat verstoort de doorbloeding, waardoor de cellen te weinig zuurstof en voedingsstoffen krijgen.

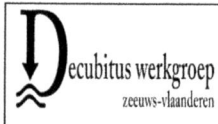

Risico factoren

Inwendig
- incontinentie
- dehydratie
- slechte voedingstoestand
- leeftijd
- mentale toestand
- neurologische factoren
- doorbloedingsproblemen
- stress
- infectie
- lichaamstype

Uitwendig
- drukkracht
- schuif- en wrijfkracht
- hygiëne
- bewegingsbeperkingen
- vocht
- medicijnen
- kleding (vnl. schoenen!)
- til- en heftechnieken

Risicoplaatsen

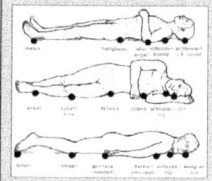

Mondelinge en schriftelijke voorlichting en instructie aan cliënt en mantelzorg

- informeer cliënt en mantelzorg over de verschijnselen van decubitus en over de risicofactoren
- informeer, instrueer en motiveer de cliënt en mantelzorg over preventieve maatregelen
- overhandig als hulpmiddel ter informatiebrochure "Preventie van decubitus"

Multidisciplinaire aanpak belangrijk bij decubituspreventie!
Waarschuw arts, raadpleeg diëtist, fysiotherapeut, ergotherapeut, podotherapeut,...

Preventie bij drukkrachten
Liggen
- stimuleer de patiënt te mobiliseren of zichzelf wisselligging te geven
- halve zijligging: 30°
- rugligging: hoofdeinde en beengedeelte van het bed 30° omhoog
- in bed wisselen van houding eens per 3 uur
- ontlast hielen door gebruik van kussen onder de onderbenen
- indien genoemde preventieve maatregelen onvoldoende zijn dan anti-decubitusmatras inzetten

Zitten
- in (rol)stoel de patiënt minimaal ieder uur (laten) liften/kantelen
- indien genoemde preventieve maatregelen onvoldoende zijn anti-decubituskussen inzetten

Preventie bij optreden van schuifkrachten
Liggen
- zet bed in Fowlerse houding zodat patiënt niet onderuit zakt
- gebruik bedgalg
- voorkom wrijving bij transfer d.m.v. het gebruik van rolmat en tillift
- adviseer badstofsokken
- patiënt halfnaakt verplegen (geen broek)
- niet te strak gespannen lakens

Zitten
- De (rol)stoel achterover kantelen en voeten op de grond of op voetenbankje plaatsen
- handhaven juiste houding: gebruik armleuningen en voetensteun
- bij zitproblemen of het ontstaan van decubitus ergotherapeut inschakelen

Preventie voedingstekort
- zorg voor minimaal 1,5 liter vocht per 24 uur
- noteer de voedselopname in het rapport of op lijst
- zorg voor voldoende inname van calorieën en eiwit
- Bij verdenking van voedingstekort of het ontstaan van decubitus diëtist inschakelen

Preventie ter verweking van de huid
- was de huid dagelijks met een neutrale zeep
- observeer de huid op de risicoplaatsen minstens 3x daags
- gebruik bij incontinentie geschikt incontinentiemateriaal
- **breng nooit een verblijfskatheter in ter preventie van decubitus!**
- bescherm de huid tegen verweking door middel van spray
- verzorg droge huid met vette crème

Quataert. (tel. 0115-688082)

Bijlage 3 Behandelingsprotocol

Algemeen wondbehandelingsprotocol Zeeuws-Vlaanderen

Wondclassificatie WCS	Doel	Behandeling
Zwarte fase		
Droge necrose zonder ontstekingsverschijnselen	• Droog houden	• Geen
Necrose met ontstekingsverschijnselen	• Necrose verwijderen	• Chirurgische necrotomie • Hydrogel onder wondfolie (1x daags) • Gazen gedrenkt in NaCl 0,9% of Eusol, evt. vette gazen en absorberend verband (2x daags)
Vervloeide necrose	• Necrose verwijderen • Wondvocht absorberen	• Chirurgische necrotomie • Wond uitspoelen (met douche of spuit) • Gazen gedrenkt in NaCl 0,9% of Eusol, evt. vette gazen en absorberend verband (1x daags) • Hydrogel op necrose en absorberend verband (om de 3 dagen of eerder indien er lekkage optreedt) • Alginaat met absorberend verband (om de 3 dagen of eerder indien er lekkage optreedt)
Gele fase		
Oppervlakkige gele wond met weinig exsudaat	• Granulatie stimuleren • Vochtig wondmilieu	• Hydrocolloïden (minimaal 3 dagen laten zitten) • Hydrogel en absorberend verband (1x daags) • Gazen gedrenkt in NaCl 0,9%, evt. vette gazen en absorberend verband (2x daags)
Oppervlakkige gele wond met veel exsudaat	• Granulatie stimuleren • Wondvocht absorberen	• Alginaat en absorberend verband (om de 3 dagen of eerder indien er lekkage optreedt) • Schuimverband (minimaal 2 dagen laten zitten)
Diepe gele wonden	• Granulatie stimuleren • Vochtig wondmilieu • Wondvocht absorberen	• Gazen licht gedrenkt in NaCl 0,9%, evt. vette gazen en absorberend verband (2x daags) • Alginaat en absorberend verband (om de 3 dagen of eerder indien er lekkage optreedt) • Schuimverband (minimaal 2 dagen laten zitten)
Rode fase		
Oppervlakkige rode wond	• Granulatieweefsel beschermen • Vochtig wondmilieu	• Hydrocolloïden (minimaal 3 dagen laten zitten) • Hydrogel en wondfolie (om de 3 dagen hydrogel vervangen) • Wondfolie (minimaal 3 dagen laten zitten) • Vette gazen en absorberend verband (om de 2 dagen)
Diepe rode wond	• Granulatieweefsel beschermen • Vochtig wondmilieu • Wondvocht absorberen	• Gazen gedrenkt in NaCl 0,9%, evt. vette gazen en absorberend verband (2x daags) • Hydrogel en wondfolie (om de 3 dagen) • Vette gazen en absorberend verband (om de 2 dagen) • Alginaat en absorberend verband (om de 3 dagen of eerder indien er lekkage optreedt)

Kwaliteit van zorg

drs. E.P. Poot

Samenvatting

De afgelopen jaren is de verantwoordelijkheid voor de kwaliteit van zorg verschoven van de overheid naar het veld. Dit is in gang gezet door de Kwaliteitswet zorginstellingen. Hierin wordt beschreven wat verantwoorde zorg is en dat deze wordt bereikt door bewust beleid en een kwaliteitssysteem. Een zorginstelling legt hierover verantwoording af in een kwaliteitsjaarverslag. Er zijn verschillende methoden om de kwaliteit van zorg te verbeteren. Dit zijn een klachtenregeling, melden van (bijna-)fouten, intervisie, kwaliteitsmodellen, patiëntenenquêtes, indicatoren en richtlijnen en protocollen. Het ontwikkelen van richtlijnen gebeurt door het beantwoorden van uitgangsvragen die zijn opgesteld aan de hand van een knelpuntenanalyse. Op basis van literatuuronderzoek en het raadplegen van experts worden aanbevelingen geformuleerd. Kwalitatief goede richtlijnen worden gelegitimeerd door Verpleegkundigen en Verzorgenden Nederland (V&VN).

8.1 Inleiding

Op 1 april 1996 is de Kwaliteitswet zorginstelling in werking getreden. Deze wet regelt waaraan een instelling moet voldoen om goede kwaliteit van zorg te kunnen leveren. Vóór 1996 lagen veel verantwoordelijkheden bij de overheid. De Kwaliteitswet zorginstellingen heeft als uitgangspunt dat de verantwoordelijkheden voor de kwaliteit van zorg verschuiven van de overheid naar het veld. In aanloop naar deze wet is een aantal conferenties georganiseerd waarin de omschrijving en afbakening van ieders taken en verantwoordelijkheden zijn besproken. De conferenties vonden plaats in Leidschendam en heten derhalve de Leidschendamconferenties. Deze zijn gehouden in 1989, 1990, 1995 en 2000. Aan de conferenties werd deelgenomen door de overheid en het veld. Het veld werd vertegenwoordigd door zorgaanbieders, beroepsbeoefenaren, zorgverzekeraars en patiënten- en consumentenorganisaties.

Naast de Kwaliteitswet zorginstellingen bestaan er andere wetten die van invloed zijn op de kwaliteit van zorg. Deze worden beschreven in hoofdstuk 12. Instellingen kunnen op verschillende manieren aan de kwaliteit van zorg werken. Daarvoor staan hun diverse instrumenten ter beschikking. In dit hoofdstuk wordt allereerst het begrip kwaliteit van zorg toegelicht. Er wordt beschreven welke partijen een rol spelen bij de kwaliteit van zorg. Verder wordt uitgelegd welke methoden instellingen kunnen gebruiken om te werken aan de kwaliteit van zorg. Tot slot wordt een paragraaf gewijd aan het ontwikkelen van richtlijnen.

8.2 Wat is kwaliteit van zorg?

Algauw wordt gezegd dat activiteiten zoals het maken van een decubitusprotocol of evidence-based practice (EBP), bijdragen aan de kwaliteit van zorg. Maar wat wil kwaliteit van zorg nu eigenlijk zeggen? Uit de Kwaliteitswet zorginstellingen blijkt dat er vier punten van belang zijn bij de kwaliteit van zorg. Dit zijn: verantwoorde zorg, bewust beleid, kwaliteitssystemen en kwaliteitsjaarverslag.

Verantwoorde zorg
Verantwoorde zorg wordt omschreven als zorg van een goed niveau die doeltreffend, doelmatig, patiëntgericht is en is afgestemd op de reële behoefte van de patiënt. Doeltreffend wil zeggen dat de zorg bijdraagt aan de gezondheid, het welbevinden en de kwaliteit van leven van de patiënt. Van decubitus, die gepaard gaat met pijn, kunnen we zeggen dat dit niet bijdraagt aan de gezondheid, het welbevinden en de kwaliteit van leven van de patiënt. Doelmatig betekent dat de kosten voor de zorgverlening in verhouding staan tot de resultaten. Zo moeten bijvoorbeeld de kosten voor het toepassen van een antidecubitusmatras ook daadwerkelijk leiden tot het voorkómen van decubitus, het moet dus effectief zijn. Patiëntgericht houdt in dat de zorg op een respectvolle manier wordt verleend. Het tegemoetkomen aan reële behoeften wil zeggen dat het zorgaanbod is afgestemd op de zorgbehoefte van de cliënt. Ook toegankelijkheid en veiligheid zijn omschrijvingen die we tegenkomen in het kader van kwaliteit van zorg.

Bewust beleid

Bewust beleid veronderstelt dat er doelbewust wordt gewerkt aan verantwoorde zorg. Hierbij is sprake van het systematisch bewaken, beheersen en verbeteren van de kwaliteit van zorg.
Hier gaat het om:
- het op systematische wijze verzamelen en registreren van gegevens;
- de gegevens toetsen aan verantwoorde zorg;
- zo nodig veranderingen doorvoeren.

Hierbij kan worden gedacht aan verschillende activiteiten. Deze zijn als volgt te categoriseren:
- gericht op het creëren van een noodzakelijke basis, zoals scholing, apparatuur en onderhoud gebouwen;
- gericht op het behouden en verbeteren van de zorg zelf, zoals het ontwikkelen van richtlijnen/protocollen, kwaliteitshandboek en opstellen klachtenregeling;
- gericht op evaluatie van de zorgverlening, zoals een patiënten-enquête, intercollegiale toetsing of het registreren van indicatoren;
- externe beoordeling, zoals visitatie door een onafhankelijke commissie.

Kwaliteitssysteem

Een kwaliteitssysteem veronderstelt dat er methodisch aan de kwaliteit van zorg wordt gewerkt. Hierbij is de kwaliteit een proces van bewaken, beheersen en (zo mogelijk) verbeteren van de kwaliteit van zorg (Sluijs en Wagner, 2000). Het belangrijkste doel is fouten te voorkomen en risico's te verkleinen (Sluijs et al., 2006). Het proces start met het formuleren van duidelijke kwaliteitsdoelstellingen. Onderdeel hiervan kan zijn welke doelstelling de instelling wil bereiken met decubitus, bijvoorbeeld het aantal voorkomende gevallen terugbrengen tot 5%.

De ontwikkeling van een kwaliteitssysteem verloopt via drie fasen: voorbereiding, procesbeheersing en verankering. In de voorbereidende fase stelt men stuur- en werkgroepen samen en wordt een plan van aanpak opgesteld. Hierin wordt beschreven hoe men de doelstellingen, bijvoorbeeld het verminderen van het vóórkomen van decubitus, wil gaan bereiken. In de fase van procesbeheersing worden kwaliteitsprojecten opgestart en wordt aan kwaliteitsverbetering gewerkt. Het plan van aanpak wordt als het ware uitgevoerd. Hierbij valt bijvoorbeeld te denken aan een project voor het verbeteren van de logistiek rondom antidecubitusmatrassen. In de fase van samenhang en verankering worden alle activiteiten met elkaar gerelateerd, is het gehele zorgproces in kaart gebracht, zijn verantwoordelijkheden vastgelegd en wordt periodiek gecontroleerd door middel van interne audits. Een audit is een systematische en onafhankelijke beoordeling of de kwaliteitsactiviteiten leiden tot het bereiken van de gestelde doelstellingen. Uit onderzoek blijkt dat bij 28% van de instellingen de interne audit onderdeel is van het kwaliteitssysteem (Sluijs et al., 2006).

Kwaliteitsjaarverslag

In een kwaliteitsjaarverslag legt een instelling verantwoording af voor haar kwaliteitsbeleid. Inmiddels voldoet 84% van de instellingen aan deze eis (Sluijs et al., 2006).

8.3 Welke partijen spelen een rol in de kwaliteit van zorg?

De kwaliteit van zorg wordt primair geregeld door het veld, te weten: zorgverzekeraars, patiënten, en zorgaanbieders. Dit is schematisch in figuur 8.1 weergegeven:

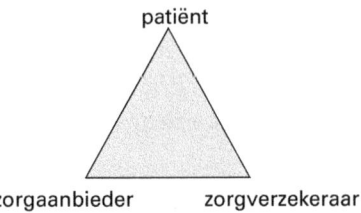

Figuur 8.1 *Schematische weergave van het veld.*

Daarnaast heeft de overheid een toezichthoudende rol. Deze rol wordt uitgevoerd door de Inspectie voor de Gezondheidszorg (IGZ).

Zorgverzekeraars

De zorgverzekeraars sluiten contracten af met de zorgaanbieders. Op deze manier kunnen ze de kwaliteit van zorg beïnvloeden. Wanneer de kwaliteit van zorg onder de maat is, kunnen ze bijvoorbeeld contracten niet verlengen.

Patiënten

Door de keuzevrijheid in de gezondheidszorg kunnen patiënten zelf kiezen bij welke zorgaanbieder zij hun zorg afnemen. Inzage in de kwaliteit van zorg krijgen zij via www.kiesbeter.nl of www.ziekenhuizentransparant.nl. Zo kan een toekomstig cliënt, naast andere factoren, een keuze maken voor een bepaalde instelling op basis van het vergelijken van het percentage decubitus dat in verschillende instellingen voorkomt. Op deze manier beïnvloeden cliënten de kwaliteit van zorg indirect. Meer direct beïnvloeden zij de kwaliteit van zorg wanneer zij de kwaliteit van zorg evalueren in bijvoorbeeld een patiëntenenquête, via een cliëntenraad of het indienen van een klacht bij de instelling dan wel de tuchtrechter.

Zorgaanbieders

Zorgaanbieders in termen van de Kwaliteitswet zorginstellingen zijn zowel instellingen, ziekenhuizen, verpleeghuizen en gezondheidscentra met minimaal twee samenwerkende professionals. Voor iedere afzonderlijke professional is daarnaast de Wet BIG van kracht (zie hoofdstuk 12).

Inspectie voor de Gezondheidszorg

Naast de primaire rol voor zorgaanbieders, zorgverzekeraars en patiënten is er een toezichthoudende rol weggelegd voor de overheid. Deze rol wordt ingevuld door de Inspectie voor de Gezondheidszorg (IGZ). De missie van de IGZ is: 'Het bevorderen van een veilige, effectieve en patiëntgerichte zorg'. De IGZ hanteert drie vormen van toezicht: algemeen toezicht, interventie- of crisistoezicht en thematisch toezicht.
- Het algemeen toezicht is bedoeld om inzicht te krijgen in het algemene niveau van de zorgverlening zonder specifieke aanleiding.
- Interventietoezicht vindt plaats in geval van problemen of calamiteiten. Er wordt onderzoek gedaan naar de oorzaken en de gevolgen van het probleem en hoe het een volgende keer kan worden voorkomen.
- Thematisch toezicht richt zich op specifieke aspecten of sectoren op landelijk niveau.

De IGZ hanteert een methode van gelaagd en gefaseerd toezicht. Met behulp van een (digitaal) inspectieformulier worden mogelijk risicovolle instellingen opgespoord. De inspectieformulieren zijn gebaseerd op prestatie-indicatoren (zie hoofdstuk 9), die zijn ontwikkeld door het veld. Op basis van de verstrekte gegevens maakt de inspectie een risico-inschatting. Indien er mogelijk een verhoogd risico is, vindt een inspectiebezoek plaats. Wanneer het bezoek daartoe aanleiding geeft, komt de instelling onder verscherpt toezicht te staan. Tot slot heeft de

Inspectie de taak om erop toe te zien dat veldnormen tot stand komen. Inmiddels zijn er voor verschillende sectoren prestatie-indicatoren ontwikkeld.

8.4 Welke methoden dragen bij aan de kwaliteit van zorg?

De Kwaliteitswet zorginstellingen veronderstelt dat er bewust wordt gewerkt aan verantwoorde zorg en dat er een kwaliteitssysteem is dat systematisch de kwaliteit van zorg bewaakt, beheerst en verbetert. Er zijn verschillende methoden die mogelijkheden bieden om (systematisch) aan de kwaliteit van zorg te werken:
- klachtenregeling;
- melden van (bijna-)fouten (MIP/MIC);
- intervisie;
- kwaliteitsmodellen/certificering;
- patiëntenenquêtes;
- indicatoren;
- richtlijnen en protocollen.

8.4.1 KLACHTENREGELING

Elke instelling wordt geacht een klachtenregeling te hebben. Op deze manier kan elke patiënt in eerste instantie met zijn klacht terecht binnen de instelling. Dit is goed voor de patiënt zelf, maar levert ook informatie op voor de instellingen. Wellicht komen vaker dezelfde (soort) klachten voor en kunnen op basis hiervan veranderingen worden doorgevoerd. Uit onderzoek blijkt echter dat 52% van de instellingen de klachten ook analyseert en hierop stuurt (Sluijs et al., 2006). In de praktijk zou het zo kunnen zijn dat men een klacht indient over de behandeling van een decubituswond van een bepaalde cliënt of patiënt. Of dat men klaagt dat een cliënt of patiënt decubitus heeft gekregen, omdat deze niet snel genoeg is gemobiliseerd.

8.4.2 MELDEN VAN (BIJNA-)FOUTEN

Iedere medewerker wordt geacht fouten en bijna-fouten te melden bij de MIP- (melding incidenten patiënten) of MIC- (melding incidenten cliënten) commissie. Door analyse kan worden achterhaald wat de toedracht is van de (bijna-)incidenten, kunnen preventieve maatregelen worden genomen (zie ook hoofdstuk 10). Van de instellingen analyseert 52% de incidenten en stuurt hierop (Sluijs et al., 2006). Het melden van (bijna-)fouten is niet gemakkelijk; men is vaak bang dat dit consequenties heeft. Recent is daarom gestart met het veilig incident melden (VIM). Decubitus wordt veelal niet gemeld als fout, men ziet dit als iets wat nu eenmaal hoort bij de zorgverlening. Uitgangspunt is echter dat decubitus (in de meeste gevallen) voorkómen kan worden. Decubitus zou daarmee wel degelijk kunnen worden aangemerkt als verpleegfout.

8.4.3 INTERVISIE

Bij intervisie of intercollegiale toetsing is er in feite sprake van deskundigheidsbevordering waarbij de eigen deskundigheid van de medewerkers wordt vergroot en ontwikkeld. Intervisie bestaat uit meerdere bijeenkomsten in kleine groepjes met een vaste samenstelling. Hierin denken collega's samen na over knelpunten in de eigen werksituatie. Deze kunnen zowel persoonsgebonden als patiëntgebonden zijn. Het gaat daarbij niet zozeer om het aandragen van oplossingen als wel om het stellen van vragen waardoor het probleemoplossend vermogen van deelnemers vergroot. Intervisie vindt plaats in een kleine groep. Er zijn meerdere bijeenkomsten gedurende een langere periode. Doelstellingen, werkwijze en spelregels worden van tevoren vastgelegd. Tijdens een bijeenkomst kan een casus worden ingebracht waarin decubitus centraal staat. Bijvoorbeeld: Waarom kreeg een patiënt of cliënt decubitus terwijl hij geen risico op decubitus had? Of: Waarom is bij deze patiënt of cliënt de decubituswond verergerd? Of op welke manier geef ik mijn collega's feedback als ze geen wisselligging toepassen? Intervisie wordt door zo'n 50 à 60% van de instellingen toegepast, mono- dan wel multidisciplinair, slechts 9% gebruikt de intervisie om te sturen (Sluijs et al., 2006).

8.4.4 KWALITEITSMODELLEN/CERTIFICERING

Kwaliteitsmodellen zijn een vereenvoudigde weergave van de organisatie en/of processen van de zorgverlening. Zij brengen complexe processen terug tot een aantal aspecten, waardoor beïnvloeding van het totale proces eenvoudiger wordt. Kwaliteitsverbetering en certificering zijn een belangrijke reden om met een kwaliteitsmodel te (gaan) werken. De kwaliteitsmodellen gaan uit van externe auditing, waarbij de processen worden beoordeeld, geanalyseerd en verbeterd op basis van expliciete criteria, bijvoorbeeld ontleend aan (evidencebased) richtlijnen. Een audit is een systematisch en onafhankelijk onderzoek om te bepalen in hoeverre men de kwaliteit van de zorg binnen een maatschap, afdeling of ziekenhuis heeft geregeld en gewaarborgd. Er zijn verschillende kwaliteitsmodellen met ieder hun eigen criteria. Certificering vindt plaats indien men voldoet aan de gestelde normen van het gehanteerde kwaliteitsmodel. Ook het kwaliteitssysteem rondom decubitus kan worden getoetst met een van de modellen. Hierbij worden vragen beantwoord als: Is er een decubitusprotocol? Staat het decubitusbeleid op schrift? Is er een centrale registratie van decubitus? Is er een decubituscoördinator? Voorbeelden van kwaliteitsmodellen zijn: INK-model, ISO 9000-serie, HKZ-model, NIAZ, MIK-V en Perspekt.

INK-model

Het INK (Instituut Nederlandse Kwaliteit-)model is oorspronkelijk voor het bedrijfsleven ontwikkeld, maar kan in ieder type bedrijf worden toegepast. Het model is erop gericht samenhang te brengen van bedrijfsresultaten van de gehele organisatie en onderscheidt vijf ontwikkelingsstadia in kwaliteitszorg. Instrumenten die worden toegepast zijn zelfevaluatie, audits en de INK-prijs voor een organisatie die erin slaagt in circa twee jaar de vastgestelde verbeterdoelen te halen. In figuur 8.2 wordt het INK schematisch weergegeven.

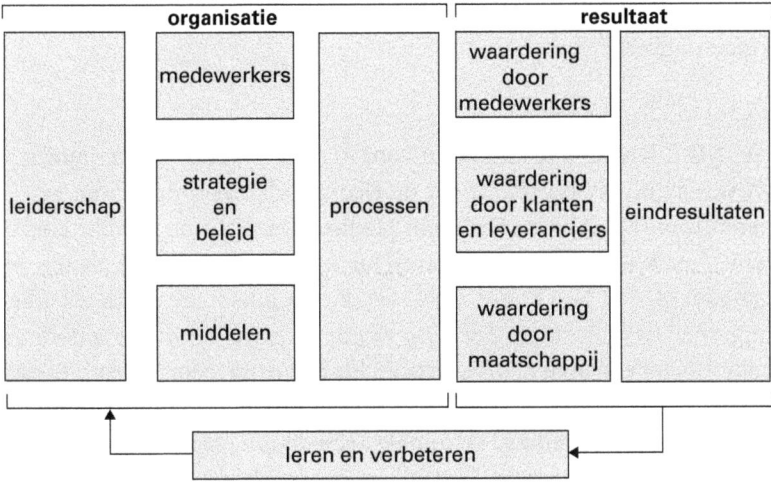

Figuur 8.2 INK-model.

ISO 9000-serie

De ISO (International Standards Organization) 9000-serie heeft een normatief karakter en brengt processen en procedures van de totale organisatie in kaart (www2.nen.nl). De ISO 9000-serie is in elk type bedrijf toepasbaar. Het model is primair gericht op borging, maar biedt ook mogelijkheden voor verbetering. ISO 9000 stelt de volgende eisen: het kwaliteitsbeleid moet schriftelijk zijn vastgelegd en gecommuniceerd worden naar alle medewerkers. Ook tevreden klanten en het voldoen aan wettelijke voorschriften zijn eisen van ISO 9000.

Daarnaast moeten de bedrijfsprocessen vastgelegd worden in een kwaliteitshandboek en moet er ook daadwerkelijk volgens deze processen gewerkt worden. Met regelmatige audits wordt de norm getoetst. Indien men aan de norm voldoet, is certificering mogelijk.

HKZ-model

HKZ staat voor Harmonisatie Kwaliteitsbeoordeling in de Zorgsector (www.hkz.nl). Het HKZ-model is tot stand gekomen naar aanleiding van de Leidschendamconferenties en richt zich op de gehele zorgsector. Het HKZ-model is gebaseerd op de ISO 9000-serie en heeft daarnaast branchespecifieke eisen, de zogenoemde HKZ-schema's. Behalve op de kwaliteit van de organisatie richt HKZ zich op de kwaliteit van het zorgproces. Toetsing vindt plaats door visitatie, waarbij gebruik wordt gemaakt van zelfstudie en documentatie van de instelling en interviews. Indien men aan de norm voldoet, komt men in aanmerking voor het HKZ-keurmerk. Op dit ogenblik (najaar 2007) zijn 1404 instellingen gecertificeerd, waaronder ook apotheken en kinderdagverblijven.

NIAZ

Het NIAZ (Nederlands Instituut voor Accreditatie van Ziekenhuizen; www.niaz.nl) is opgericht door de Nederlandse Vereniging van ziekenhuizen (NVZ) en de Orde van Medisch Specialisten (OMS). Het NIAZ heeft de continue verbetercyclus (zie paragraaf 9.7.1) als uitgangspunt. Het NIAZ kent zowel een ziekenhuisbrede norm als afdelingsspecifieke normen. Toetsing van de normen vindt plaats door collega's uit een andere instelling en heet daarom 'peer review'. Er zijn verschillende soorten accreditatie. De instellingsaccreditatie geldt voor de gehele instelling, de initiële accreditatie geldt voor afdelingen met hoge veiligheidsrisico's, zoals de operatiekamer. Daarnaast kunnen ook deelaccreditaties worden gegeven voor afdelingen. Op dit ogenblik (najaar 2007) hebben 29 instellingen een instellingsbrede accreditatie.

MIK-V

MIK-V is te vergelijken met het HKZ-model, maar is specifiek voor verpleeg- en verzorgingshuizen.

Perspekt

Een meer recente ontwikkeling is de stichting Perspekt (www.perspektkeurmerk.nl). Deze organisatie verricht audits op basis waarvan een gouden, zilveren of bronzen keurmerk kan worden verkregen. De audits worden verricht in verpleeg- en verzorgingshuizen, de thuiszorg en in woonzorgcomplexen. Het gouden en zilveren keurmerk is gebaseerd op een audit van de gehele organisatie. Het bronzen keurmerk is ontwikkeld in samenwerking met zorgverzekeraar CZ, Landelijke Organisatie Cliëntraden (LOC), stichting Cliënt & Kwaliteit en stichting Perspekt. De toets voor het bronzen keurmerk richt zich op zorg, welzijn en veiligheid.

8.4.5 PATIËNTENENQUÊTES

Door het enquêteren van patiënten/cliënten kan men inzicht krijgen in de mening van cliënten over de zorg. Van de instellingen geeft 58% aan dit te meten en hierop te sturen (Sluijs et al., 2006). Het inventariseren van de mening van cliënten kan eenvoudig door het organiseren van ontslaggesprekken, maar ook meer systematisch door een schriftelijke vragenlijst. Om deze enquêtes te standaardiseren, zodat ook vergelijking mogelijk wordt, is er de CQ-Index. CQ staat voor Consumer Quality en verwijst naar de samenvoeging van twee patiëntenvragenlijsten de CAHPS en de QUOTE. CAHPS staat voor Consumer Assessment of Healthcare Providers and Systems en is ontwikkeld in Amerika. QUOTE betekent Quality Of care Through the patient's Eyes en is ontwikkeld in Nederland door het NIVEL (Nederlands instituut voor onderzoek in de gezondheidszorg). De CQ-index meet welke ervaringen men heeft met de zorg en meet dus niet de patiëntentevredenheid. Dit gebeurt met een mix van kwalitatieve en kwantitatieve onderzoeksmethoden. Vragen naar concrete ervaringen van zorggebruikers zijn beter bruikbaar voor kwaliteitsborging en -verbetering. Er is geen standaardvragenlijst, maar elke vragenlijst dient specifiek te worden gemaakt voor de situatie. Dit kan bijvoorbeeld een sector, beroepsgroep of een aandoening zijn. Recent is het Centrum Klantervaring Zorg opgericht (www.centrumklantervaringzorg.nl). Dit centrum gaat de komende jaren de ervaringen van cliënten op een valide en betrouwbare wijze meten met de CQ-index. Het afnemen van de vragenlijsten gaat volgens een vastgestelde methode met betrekking tot de steekproeftrekking, dataverzameling, analyse en rapportage. Om dit te bewaken is gestart met het accrediteren van bureaus die de meting mogen uitvoeren. De resultaten worden openbaar gemaakt. De CQ-index besteedt geen aandacht aan decubitus en andere zorginhoudelijke zaken als vallen en medicatiefouten. Deze onderwerpen worden gemeten met prestatie-indicatoren (zie hoofdstuk 9).

8.4.6 INDICATOREN

Recent staan prestatie-indicatoren sterk in de belangstelling, als het gaat om de kwaliteit van zorg. Met indicatoren is het mogelijk de kwaliteit van zorg met behulp van cijfers inzichtelijk te maken. Decubitus wordt veel gebruikt als prestatie-indicator. Omdat ervan wordt uitgegaan dat decubitus, in vrijwel alle gevallen, te voorkómen is, is decubitus een graadmeter voor de kwaliteit van, onder andere, de verpleegkundige zorg. Het aantal gevallen decubitus in de instelling geeft daarmee een indicatie van de kwaliteit van zorg. Behalve om te gebruiken voor interne sturing kunnen met indicatoren de prestaties van verschillende instellingen met elkaar vergeleken worden. Zie voor meer informatie hoofdstuk 9.

8.4.7 RICHTLIJNEN EN PROTOCOLLEN

Zorginstellingen moeten volgens de Wet op de geneeskundige behandelingsovereenkomst (WGBO) de zorg van een goed hulpverlener in acht nemen. De WGBO bepaalt verder dat beroepsbeoefenaren moeten handelen volgens de voor hen geldende professionele standaard. Deze standaard bestaat uit alle kennis en ervaring die een beroepsbeoefenaar in praktijk hoort te brengen (Buijse, 2006). Richtlijnen zijn hierbij een hulpmiddel en als zodanig een kwaliteitsinstrument. Primair doel van de richtlijnen is de kwaliteit van zorg verbeteren (Van Wijmen, 2000). Het Landelijk Expertisecentrum Verpleging en Verzorging (LEVV) hanteert de definitie van Lohr en Field (1992): 'een richtlijn is een document met systematisch ontwikkelde aanbevelingen om zorgverleners én patiënten te helpen bij beslissingen over passende zorg in specifieke situaties'. Deze definitie verwoordt op eenvoudige wijze waar het om gaat bij richtlijnen: verantwoorde optimale zorg aan de hand van de best beschikbare kennis. Uitgangspunt is dat de richtlijnen evidence-based zijn De aanbevelingen zijn gebaseerd op de resultaten van wetenschappelijk onderzoek, klinische ervaring, de voorkeur van patiënten en beschikbare (hulp)middelen. Richtlijnen worden nog wel eens protocollen genoemd en omgekeerd. Toch is er een onderscheid. Richtlijnen zijn per definitie richtinggevend. Ze bevatten aanbevelingen en geven aan wat er gedaan kan worden. Protocollen bevatten met name voorschriften; ze zijn meestal afgeleid van een richtlijn en doorgaans bestemd voor de lokale situatie. Voorschriften geven aan hoe een handeling verricht moet worden (Buijse, 2006). Voor decubitus zijn er verschillende richtlijnen:
- Landelijke Wijkverpleegkundige Standaard Decubitus (LVW, 2005), gelegitimeerd door de V&VN;

- Richtlijn Samenwerking en Logistiek rondom Decubitus (Salode) (NVVA, 2003);
- Richtlijn Decubitus, tweede herziening (CBO, 2002);
- NHG standaard Decubitus (NHG, 1999);
- Voedingsrichtlijn voor de preventie en behandeling van decubitus (EPUAP, 2003).

Daarnaast zijn er de Landelijke Eerstelijns Samenwerkingsafspraak (LESA) Decubitus (Vriezen et al., 2004). De LESA is afgeleid van de NHG-standaard Decubitus van de huisartsen (NHG-Standaarden) en de Landelijke wijkverpleegkundige standaard Decubitus van de V&VN Eerstelijnsverpleegkundigen (voorheen Landelijke Vereniging Wijkverpleegkundigen (LVW)). Het doel van de LESA Decubitus is het bevorderen van de samenwerking en afstemming tussen huisartsen en wijkverpleegkundigen bij de zorg aan patiënten met (dreigende) decubitus.

8.5 Richtlijnontwikkeling

Richtlijnen zijn niet meer weg te denken uit de zorg. Ze bieden beroepsbeoefenaren houvast bij het nemen van beslissingen en bevorderen de kwaliteit van zorgverlening. Kennis en deskundigheid spelen hierbij een grote rol. Voorheen waren deze kennis en deskundigheid gebaseerd op ervaringen uit de praktijk of een ongefundeerde theorie. Tegenwoordig verwachten patiënten én hulpverleners een verantwoording van keuzen. Hierin ligt de basis van evidence-based practice, het concept waarbij verpleegkundigen hun besluiten nemen op grond van de beste (wetenschappelijke) onderzoeksresultaten, hun praktijkervaring, de voorkeur van patiënten en de beschikbare (hulp)middelen (Cullum, 2000).

Door deze kennis systematisch en transparant te bundelen in een richtlijn en om te zetten in aanbevelingen voor de praktijk handelt de verpleegkundige op verantwoorde wijze, namelijk meer op basis van (wetenschappelijk) bewijs dan alleen op ervaringen en meningen. Dit vermindert variatie in handelen en verbetert de kwaliteit van zorg. Tevens worden handelingen achterwege gelaten waarvan wetenschappelijk is aangetoond dat ze niet zinvol (niet effectief) of soms zelfs schadelijk voor de patiënt zijn. Voorbeelden hiervan zijn het ijzen of föhnen bij de behandeling van decubitus.

Helpt massage decubitus te voorkomen?
Uit een enquête onder verpleegkundigen (Hulsenboom, 2004) blijkt dat in 2003 5% aangeeft altijd te masseren om decubitus te voorkomen, 44% soms en 50% nooit.

Tot welke groep behoor jij?
Een groot percentage masseert dus soms om decubitus te voorkomen. Duimel (2005) heeft in haar promotieonderzoek onder 79 patiënten uit acht verpleeghuizen aangetoond dat massage *niet* effectief is om decubitus te voorkomen. Het is echter ook niet schadelijk, mits lichte strijkbewegingen (effleuragetechniek) worden toegepast.
Massage is daarmee een niet-werkzame maatregel om decubitus te voorkomen. De tijd die de verpleegkundige kwijt is aan massage kan beter ingezet worden voor het toepassen van maatregelen die wel zinvol zijn, bijvoorbeeld wisselligging.

8.5.1 HISTORIE RICHTLIJNONTWIKKELING
Sinds de jaren tachtig van de vorige eeuw worden in Nederland richtlijnen ontwikkeld. In de loop der jaren heeft hier een ware evolutie plaatsgevonden. De eerste richtlijnen waren *consensus-based*. De aanbevelingen werden hierbij voornamelijk gebaseerd op basis van meningsvorming. Deze methode was weinig transparant. Medio jaren negentig van de vorige eeuw veranderde dit geleidelijk naar *evidence-based* en werd de werkwijze meer gestandaardiseerd en daarmee systematisch en transparant. Duidelijk werd:
– hoe en waar naar literatuur gezocht was;
– op welke wetenschappelijke literatuur de conclusies berusten;
– het niveau van de conclusies door invoering van 'levels of evidence';
– welke praktische argumenten zijn meegewogen in de uiteindelijke aanbeveling.

Daarnaast heeft een ontwikkeling van *monodisciplinaire* richtlijnen naar *multidisciplinaire* richtlijnen plaatsgevonden. De behandeling van de patiënt is een aangelegenheid van meerdere disciplines die bij het zorgproces betrokken zijn, elk met hun specifieke deskundigheid. Om onderlinge afstemming te verbeteren, dienen deze ook bij de richtlijnontwikkeling betrokken te zijn.
Tevens ontstond het besef dat patiënten in het proces van richtlijnontwikkeling een rol spelen. Zij leveren ervaringskennis die van in-

vloed is op de uiteindelijke aanbeveling. Het *patiëntenperspectief* in een richtlijn is inmiddels standaard een onderdeel van richtlijnontwikkeling.

Ook *kosteneffectiviteit* krijgt steeds meer aandacht in richtlijnen, wat verband houdt met de stijgende kosten in de gezondheidszorg. Naast de effectiviteit van een interventie wordt gekeken naar de kosten van de interventie. Bij interventies met een vergelijkbare effectiviteit wordt bijvoorbeeld de goedkoopste interventie aanbevolen.

8.5.2 ONTWIKKELEN VAN RICHTLIJNEN

Voor het ontwikkelen van een richtlijn wordt een werkgroep en/of een expertgroep samengesteld. De werkgroep/expertgroep bestaat uit vertegenwoordigers van de diverse disciplines betrokken bij het zorgproces en patiënten vanuit patiëntenverenigingen. De vertegenwoordigers zijn vaak afgevaardigd namens de beroeps- of patiëntenvereniging, zodat vooraf al draagvlak bestaat voor de richtlijn. Al deze vertegenwoordigers leveren de inhoudelijke expertise en ervaringsdeskundigheid om de uiteindelijke aanbevelingen in de richtlijn te formuleren.

Richtlijnontwikkeling volgt een aantal stappen:
a Aan de hand van knelpunten uit de praktijk worden (uitgangs)vragen geformuleerd waarop de richtlijn een antwoord wil geven.
b De uitgangsvragen vormen het uitgangspunt voor het systematische literatuuronderzoek en zijn bepalend voor het samenstellen van de zoekstrategie. Er wordt onder andere gezocht in literatuurdatabases als PubMed, Cinahl, Embase en de Cochrane Database of Systematical Reviews. Hierin wordt gezocht naar bestaande richtlijnen en wetenschappelijke literatuur. Deze worden geselecteerd en beoordeeld op kwaliteit. Zijn er veel artikelen gevonden dan worden de artikelen van de hoogste kwaliteit in de richtlijn gebruikt.
c Ontwikkelen van een conceptrichtlijn op basis van de resultaten van wetenschappelijk onderzoek, klinische ervaring, voorkeuren van de patiënt en de beschikbare (hulp)middelen.
d Testen van de richtlijn in de praktijk (praktijktoets). Is de richtlijn helder en gemakkelijk te gebruiken in de praktijk? De gegevens uit de evaluatie van de praktijktoets worden gebruikt bij het schrijven van de definitieve richtlijn.
e Het vaststellen van de definitieve richtlijn na eventuele aanpassingen op basis van de resultaten van de praktijktoets.

Alle stappen worden nauwkeurig bijgehouden en beschreven, zodat inzichtelijk is hoe de richtlijn tot stand is gekomen. Systematisch is hierbij het kernbegrip. Om het gebruik van richtlijnen in de praktijk te bevorderen, gaan veel richtlijnen gepaard met hulpmiddelen zoals een samenvattingskaart of een beslisboom. Deze handzame hulpmiddelen zijn gemakkelijk te raadplegen op de werkvloer.

8.5.3 AUTORISATIE/LEGITIMATIE

Tot slot dient de conceptrichtlijn goedgekeurd (geautoriseerd) te worden door de ledenvergadering van een beroepsvereniging. Hiermee geeft de beroepsvereniging aan achter de inhoud van de richtlijn te staan. Dit vergroot het draagvlak voor de richtlijn. Voor richtlijnen met een verpleegkundig perspectief bestaat de mogelijkheid deze aan te bieden aan de toetsingscommissie van Verpleegkundigen & Verzorgenden Nederland (V&VN). Bij een positieve beoordeling is de richtlijn door de V&VN gelegitimeerd. Deze legitimatie zegt iets over de kwaliteit van de richtlijn. Het gebruik van de richtlijn in de praktijk wordt dan door de V&VN gedragen. De onafhankelijke commissie van de V&VN toetst de richtlijn aan de AGREE-criteria. Dit internationale instrument biedt een systematisch kader voor de beoordeling van de belangrijkste aspecten van de kwaliteit van richtlijnen, waaronder het ontwikkelingsproces en de verslaglegging (CBO/WOK, 2003).

8.5.4 IMPLEMENTATIE

Om na te gaan of de richtlijn daadwerkelijk wordt gebruikt, zijn indicatoren een belangrijk hulpmiddel. Het streven is om tijdens het ontwikkelen van de richtlijn indicatoren te ontwikkelen op basis van de aanbevelingen. Richtlijnen zijn een hulpmiddel om nieuwe, waardevolle inzichten in de praktijk te implementeren. Verspreiden van richtlijnen is hiervoor onvoldoende. Hiervoor is de inzet van zorgvuldig gekozen implementatiestrategieën noodzakelijk die zijn afgestemd op de eigen situatie (zie hoofdstuk 11).

8.5.5 HERZIEN VAN EEN RICHTLIJN

Nieuwe ontwikkelingen leiden tot nieuwe knelpunten in het zorgproces. Daarnaast veroudert kennis en leiden actuele wetenschappelijke resultaten tot aangepaste of nieuwe aanbevelingen. Na drie tot vijf jaar behoort een richtlijn dan ook herzien en geactualiseerd te zijn. Soms blijkt dit zelfs niet snel genoeg. Een nieuwe ontwikkeling die hierop inspeelt zijn de 'levende richtlijnen', waarin de richtlijn continu up-to-date gehouden wordt. Dit principe is voornamelijk geschikt voor digitale verspreiding van de richtlijn.

8.5.6 TOEKOMSTPERSPECTIEF

De toekomst richt zich op multidisciplinaire evidence-based richtlijnen die elektronisch beschikbaar komen. Bijvoorbeeld omdat ze gekoppeld worden aan een elektronisch patiëntendossier of te downloaden zijn op een elektronische zakagenda (PDA). Hierdoor zal de informatie die op dat moment nodig is sneller beschikbaar zijn. Ook is een koppeling aan registratiesystemen mogelijk waarmee de resultaten van metingen direct ingevoerd worden. Hierdoor wordt het gemakkelijker met indicatoren te werken en de kwaliteit van zorg rondom decubitus te monitoren.

Massage

In de CBO-richtlijn van 2002 was al opgenomen dat massage niet zinvol is. Toch liet het onderzoek van Hulsenboom (2004) zien dat 49% massage toepast om decubitus te voorkomen. Het feit dat het in een landelijke richtlijn staat, wil nog niet zeggen dat het ook toegepast wordt.

Bij de vraag onder de geënquêteerden in 2003 of ze geloven dat masseren decubitus helpt te voorkomen antwoordde 20% altijd, 45% soms en 34% nooit (Hulsenboom, 2004). Het zijn dergelijke overtuigingen die een niet-zinvolle maatregel helpen in stand te houden. Gerichte implementatiestrategieën kunnen het toepassen van niet-zinvolle maatregelen wellicht doen verdwijnen.

Literatuur

Buijse AM. De juridische betekenis van richtlijnen en protocollen. 'Met recht meer kwaliteit'. EADV-magazine 2006;21(4):192-5.

CBO/WOK. Agree instrument voor beoordeling van richtlijnen. Utrecht/Nijmegen: CBO/WOK, 2003. Vertaling van: The AGREE Collaboration. Appraisal of Guidelines for Research & Evaluation (AGREE) Instrument, 2001 (www.agreecollaboration.org).

CBO. Decubitus, tweede herziening. Alphen aan den Rijn: Van Zuiden Communications, 2002.

Cullum N. Evidence based nursing: uitdagingen en mogelijkheden. Anna Reynvaan Lezing 2000. Verpleegkunde Nieuws 2000.

Duimel I. Massage to prevent pressure ulcers: knowledge, beliefs, practice and effectiveness. Thesis. Maastricht: Universiteit van Maastricht, 2005.

EPUAP. Voedingsrichtlijn voor de preventie en behandeling van decubitus. EPUAP, 2003.

Hulsenboom MA. Decubituspreventie door de jaren heen. Een vergelijking van kennis en inzet van preventieve maatregelen bij decubitus door verpleegkundigen en verzorgenden. Master-thesis. Maastricht: Universiteit van Maastricht, 2004.

Lohr KN, Field MJ. A provisional instrument for assessing clinical practice guidelines. In: Field MJ, Lohr KN (eds). Guidelines for clinical practice. From development to use. Washington DC: National Academy Press, 1992.

LVW. Wijkverpleegkundige standaard Decubitus. Utrecht: LVW, 2005 (http://eerstelijn.venvn.nl).

NHG. NHG standaard Decubitus M70, 1999 (http://nhg.artsennet.nl).

NVVA, AVVV, NPCF, Sting. Samenwerking en logistiek rond decubitus (Salode). Utrecht: NVVA, 2003 ((http://nvva.artsennet.nl).

Sluijs EM, Wagner C. Kwaliteitssystemen in zorginstellingen. De stand van zaken in 2000. Utrecht: NIVEL, 2000.

Sluijs E, Keijser A, Wagner C. Kwaliteitssystemen in zorginstellingen. De stand van zaken in 2005. Utrecht: NIVEL, 2006.

Vriezen JA, Bont M de, Kolnaar BGM, Romeijnders ACM, Engelsman C, Germs PH, Schoonhoven L, Flikweert S. Landelijke Eerstelijns Samenwerkings Afspraak Decubitus. Huisarts & wetenschap 2004;47(13):652-4 (http://nhg.artsennet.nl).

Wijmen FCB van. Richtlijnen voor verantwoorde zorg. Over de betekenis van standaardisering voor patiënt, professional en patiëntenzorg. Preadvies uitgebracht ten behoeve van de jaarvergadering van de Vereniging voor Gezondheidsrecht op 14 april 2000.

Aanvullende literatuursuggesties

Bekker JMA de, Borgesius HE, Eliens AM, Kooij CH van der, Schouten LMT. Kwaliteit van zorg en kwaliteitszorg. Dwingeloo: Kavanah, 2004.

CBO. Evidence-based richtlijnontwikkeling. Handleiding voor werkgroepleden. Utrecht: CBO, 2007 (www.cbo.nl).

Delnoij D. Klantervaringen in de zorg meten met CQ index. Kwaliteit in beeld 2006;6: 4-6.

Everdingen JJJE van, Burgers JS, Assendelft WJJ, Swinkels JA, Barnveld TA van, Klundert JLM van de. Evidence-based richtlijnontwikkeling. Een leidraad voor de praktijk. Houten: Bohn Stafleu van Loghum, 2004.

Websuggesties

Nationale websites:
www.cbo.nl
www.centrumklantervaringzorg.nl
www.hkz.nl
www.ink.nl
www.niaz.nl
www.nivel.nl
www.perspektkeurmerk.nl
www.venvn.nl

Richtlijnen nationaal:
www.levv.nl
www.oncoline.nl
www.cbo.nl
www.paramedisch.org
www.ebm-richtlijnen.nl/ebm/index.html

http://nhg.artsennet.nl
www.artsenapotheker.nl
www.zuidencomm.nl/richtlijnen/index.php

Richtlijnen en richtlijnontwikkeling internationaal:
www.rcn.org.uk
www.guidelines.gov
www.nice.org.uk
www.ahcpr.gov
www.g-i-n.net
www.sign.ac.uk
www.joannabriggs.edu.au
www.rnao.org
www.nzgg.org.nz
www.epuap.org

Sturen met indicatoren

drs. E.P. Poot

Samenvatting

Indicatoren zijn een manier om de kwaliteit van zorg met cijfers inzichtelijk te maken. Het is daarmee een meetbaar aspect van de zorg. Er kunnen structuur-, proces- en uitkomstindicatoren worden gebruikt. Met behulp van indicatoren kan worden nagegaan of ingezette veranderingen leiden tot de beoogde verbetering. Dit is mogelijk door indicatoren te gebruiken voor de sturing van processen binnen instellingen. Ook kunnen indicatoren worden gebruikt om instellingen publiekelijk te vergelijken. Decubitus is opgenomen in verschillende indicatorensets. Het is daarmee een belangrijk middel om de kwaliteit van zorg in instellingen inzichtelijk te maken, maar ook om deze te vergelijken met andere instellingen. Het hoofdstuk eindigt met een handleiding voor het toepassen van indicatoren.

9.1 Inleiding

Om de kwaliteit van zorg rond decubitus te verbeteren kunnen zogenoemde verbetercyclussen worden toegepast. Maar hoe ontstaat nu inzicht in de kwaliteit van de decubituszorg? En hoe valt te ontdekken of veranderingen ook leiden tot verbetering? Indicatoren spelen hierbij een belangrijke rol. Zij maken het mogelijk gericht sturing te geven aan het proces van het verbeteren van de kwaliteit van de decubituszorg. Het meten van indicatoren is daarmee geen doel op zichzelf, maar het is een middel om inzicht te krijgen in de kwaliteit van zorg. Daarna is actie nodig om de kwaliteit van zorg daadwerkelijk te verbeteren. Met dezelfde indicatoren kan worden gemonitord of de ingezette acties ook daadwerkelijk hebben geleid tot verbetering van de kwaliteit van zorg. In de eerste paragrafen wordt ingegaan op indicatoren, in de daaropvolgende paragrafen op het verbeteren van de kwaliteit van zorg met behulp van indicatoren.

9.2 Wat is een indicator?

Om een oordeel te kunnen geven over de kwaliteit van zorg is het noodzakelijk gegevens te verzamelen over de geleverde zorg. De gegevens worden verkregen door te meten. Indicatoren beschrijven welke aspecten van de kwaliteit worden gemeten. Een indicator wordt gedefinieerd als een meetbaar aspect van de zorg dat een *aanwijzing* geeft over de geleverde kwaliteit van zorg (Colsen en Casparie, 1995). Indicatoren hebben een signalerende functie. Het is als het ware een alarmbel die bij groen aangeeft 'het gaat goed', bij oranje 'gevarenzone' of bij rood 'het gaat niet goed'. Een indicator is altijd uit te drukken in een getal of een percentage. Een voorbeeld van een indicator is bijvoorbeeld het percentage bewoners met decubitus in ziekenhuis X.

Een goede indicator heeft de volgende kenmerken (Colsen en Casparie, 1995):
1 Een indicator heeft een relatie met wat onder kwaliteit van zorg wordt verstaan.
2 Een indicator moet veranderingen in kwaliteit kunnen aangeven.
3 Een indicator moet betrouwbaar geregistreerd kunnen worden, zodat iedereen op dezelfde wijze registreert.

De kwaliteit van indicatoren kan worden getoetst met behulp van het AIRE-instrument. AIRE staat voor 'Appraisal of indicators through research and evaluation' en is ontwikkeld door de Orde van Medisch Specialisten (De Koning et al., 2006). Met behulp van dit instrument kan men onder andere toetsen of het helder is voor welk doel de indicatoren zijn ontwikkeld en voor welke patiëntengroepen en behandelingen, hoe het is gesteld met de validiteit, de reproduceerbaarheid en de wetenschappelijke onderbouwing en of de indicatoren nauwkeurig gedefinieerd zijn. Het instrument is te downloaden via de website van de Orde van Medisch Specialisten (http://orde.artsennet.nl).

Indicatoren kunnen worden ontwikkeld op basis van literatuuronderzoek en/of worden afgeleid uit richtlijnen. Voor de ontwikkeling van indicatoren wordt verwezen naar de volgende publicaties: *Ontwikkeling van indicatoren op basis van evidence-based richtlijnen* (CBO, 2002b) en *Improving the quality of health care: research methods used in developing and applying quality indicators in primary care* (Campbell et al., 2003).

9.3 Functie van indicatoren

Zoals gezegd heeft een indicator de functie van een alarmbel. Deze alarmbel kan gelden voor mensen buiten de instelling maar ook voor mensen binnen de instelling. Er wordt daarom gesproken over indicatoren met een externe of een interne toepassing (Berg en Schellekens, 2002).

9.3.1 EXTERNE TOEPASSING

Bij de externe toepassing staan vooral het afleggen van verantwoording en de vergelijking tussen instellingen centraal. In deze context worden indicatoren prestatie-indicatoren genoemd. Gegevens over prestaties worden gebruikt door bijvoorbeeld patiënten, overheid, inspectie en verzekeraars. Iedereen gebruikt ze voor eigen doeleinden. Patiënten gebruiken ze om keuzen te maken met betrekking tot hun behandeling en verzorging. De overheid krijgt informatie over de toegankelijkheid van zorg en stelt de bijdragen van de verschillende zorgvoorzieningen aan de volksgezondheid vast. De Inspectie voor de Gezonheidszorg is in haar rol van toezichthouder vooral op zoek naar informatie over het realiseren van minimale kwaliteit van zorg. Verzekeraars zijn als inkopers en financiers van zorg geïnteresseerd in informatie over kwaliteit, kosteneffectiviteit en onnodig gebruik van zorgvoorzieningen.

Soms zijn de gegevens openbaar, bijvoorbeeld op www.kiesbeter.nl en www.ziekenhuizentransparant.nl, waardoor de vergelijking tussen instellingen publiek wordt. Dit kan ook negatieve neveneffecten veroorzaken, zoals misinterpretatie, misbruik en manipulatie van gegevens. Publicatie van indicatoren blijft dan ook een heikel punt. Instellingen en professionals zijn bezorgd dat gegevens die nog een interpretatieslag nodig hebben op straat komen te liggen. Gegevens zijn lang niet altijd vergelijkbaar. Zo betekent het slecht scoren op decubitusprevalentie in instelling A ten opzichte van instelling B niet automatisch dat de decubituszorg in instelling A slechter is dan in instelling B. Wellicht zijn er diverse verklaringen mogelijk voor scoreverschillen, zoals verschillen in patiëntenpopulatie of in de registratie (Bennema-Broos, 2004). Om zoveel mogelijk discussie over de resultaten te voorkomen, is het allereerst belangrijk dat indicatoren zo duidelijk mogelijk worden gedefinieerd. Daarnaast is het verstandig om een zogenoemde case-mix correctie uit te voeren voor een aantal factoren, zoals de zorgzwaarte.

9.3.2 INTERNE TOEPASSING

Bij de interne toepassing van indicatoren staan vooral verbetering en sturing in de instelling centraal. De resultaten worden niet publiek gemaakt. Door te meten en te vergelijken komt vast te staan of de zorg aan gestelde criteria of doelen voldoet. De resultaten kunnen aanleiding zijn het betreffende zorgproces te verbeteren. Hiervoor zijn indicatoren nodig die knelpunten kunnen identificeren en vervolgens kunnen uitwijzen of een verbetering effect heeft. Deze indicatoren geven zorgprofessionals inzicht in de kwaliteit van zorg(processen). Op basis van de resultaten kan men het zorgproces desgewenst anders inrichten en vervolgens de indicatoren weer gebruiken om te testen of dit heeft geleid tot betere zorg. Bij deze verbetertoepassing van indicatoren is het van belang dat de indicatoren worden gedragen door zorgprofessionals en het management.

Tabel 9.1 Verschil interne en externe indicatoren.

interne indicatoren	externe indicatoren
gericht op zelfsturing	gericht op minimumkwaliteit en vergelijking
relevant voor professionals en leidinggevenden binnen zorginstellingen	relevant voor overheid, inspectie, zorgverzekeraars, patiënten(organisaties)
specifiek, gedetailleerd	aspecifiek, globaal
geen uitputtende validering nodig	uitputtende validering noodzakelijk
registratie aan de bron eenvoudig	registratie vereist aparte infrastructuur
irrelevant/onbruikbaar voor publiek	publiek van aard
om te leren	om te controleren en te vergelijken

Bron: Berg en Schellekens, 2002

9.4 Berekening

Indicatoren die het zorgproces of de zorguitkomsten meten bestaan altijd uit een teller en een noemer en worden weergegeven in een percentage. Om een voorbeeld te geven: het meten van het aantal patiënten met decubitus kan op ieder gewenst niveau (afdeling, instelling). Decubitus kan worden gemeten door de prevalentie te berekenen. De berekening ziet er als volgt uit:
a De teller is het aantal patiënten met decubitus graad 2 tot en met 4 op afdeling A of instelling B op tijdstip X.

b De noemer wordt gevormd door alle patiënten die tijdens de meting op afdeling A of instelling B zijn gecontroleerd op decubitus (in de regel alle patiënten).
c Het percentage wordt berekend door teller en noemer op elkaar te delen en te vermenigvuldigen met 100. Dit is de puntprevalentie van decubitus (zie hieronder).

Een voorbeeld: op afdeling X hebben op 1 maart 2008 vier patiënten decubitus. Er zijn in totaal op die dag 25 patiënten op deze afdeling en alle patiënten zijn gecontroleerd of zij decubitus hadden. De puntprevalentie van decubitus op deze dag op de desbetreffende afdeling wordt dan als volgt berekend met behulp van een indicatorbreuk:

$$\frac{teller}{noemer} = \frac{aantal\ patiënten\ met\ decubitus}{totaal\ aantal\ patiënten} = \frac{4}{25} = 0{,}16 \times 100 = 16\,\%$$

9.4.1 STREEFNORM

Om te kunnen bepalen welke betekenis de uitkomst van de berekening heeft, is het van belang dat streefnormen worden geformuleerd. Een streefnorm geeft de drempelwaarde aan waarbij gesproken mag worden van verantwoorde zorg. De resultaten kunnen dan worden afgezet tegen de streefnorm. Wijkt een indicator af van de streefnorm dan is nader onderzoek nodig. Voor decubitus kan bijvoorbeeld een streefnorm van 5% gelden, waarbij graad 1 niet meetelt. Dit betekent dat indien minder dan 5% van de patiënten decubitus graad 2 tot en met 4 heeft, de kwaliteit van zorg goed is.

9.5 Typen indicatoren

Indicatoren kunnen betrekking hebben op alle aspecten van de professionele beroepsuitoefening. Een bekende indeling is die van Donabedian. In een door hem ontwikkeld model voor de beoordeling van kwaliteit van zorg onderscheidt hij structuur-, proces- en uitkomstindicatoren (Donabedian, 1980).

9.5.1 STRUCTUURINDICATOREN

Structuurindicatoren geven informatie over de organisatorische voorwaarden en/of de omstandigheden voor het leveren van de gewenste zorg. Het gaat dan bijvoorbeeld om de inzet van mensen en middelen en de aanwezigheid van beleid. Voorbeelden van structuurindicatoren zijn het hebben van een actueel decubitusbeleidsplan, aanwezigheid van een decubituscommissie met specifieke taakstelling en verantwoordelijkheden, verplichting tot het volgen van scholing op het gebied van decubitus en aanwezigheid van een decubitusprotocol. Structuurindicatoren worden meestal gemeten door aan te geven of iets aanwezig of afwezig is, zoals de aan- of afwezigheid van een decubitusbeleidsplan. Maar het kan ook gaan om het percentage verpleegkundigen dat is geschoold.

9.5.2 PROCESINDICATOREN

Procesindicatoren geven een indicatie over het verloop van een behandeling of de verzorging van een patiënt, zoals het meten van het risico op decubitus, het toepassen van wisselligging en wel of geen antidecubitusmatras. Procesindicatoren worden gemeten door aan te geven hoe vaak handeling X is uitgevoerd bij een bepaalde gedefinieerde patiëntengroep. Bijvoorbeeld het aantal patiënten met een verhoogd risico op decubitus dat een antidecubitusmatras heeft gekregen.

9.5.3 UITKOMSTINDICATOREN

Uitkomstindicatoren zeggen iets over de uitkomst (effect/resultaat) van zorg op patiënt/cliëntniveau. Het gaat dan over gevolgen van zorg op patiëntniveau. Voorbeelden zijn: aantal patiënten met decubitus, aantal valincidenten bij bewoners en het aantal medicatiefouten. Uitkomstindicatoren worden meestal uitgedrukt in prevalentie of incidentie. Bij het meten van de prevalentie wordt op een tijdstip X een meting gedaan, bijvoorbeeld het aantal patiënten met decubitus op 3 april 2008. Bij de incidentie wordt het aantal nieuwe gevallen van decubitus gemeten in een bepaalde tijdsperiode, bijvoorbeeld de maand april in 2008.

9.6 Indicatoren decubitus

Er bestaan verschillende indicatorensets waarin indicatoren voor decubitus zijn opgenomen, te weten:
- Basisset indicatoren ziekenhuizen 2007 (IGZ et al., 2007);
- Basisset indicatoren revalidatiecentra (Revalidatie Nederland, 2006);
- Kwaliteitskader verantwoorde zorg (verpleeg- en verzorgingshuizen) (Actiz et al., 2007);
- EPUAP (European Pressure Ulcer Advisory Panel) indicatoren (Defloor et al., 2005);

- Indicatoren voor verpleegkundigen en verzorgenden werkzaam in verpleeghuizen (Poot, 2006a);
- CBO-richtlijn 2002 (CBO, 2002b).

Tabel 9.2 geeft een overzicht van de indicatoren decubituspreventie per indicatorset en de functie (intern of extern) ervan.
In tabel 9.1 is af te lezen dat er meer interne dan externe indicatoren zijn. Daarnaast wordt duidelijk dat bij de externe indicatoren vooral uitkomstindicatoren worden gemeten. Bij interne indicatoren worden naast uitkomstindicatoren vooral procesindicatoren gemeten en een enkele structuurindicator. Dit onderstreept de functie van de interne indicatoren, waarbij juist sturing en verbetering centraal staan. Door meer indicatoren te meten wordt duidelijk welke zaken goed en (nog) niet goed gaan.

9.6.1 HET METEN VAN DE UITKOMSTINDICATOR DECUBITUS

Externe indicatoren geven inzicht hoe de instelling presteert ten opzichte van andere instellingen. Om instellingen met elkaar te kunnen vergelijken, is er een aantal voorwaarden aan een externe indicator verbonden:
- definitie van de indicator;
- rekening houden met verschil in populatie;
- betrouwbare meting.

Allereerst moet de indicator duidelijk gedefinieerd zijn, zodat iedere instelling precies weet wat er gemeten moet worden en ook precies hetzelfde meet. Er moet dus sprake zijn van een valide indicator. Daarnaast is de populatie van de verschillende instellingen meestal niet gelijk. Zijn er bijvoorbeeld in het geval van decubitus in de ene instelling meer bedlegerige patiënten dan in een andere dan zal die instelling waarschijnlijk hoger scoren op de uitkomst decubitus. De uitkomsten moeten derhalve gecorrigeerd worden voor bepaalde factoren (case-mix correctie). Om de vergelijking meer zinvol te maken kan de indicator worden gemeten bij een patiëntengroep die zo homogeen (identiek) mogelijk is. Een voorbeeld daarvan is de Basisset ziekenhuizen, waarbij decubitus wordt gemeten bij patiënten met een totale heupvervanging. Een laatste opmerking betreft het op betrouwbare wijze meten van de indicatoren. Zo is bijvoorbeeld het op goede wijze graderen van decubitus, oplopend van normale huid, wegdrukbare roodheid, graad 1, graad 2, graad 3 en graad 4, een complexe vaardigheid waarvoor training en ervaring onontbeerlijk

Tabel 9.2 Overzicht indicatoren decubituspreventie.

indicatorenset	functie	type indicator	omschrijving indicatoren decubituspreventie
Kwaliteitskader (Actiz et al., 2007)	extern	uitkomst	prevalentie decubitus graad 2 t/m 4 bij risicocliënten
Basisset ziekenhuizen (IGZ et al., 2007)	extern	structuur	decubitusregistratie
		uitkomst	puntprevalentie decubitus ziekenhuisbreed
		uitkomst	incidentie decubitus bij homogene patiëntenpopulatie (totale heupvervanging)
Basisset Revalidatiecentra (Revalidatie Nederland, 2006)	extern	structuur	decubitusregistratie
		uitkomst	prevalentie decubitus graad 2 t/m 4
		uitkomst	incidentie decubitus bij dwarslaesiepatiënten
Indicatoren V&V (Poot, 2006a)	intern	structuur	aanwezigheid decubitusbeleidsplan
		structuur	aanwezigheid organisatie rondom decubitus
		structuur	aanwezigheid instellingsprotocol
		proces	volledig zorgdossier preventie
		proces	adequate preventieve maatregelen in bed
		proces	adequate preventieve maatregelen in de (rol)stoel
		proces	adequate preventieve maatregelen: voedingstoestand
		proces	voorlichting over decubitus
		uitkomst	prevalentie decubitus
		uitkomst	incidentie decubitus
		uitkomst	uitkomst decubitus waarvan graad is verslechterd

indicatorenset	functie	type indicator	omschrijving indicatoren decubituspreventie
EPUAP (Defloor et al., 2005)	intern	proces	permanente adequate preventieve maatregelen bij risicopatiënten (prevalentie)
		proces	permanente adequate preventieve maatregelen bij risicopatiënten die liggen (prevalentie)
		proces	permanente adequate preventieve maatregelen bij risicopatiënten die zitten (prevalentie)
		proces	permanente adequate preventieve maatregelen bij risicopatiënten (incidentie)
		proces	permanente adequate preventieve maatregelen bij risicopatiënten die liggen (incidentie)
		proces	permanente adequate preventieve maatregelen bij risicopatiënten die zitten (incidentie)
		proces	aanpassen preventieve maatregelen na verslechtering decubitusgraad
		proces	informatie over noodzakelijke preventieve maatregelen thuis aan mantelzorgers en thuiszorgmedewerkers
		uitkomst	prevalentie decubitus
		uitkomst	prevalentie hieldecubitus
		uitkomst	incidentie decubitus
		uitkomst	incidentie hieldecubitus
		uitkomst	ontwikkelen decubitus ondanks preventieve maatregelen
CBO richtlijn (CBO, 2002a)	intern	proces	identificeren mensen met een verhoogd risico
		proces	adequate preventieve maatregelen bij mensen met een verhoogd risico
		proces	juist signaleren en diagnosticeren van decubitus
		proces	juist signaleren en diagnosticeren van de juiste graad van decubitus
		uitkomst	decubitus ondanks risico-inventarisatie
		uitkomst	decubitus ondanks risico-inventarisatie daarop afgestemde preventieve maatregelen
		uitkomst	patiënten die hogere graad decubitus ontwikkelen

zijn. Ook het onderscheid tussen decubitus en incontinentie- of vochtletsel is moeilijk (Defloor et al., 2006).

Het meten van indicatoren is een vrij arbeidsintensieve bezigheid. Deze activiteit is op eenvoudige wijze te digitaliseren. Dit vereenvoudigt het meten, de gegevens worden opgeslagen in een database, resultaten worden sneller gegenereerd en digitaliseren vergemakkelijkt het grafisch weergeven van de resultaten.

9.7 Het verbeteren van de kwaliteit van zorg

Casus

Een algemeen ziekenhuis heeft meegedaan met de module decubitus van de landelijke prevalentiemeting zorgproblemen (LPZ) van de Universiteit van Maastricht. Uit de resultaten blijkt dat het percentage decubitus graad 2-4 van het ziekenhuis op 9,5 ligt. Uit de andere cijfers van hetzelfde ziekenhuis blijkt dat 67% van de risicopatiënten een antidecubitusmatras heeft en 27% van de risicopatiënten wisselligging krijgt. De instelling heeft vijf jaar geleden een bijscholing georganiseerd bij invoering van het decubitusprotocol. Er is een informatiebrochure aanwezig in het ziekenhuis, 35% van de risicopatiënten krijgt voorlichting en instructie over decubitus. Het ziekenhuis heeft een decubituscommissie die eenmaal per jaar bijeenkomt.

Het landelijk gemiddelde van de prevalentie decubitus graad 2-4 voor algemene ziekenhuizen lag in 2007 op 6,2%. Landelijk heeft 85,6% van de risicopatiënten een antidecubitusmatras en krijgt 31% van de risicopatiënten wisselligging in de algemene ziekenhuizen. Een informatiebrochure is aanwezig in 96,4% van de algemene ziekenhuizen. Op afdelingsniveau is bij 31,5% een informatiebrochure aanwezig. Landelijk gezien krijgt 26,3% van de risicopatiënten in de algemene ziekenhuizen voorlichting en instructie (Halfens et al., 2007).

Je bent net afgestudeerd en hebt je tijdens je opleiding steeds bijzonder geïnteresseerd voor decubitus. Op je nieuwe afdeling neem je plaats in een werkgroepje dat zich bezighoudt met decubitus. Deze groep bestaat uit de aandachtsvelder van de afdeling en twee leden. Als je je verdiept in voorgaande cijfers, wat ga je dan voorstellen tijdens de eerstvolgende bijeenkomst van de afdelingswerkgroep decubitus?

Aan de hand van voorgaande casus is te analyseren op welke gebieden de kwaliteit van zorg verbeterd kan worden. In deze paragraaf wordt uitgelegd hoe de kwaliteit van zorg kan worden verbeterd met behulp van indicatoren in de zogenoemde verbetercyclus (Poot, 2006a en b). Het uitgangspunt is dat het resultaat van een indicator een aanwijzing is voor de kwaliteit van zorg. Waar de kwaliteit van zorg onvoldoende is, wordt een verbetercyclus gestart. De resultaten van de externe indicatoren, veelal uitkomstindicatoren zoals het percentage cliënten of patiënten met decubitus, leveren globale sturingsinformatie voor de manager, ze geven inzicht in mogelijke probleemgebieden. Interne indicatoren maken duidelijk waar de uitvoering van de zorg (nog niet) goed gaat (procesindicatoren, zoals het percentage risicopatiënten dat wisselligging krijgt) en aan welke voorwaarden (nog niet) wordt voldaan (structuurindicatoren, zoals de aanwezigheid van een decubituscommissie). Het meten van interne indicatoren is echter behoorlijk tijdsintensief. Daar staat tegenover dat het specifieke informatie oplevert en verbeteracties gericht kunnen worden ingezet. Voor de meting kunnen bestaande indicatoren gebruikt worden (zie paragraaf 9.6), maar deze kunnen ook zelf ontwikkeld worden. Het inzetten van een verbetertraject zal leiden tot betere resultaten voor de interne maar ook voor de externe indicatoren. Voor de dagelijkse praktijk betekent dit dat er bijvoorbeeld minder patiënten met decubitus zijn, de kwaliteit van zorg is dus toegenomen. Meestal is er een aanleiding om een verbetertraject te starten, bijvoorbeeld:

- resultaten externe of interne indicatoren, zoals resultaten van de Landelijke Prevalentiemeting Zorgproblemen (LPZ). Deze meting wordt jaarlijks tegen vergoeding uitgevoerd in de deelnemende instellingen door de Universiteit van Maastricht. De resultaten van alle instellingen worden weergegeven in landelijke cijfers in een jaarlijkse publicatie. De laatste publicatie dateert van 2007 (Halfens et al, 2007). Er zijn modules decubitus, smetten, incontinentie, ondervoeding en vallen. Een instelling kan zelf aangeven met welke module(s) zij wil meedoen.
- een gesignaleerd probleem door:
  - afdelingsverpleegkundige(n);
  - verpleegkundige adviesraad (VAR);
  - cliëntenraad;
  - management;
  - etc.
- bevindingen MIP/MIC-commissie.
- terugrapportage van de IGZ.

9.7.1 DE VERBETERCYCLUS

Bij het inzetten van verbetertrajecten wordt de PDCA-cyclus gebruikt.
PDCA staat voor Plan-Do-Check-Act.
P (Plan): maak een plan van aanpak of pas deze aan;
D (Do): voer het plan uit;
C (Check): meet de indicatoren;
A (Act): evalueer of de gewenste verbetering heeft plaatsgevonden.

Het gaat om een continue verbetercirkel van meten, evalueren en aanpassen. De indicatoren worden ingezet bij C (Check), het meten. Hiervoor kan een van de hiervoor genoemde indicatorensets gebruikt worden. Een belangrijke aanvulling is dat er eerst een meting wordt gedaan, een zogeheten nulmeting, om inzicht te krijgen in de huidige stand van zaken. Door deze nulmeting zijn er gegevens voorhanden om het plan van aanpak zo specifiek mogelijk te maken voor de eigen situatie. Daarna volgt de cirkel, te beginnen bij de P (Plan). Uiteindelijk zal dit leiden tot een verbetering in de kwaliteit van zorg.

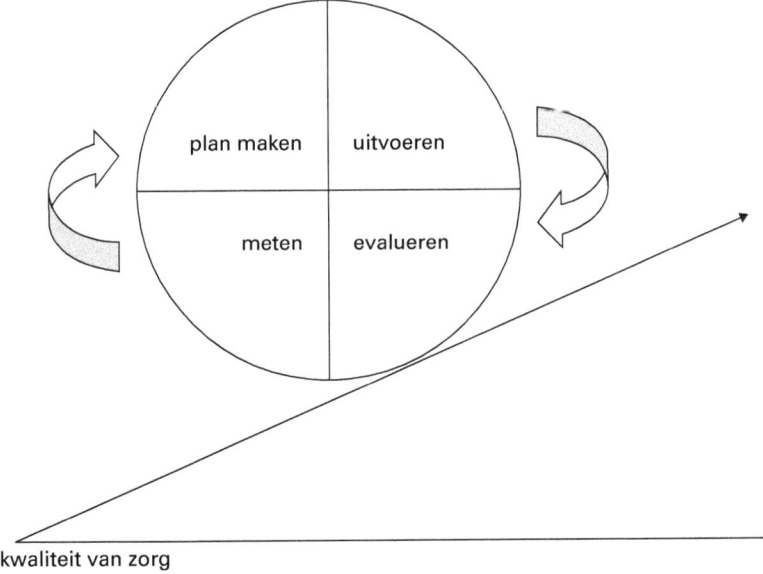

Figuur 9.1 *Meten van de kwaliteit van zorg met de PDCA-cyclus.*

9.7.2 STAPPENPLAN VERBETERTRAJECT

Hierna worden de stappen weergegeven die doorlopen moeten worden bij het gebruik van interne indicatoren in een verbetertraject (Poot, 2006a; Defloor et al., 2005). Interne indicatoren bestaan, zoals eerder vermeld, in de regel uit uitkomst-, proces- en structuurindicatoren. Als stelregel wordt genomen dat uitkomstindicatoren (prevalentie decubitus) driemaandelijks worden gemeten. Structuur- en procesindicatoren en incidentiemetingen als uitkomstindicator worden gedurende een vastgestelde periode continu gemeten. Minimaal wordt voorafgaand, tijdens en aan het einde van de verbetercyclus gemeten.

1 Maak een meetplan.
    Om indicatoren te kunnen meten wordt eerst een meetplan gemaakt. Maak een keuze voor een van de eerdergenoemde indicatorensets. Per indicator wordt beschreven: wie gaat meten en wanneer, hoe lang en hoe vaak wordt gemeten. In het meetplan wordt verder beschreven: wie verantwoordelijk is, bij welke patiënten/ cliëntenpopulatie wordt gemeten, wie de meting uitvoert en wie analyseert. Ook wordt de streefnorm vastgesteld.

2 Meet de uitkomstindicatoren.
    Om continu een aanwijzing (indicatie) te hebben van de kwaliteit van zorg worden de uitkomstindicatoren (prevalentie) driemaandelijks gemeten. Met behulp van een lijngrafiek (figuur 9.2) is duidelijk of er sprake is van verbetering, verslechtering of dat er geen verandering is.

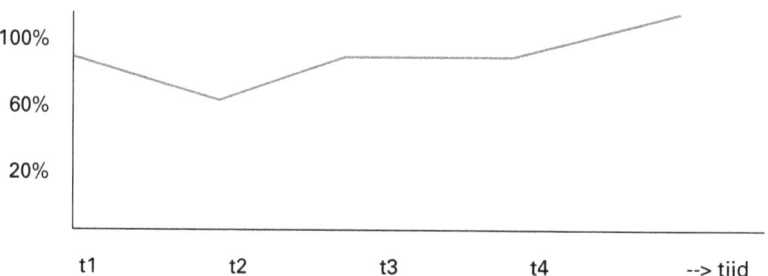

Figuur 9.2 *Lijngrafiek bij metingen op verschillende tijdstippen.*

3 Verschil in streefnorm en resultaat van uitkomstindicator(en).
    Na het meten van de uitkomstindicatoren zijn er twee situaties mogelijk. Uitgangspunt is een streefnorm van een decubitusprevalentie van 5%:
    – De uitkomsten voldoen niet aan de streefnorm, bijvoorbeeld 15% van de patiënten heeft decubitus; ga dan verder met punt 4.
    – De uitkomsten voldoen aan de streefnorm, bijvoorbeeld 3% van de patiënten heeft decubitus; ga dan weer naar punt 2.

4 Meet de proces- en structuurindicatoren.
Om duidelijk te krijgen waar het probleem zit worden gedurende een bepaalde periode proces- en structuurindicatoren en incidentie gemeten.

5 Verschil in streefnorm en resultaat van proces- en structuurindicatoren en incidentie.
De uitkomsten van de meting worden vergeleken met de streefnorm. Door de vergelijking weet men waar de zorg juist wel en waar nog niet goed gaat.

6 Stel een verbeterplan op of pas een bestaand plan aan.
Door de vergelijking van de resultaten van de structuur- en procesindicatoren met de streefnorm is het mogelijk om verbeteracties gericht in te zetten. Er wordt nagegaan of er een verklaring voor is dat de streefnorm nog niet wordt gehaald. Met deze verklaring wordt dan rekening gehouden in het verbeterplan. In het verbeterplan wordt beschreven: wie (eind)verantwoordelijk is (manager), wat het probleem is, wat het doel is, acties, tijdpad, evaluatie met behulp van meten indicatoren (tussen- en eindevaluatie).

7 Voer het verbeterplan uit en evalueer tussentijds.
Voer het verbeterplan uit volgens plan. Tussentijds worden (een deel van) de indicatoren gemeten volgens het plan van aanpak. Mocht uit de resultaten blijken dat men nog niet op de goede weg is dan wordt het plan van aanpak aangepast.

8 Eindevaluatie: meet alle indicatoren.
Alle structuur-, proces- en uitkomstindicatoren worden aan het einde van het tijdpad wederom gemeten. De uitkomsten worden vergeleken met de meting aan het begin. Als alle resultaten voldoen aan de streefnorm, hebben de verbeteracties geleid tot verantwoorde zorg. Wordt de uiteindelijke streefnorm op uitkomstniveau nog niet gehaald dan blijven verbeteracties nodig en wordt het verbeterplan aangepast net zolang tot de streefnorm is gehaald.

9 Maak een eindrapportage.
De (eind)verantwoordelijke maakt een eindverslag waarin zijn opgenomen: aanleiding, proces, resultaten, conclusie, aanbevelingen voor de voortgang.

10 Borgen van de verbeteringen.
Om te blijven monitoren of de ingezette veranderingen structureel zijn ingebed, worden de uitkomstindicatoren (prevalentie) driemaandelijks gemeten. Om welke indicatoren het gaat en op welke wijze die gemeten moeten worden, wordt opgenomen in het meetplan.

In figuur 9.3 worden de stappen schematisch weergegeven.

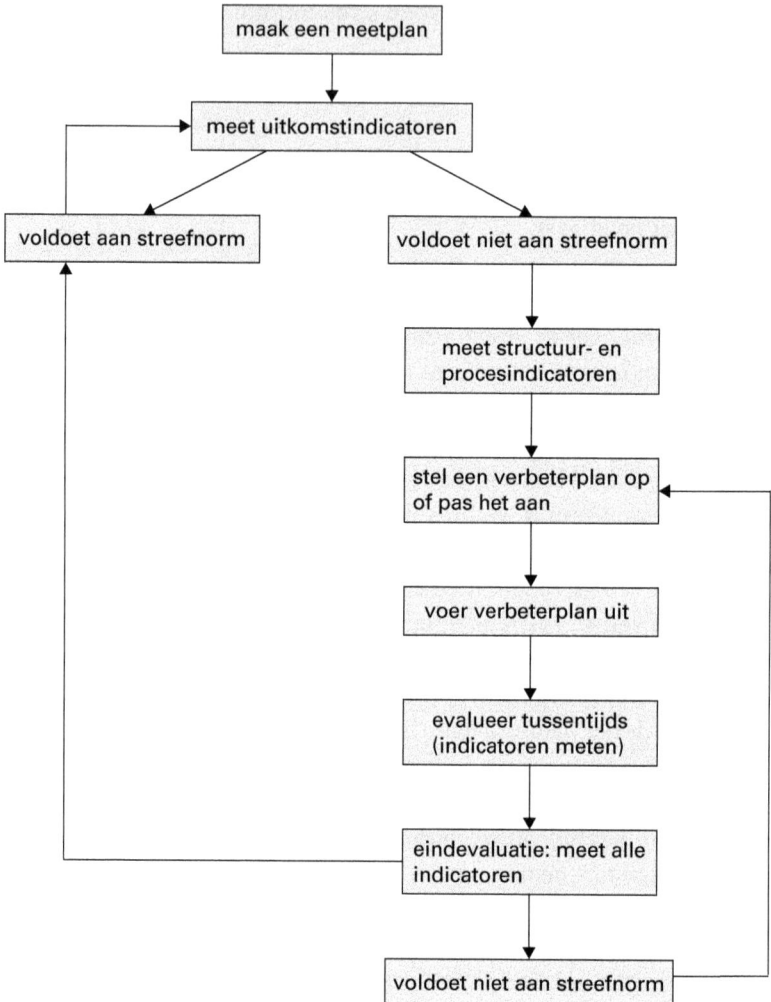

Figuur 9.3 Stappenplan verbetertraject.

Literatuur

Actiz/V&VN/LOC/NVVA/Sting/IGZ/VWS/ZN. Kwaliteitskader verantwoorde zorg; een operationalisatie van de visiedocumenten 'Op weg naar normen voor verantwoorde zorg' en 'Normen voor verantwoorde zorg thuis' in een indicatorenset en sturingsmodel voor langdurige en/of complexe zorg, 2007.

Bennema-Broos M. De opmars van prestatie-indicatoren. TvZ Tijdschrift voor Verpleegkundigen 2004;4:24-9.

Berg M, Schellekens W. Paradigma's van kwaliteit. De verschillen tussen externe en interne kwaliteitsindicatoren. Medisch Contact 2002;57(34):1203-5.

Campbell SM, Braspenning J, Hutchinson A, Marshall MN. Improving the quality of health care: research methods used in developing and applying quality indicators in primary care. BMJ 2003;326:816-9.

CBO. Decubitus, tweede herziening. Alphen aan den Rijn: Van Zuiden Communications, 2002a.

CBO. Ontwikkeling van indicatoren op basis van evidence-based indicatoren. Alphen aan den Rijn: Van Zuiden Communications, 2002b.

Colsen PJA, Casparie AF. Indicatorregistratie. Een model ten behoeve van integrale kwaliteitszorg in een ziekenhuis. Medisch Contact 1995;50(9):297-9.

Defloor T, Clark M, Witherow A, Colin D, Lindholm C, Schoonhoven L, Moore Z. EPUAP statement on prevalence and incidence monitoring of pressure ulcer occurrence. Tissue Viability Society 2005;15(3):20-7.

Defloor T, Schoonhoven L, Vanderwee K, Weststrate J, Myny D. Reliability of the European Pressure Ulcer Advisory Panel classification system. Journal of Advanced Nursing 2006;54(2):189-98.

Donabedian A. Explorations in quality assessment and monitoring (vol 1): the definition of quality and approaches to its assessment. Michigan, Ann Arbor: Health Administration Press, 1980.

Halfens RJG, Janssen MAP, Meijers JMM. Landelijke Prevalentiemeting Zorgproblemen. Maastricht: Universiteit van Maastricht, Zorgwetenschappen, sectie Verplegingswetenschap, 2007.

IGZ/NVZ/NFU/OMS. Basisset Prestatie-indicatoren Ziekenhuizen 2008. Utrecht, 2007.

Koning J de, Smulders A, Klazinga N. Appraisal of indicators through research and evaluation (AIRE). Orde van Medisch Specialisten. Amsterdam: AMC, maart 2006.

Poot E. Indicatoren voor verpleegkundigen en verzorgenden. Inclusief handleiding. Utrecht: AVVV/LEVV, 2006a.

Poot E. Het verbeteren van de kwaliteit van zorg met behulp van indicatoren. In: Handboek Zorgvernieuwing E25. Houten: Bohn Stafleu van Loghum, 2006b.

Revalidatie Nederland/VRA. Basisset Prestatie-indicatoren revalidatiecentra 2006.

Aanvullende literatuursuggesties

Braspenning JCC, Pijnenborg L, Veld CJ in 't, Grol RPTM. Werken aan kwaliteit in de huisartsenpraktijk. Houten: Bohn Stafleu van Loghum, 2005.

Brug Y van der, Bakel M van, Schmeddes R. Van meten naar verbeteren. TvZ Tijdschrift voor Verpleegkundigen 2005;12:28-35.

Casparie AF, Hommes H. Indicatoren voor integrale kwaliteitszorg in ziekenhuizen. Deventer: Kluwer, 1997.

Delnoij DMJ, Asbroek AHA ten, Arah OA, Custers T, Klazinga N. Bakens zetten. Naar een Nederlands raamwerk voor prestatie-indicatoren in de gezondheidszorg. Den Haag: Ministerie van VWS, 2002 (www.minvws.nl).

IGZ. Het resultaat telt 2005. Prestatie-indicatoren als onafhankelijke graadmeter voor de kwaliteit van in ziekenhuizen verleende zorg. Den Haag, 2006.

Pijnenborg L, Braspenning JCC, Berg M, Kallewaard M. Indicatoren op basis van richtlijnen. In Everdingen JJJE van, Burgers JS, Assendelft WJJ, Swinkels JA, Barnveld TA van, Klundert JLM van de. Evidence-based richtlijnontwikkeling. Een leidraad voor de praktijk. Houten: Bohn Stafleu van Loghum, 2004:305-14.

Poot E, Heijnen-Kaales Y. Indicatoren voor verpleegkundigen en verzorgenden in verpleeg- en verzorgingshuizen. Beschrijving en evaluatie van het ontwikkelproces. Utrecht: LEVV, 2006.

Wennink HJ, Kok I, Lindt S van de. Uitkomstenmanagement in de geestelijke gezondheidszorg. Kwaliteit in Beeld 2006;4:4-8.

Websuggesties
Nationale websites:
www.venvn.nl
www.cbo.nl
www.igz.nl
www.kiesbeter.nl
www.ziekenhuizentransparant.nl
www.revalidatienederland.nl
http://orde.artsennet.nl
www.zorgvoorbeter.nl
www.snellerbeter.nl
www.ink.nl
www.hkz.nl
www.niaz.nl
www.nivel.nl
www.perspektkeurmerk.nl

Internationale websites:
http://www.ahcpr.gov
http://www.ihi.org
http://www.qualityforum.org

10 Patiëntveiligheid

ir. E. Nap

Samenvatting

Ook binnen de gezondheidszorg werken feilbare mensen. Door het zorgsysteem zo in te richten dat mensen nauwelijks meer fouten kunnen maken, kan de patiëntveiligheid vergroot worden. De eerste tip volgt uit de definitie: werk volgens professionele standaarden, protocollen en richtlijnen, met de meest recente informatie over de beste manier van verantwoord 'evidence-based' werken (www.levv.nl). Het melden van (bijna-)incidenten en het analyseren van zorgprocessen draagt bij aan (het verbeteren van) patiëntveilig werken. Er zijn al verschillende methodieken op de markt die patiëntveilig werken bevorderen, zoals PRISMA, SIRE en HFMEA, maar er worden ook nieuwe instrumenten ontwikkeld. Patiëntveiligheid is en blijft een belangrijk onderdeel van de kwaliteit van zorg als verpleegkundige.

10.1 Inleiding

Een aantal rapporten, zoals *To err is human* (Corrigan et al., 2000) en *Hier werk je veilig of je werkt hier niet* (Willems, 2004) hebben ervoor gezorgd dat patiëntveiligheid in de 'spotlights' is komen te staan. Maar eigenlijk is patiëntveiligheid altijd al een onderdeel geweest van het werk van een verpleegkundige. Verpleegkundigen spelen een belangrijke rol bij het veilig krijgen en houden van de zorg. Zij omringen de patiënt immers 24 uur per dag met zorg en fungeren vaak als laatste schakel in het zorgproces. De verpleegkundige zorgt ervoor dat een patiënt veilig is én zich veilig voelt in het ziekenhuis of de instelling waar hij verblijft. Dit hoofdstuk beschrijft wat patiëntveiligheid is, op welke wijze de kwaliteit van de zorg binnen het zorgsysteem verhoogd kan worden, in het bijzonder in de verpleegkundige zorg.

10.2 Wat is patiëntveiligheid

De Inspectie voor de Gezondheidszorg heeft in samenwerking met verschillende partijen een begrippenlijst opgesteld (IGZ, 2005) waarin patiëntveiligheid als volgt gedefinieerd wordt:

'Het (nagenoeg) ontbreken van (de kans op) schade aan de patiënt ontstaan door het niet volgens de *professionele standaard* handelen van hulpverleners en/of door een tekortkoming van het *zorgsysteem*.

Een belangrijk element in de definitie van patiëntveiligheid is 'het niet volgens de professionele standaard handelen'. Hier komen we bij de hulpverlener die verantwoordelijkheid draagt voor het handelen volgens de professionele standaard (zie ook hoofdstuk 12). Met een standaard wordt bijvoorbeeld een richtlijn of een protocol bedoeld, ofwel afspraken die zijn gemaakt door de (verpleegkundige) beroepsgroep of afspraken gemaakt op de afdeling. Zorgverleners worden geacht volgens deze regels te handelen of er beargumenteerd van af te wijken en dit aan te geven of te overleggen als er onduidelijkheid is over hoe te handelen in bepaalde situaties. Een voorbeeld is het geven van wisselhouding bij patiënten die bedlegerig zijn.

Een tweede element in de definitie is 'een tekortkoming van het zorgsysteem'. Tegenwoordig wordt de systeembenadering voor patiëntveiligheid aangehangen. Een zorgsysteem moet zo ontworpen zijn dat het maken van fouten door mensen zoveel mogelijk wordt voorkómen. In literatuur op het gebied van menselijke fouten en veiligheid wordt de gedachte onderstreept dat mensen onder bepaalde omstandigheden, zoals vermoeidheid en stress, fouten kunnen maken en dat je die fouten niet kunt voorkomen door te reageren op alleen de persoon in kwestie (Van Everdingen, 2006; Lockley et al., 2004). Er ligt hier ook een verantwoordelijkheid voor de instelling, die voor patiëntveiligheid in de organisatie mede zorg draagt. Zo dienen er bijvoorbeeld up-to-date zorgprotocollen beschikbaar te zijn in de instelling die iedere zorgverlener op elk gewenst moment kan raadplegen. Als deze protocollen er niet zijn in een instelling, is het de plicht van elke zorgverlener de instelling daarop te wijzen (par. 12.3, over patiëntenrecht). De systeembenadering is ontstaan als reactie op de persoonsbenadering. In de persoonsbenadering legt men de nadruk op onveilig gedrag van mensen die aan het eindpunt van het proces hun werk doen, zoals artsen en verpleegkundigen (Reason, 2000). De gedachte over veiligheid hier is, dat de persoon die een fout maakt 'gestraft' dient te worden, bijvoorbeeld door de persoon in kwestie (tijdelijk) op non-actief te zetten.

10.3 Patiëntveiligheid binnen het zorgsysteem

In processen zijn verschillende barrières ingebouwd die de kans op incidenten kunnen verkleinen. Voorbeelden zijn een adequaat opleidingsbeleid, een passend personeelsbeleid, een goed ontwerp van technische apparatuur en een goed toegepaste techniek door de medewerkers. Sommige barrières zijn technisch van aard, zoals alarmbellen en fysieke barrières, andere barrières vertrouwen op het handelen van mensen, zoals de dubbelcheck bij het toedienen van medicatie. Voorbeelden van barrières in het zorgsysteem met betrekking tot decubitus kunnen zijn:
- In de opleiding leert men wat decubitus is en hoe men het kan voorkomen en behandelen.
- De instelling zorgt voor nascholing bij nieuwe inzichten met betrekking tot preventie en behandeling van decubitus.
- Risicolijsten waarmee cliënten/patiënten met risico op decubitus worden gesignaleerd.
- Het werken met antidecubitusmatrassen bij risicopatiënten.

In een ideale wereld zorgen de ingebouwde barrières dat er altijd veilig wordt gewerkt en incidenten worden voorkomen. In de realiteit zijn barrières echter niet continu aanwezig, waardoor er een gat ontstaat. Dit is te zien in het gatenkaasmodel (zie figuur 10.1). Deze gaten zijn afwisselend aan- en afwezig, ze kunnen zich sluiten, openen en verplaatsen (Reason, 2000). Juist door dit openen, sluiten en verplaatsen van gaten worden veel incidenten in de praktijk bij toeval nog nét voorkomen. Bij afwezigheid van de ene barrière zijn er immers nog één of meerdere andere barrières. Soms echter zijn er op één moment bij dezelfde patiënt in alle barrières gaten aanwezig. Zo kan een incident plaatsvinden. Een incident is een onbedoelde gebeurtenis tijdens het zorgproces, dat tot schade aan de patiënt leidt of zou kunnen leiden.

10.3.1 FAALFACTOREN BINNEN HET SYSTEEM
Binnen de systeembenadering zijn twee typen faalfactoren van belang, de 'actieve fouten' en de 'latente condities' die de patiëntveiligheid in gevaar brengen (Reason, 1990 en 2000). Actieve fouten zijn onveilige

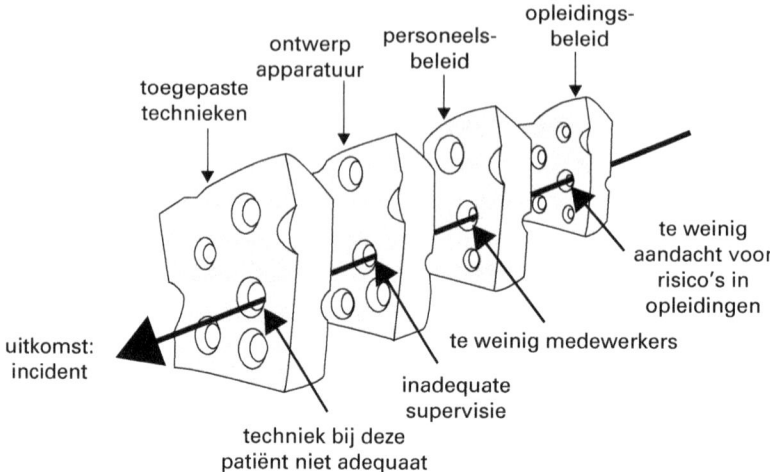

Figuur 10.1 *Het gatenkaasmodel van Willems (2004) (naar afbeelding in rapport Hier werk je veilig of je werkt hier niet, Shell Nederland op www.snellerbeter.nl).*

handelingen van personen die in direct contact staan met de patiënt of het systeem, bijvoorbeeld verkeerd lezen, iets vergeten of niet-beargumenteerd iets anders doen dan in een protocol staat. Deze actieve fouten hebben een direct en meestal kortdurend effect op de barrières. Latente condities zijn niet direct zichtbaar in een systeem en zijn daarin terechtgekomen door beslissingen van ontwerpers, bouwers, opstellers van procedures en management. Voorbeelden van latente condities zijn tijdsdruk, onderbezetting, vermoeidheid en gebrek aan ervaring bij het personeel, maar ook ondeugdelijke hulpmiddelen, onbetrouwbare alarmen en indicatoren, niet-werkzame procedures, gebreken in ontwerpen en constructies. Latente condities hebben twee effecten: enerzijds kunnen zij leiden tot omstandigheden die fouten uitlokken binnen de lokale werkomgeving en anderzijds kunnen zij leiden tot zwakke punten in de barrières (Van der Schaaf en Habraken, 2004). Latente condities kunnen jaren onzichtbaar in het systeem aanwezig zijn, voordat zij samen met actieve fouten en lokale triggers een mogelijkheid voor een incident creëren (Reason, 1990 en 2000). Met de hand recepten schrijven kan gezien worden als een latente conditie. Het lokt fouten uit omdat handschriften niet altijd even goed leesbaar zijn. Er zijn computerprogramma's die bij elektronisch invoeren van recepten direct de interactie met eventueel andere medicijnen checken en zo extra fouten voorkomen.

10.3.2 DE MENS ALS SCHAKEL IN HET ZORGSYSTEEM

De mens in het zorgsysteem is idealiter een barrière die voorkomt dat er dingen verkeerd gaan. Maar omdat een mens niet geprogrammeerd kan worden, kan deze ook juist een faalfactor zijn. In de systeembenadering van veiligheid wordt bij een incident niet alleen gekeken naar degene die als laatste in de schakel betrokken was bij het incident maar ook naar het functioneren van de schakels ervoor. In die voorafgaande schakels wordt bekeken hoe de barrière zo optimaal mogelijk gemaakt kan worden om schade aan de patiënt te voorkómen. Men gaat uit van feilbaarheid van mensen en men verwacht dat fouten optreden. Omdat de menselijke aard bij het maken van fouten niet veranderd kan worden, wordt gekeken naar gaten in het systeem die gedicht kunnen worden om te zorgen dat mensen zo weinig mogelijk fouten maken (Reason, 2000).

Bij de persoonsbenadering wordt de persoon die een fout maakt aangepakt, zodat deze de fout niet nog een keer kan maken. Of er worden andere maatregelen genomen om onveilig gedrag van mensen aan banden te leggen. Bijvoorbeeld meer scholing, zeggen dat iedereen beter moet opletten of zelfs disciplinaire maatregelen. Dit kan echter de groei van een instelling naar een patiëntveilige organisatie dwarsbomen (Reason, 2000). Een fout kan iedereen overkomen. Door alleen de persoon aan te pakken die de fout maakt, wordt de kans op herhaling meestal niet minder (Reason, 2000).

10.4 Veiligheid Management Systeem (VMS)

Het Amerikaanse rapport *To err is human* (Corrigan et al., 2000) geeft aan de hand van onderzoek een schatting van het aantal incidenten dat voorkómen had kunnen worden. Het Nivel heeft samen met het VU-EMGO-instituut in opdracht van de Orde van Medisch Specialisten de cijfers voor de Nederlandse situatie onderzocht door het screenen van Nederlandse patiëntendossiers (De Bruijne et al., 2007). Uit de resultaten blijkt dat in Nederland in 2004 meer dan 1,3 miljoen mensen zijn opgenomen in het ziekenhuis. Van deze groep patiënten kreeg 5,7% (bijna 75.000 patiënten) te maken met onbedoelde schade en 2,3% (bijna 30.000 patiënten) met vermijdbare schade. Vermijdbare schade is onbedoelde schade die mede is ontstaan door het (niet-)handelen volgens de professionele standaard van een zorgverlener en/of door tekortkomingen van het zorgsysteem. Verschillende onderdelen van de zorg en afdelingen komen uit verschillende onderzoeken als 'risicovol' naar voren. Meer dan de helft (54%) van de onbedoelde schade was gerelateerd aan chirurgische ingrepen, 17% aan niet-chirurgische ingrepen en 15% aan medicamenteuze behandeling. Zes procent van alle gebeurtenissen met onbedoelde schade vond plaats tijdens het diagnostisch proces, waarvan 84% als hoog vermijdbaar werd beoordeeld. Binnen die risicovolle gebieden is aandacht voor patiëntveiligheid essentieel. In het Veiligheidsprogramma 'Voorkom schade, werk veilig' dat in 2007 is samengesteld door de Nederlandse Vereniging van Ziekenhuizen (NVZ), Orde van Medisch Specialisten, Landelijk Expertisecentrum Verpleging & Verzorging, Nederlandse Federatie voor Universitair Medisch Centra en Verpleegkundigen & Verzorgenden Nederland wordt hieraan aandacht besteed in de vorm van het ontwikkelen van evidence-based interventies die in elk ziekenhuis ingevoerd moeten worden. Het programma bundelt lopende, nieuwe en toekomstige initiatieven uit de zorgsector die zijn gericht op het verbeteren van de patiëntveiligheid. In vijf jaar moet er 50% minder schade zijn aan patiënten door het invoeren van een Veiligheid Management Systeem (VMS) in alle ziekenhuizen. Door het werken met een VMS wordt geleerd van de analyse van incidenten, worden zorgprocessen regelmatig doorlopen op risico's die voorkómen kunnen worden en worden zo nodig verbetermaatregelen ingezet. Voor verpleegkundigen betekent dit dat zij leren om op een andere manier naar hun werk te kijken. Door jezelf bij het uitvoeren van een handeling af te vragen wat het risico is voor de patiënt en hierop te anticiperen blijf je alert en kun je schade voorkomen. Ook leren verpleegkundigen analysetechnieken om incidenten systematisch te analyseren en om verbeteracties op een eenduidige manier in te voeren en te evalueren.

Behalve het VMS werken ziekenhuisdirecties, medisch specialisten en verpleegkundigen binnen het veiligheidsprogramma op dit moment aan tien thema's om mogelijk vermijdbare schade bij patiënten terug te brengen. De thema's komen voort uit onderzoek, uit de nationale en internationale praktijk (zie www.vmszorg.nl).

10.5 Het voorkómen van fouten

Om fouten te kunnen voorkomen is het van belang te weten hoe het komt dat mensen fouten maken. Sommige fouten zijn verwijtbaar aan een persoon (Reason, 2000). Verwijtbare risico's zijn risico's die mensen bewust nemen, bijvoorbeeld omdat ze daarmee tijd besparen of omdat ze vinden dat ze ervaren genoeg zijn om een bepaalde stap over te slaan (Vollenbroek, 2002). Een andere reden is dat mensen scripts aanmaken in hun hersenen in de vorm van 'Als... dan...'-

regels (Vollenbroek, 2003). Talloze scripts zorgen ervoor dat in het alledaagse leven het 'werkgeheugen' niet steeds vol zit. Veel dingen gaan op de 'automatische piloot' en daarin schuilt nu juist het gevaar. Uitvoeren van alle taken met volle aandacht lukt niet altijd. Het is belangrijk bewust te zijn van dit mechanisme door met zijn allen bij de les te blijven. Dit is de eerste stap in het voorkomen van fouten.

10.5.1 HET MELDEN VAN (BIJNA-)INCIDENTEN

Het is belangrijk om op de afdeling een open cultuur te hebben wat betreft het maken van fouten en bijna-fouten, waarbij collega's elkaar zonder consequenties controleren en ervan leren. Als er een fout wordt opgemerkt die de patiënt niet bereikt, is er sprake van een bijna-fout. In elke instelling zijn meldformulieren aanwezig en veel ziekenhuizen zijn bezig met Veilig Incident Melden (VIM). Binnen het VIM worden (bijna-)incidenten geanalyseerd op basis van de systeembenadering. Het uitgangspunt is dat er in een sfeer van vertrouwen en respect meer over het zorgsysteem bekend wordt, waarbij men kan leren van fouten (Joustra et al., 2006). Latente condities die de patiëntveiligheid in gevaar brengen worden zo opgespoord, aangepast of verwijderd. Het is daarom belangrijk om (bijna-)incidenten te melden. Dit maakt het mogelijk om deze meldingen te analyseren en verbeteringen aan te brengen in het zorgproces. Dit kan op de afdeling zelf of op instellingsniveau gebeuren. Regelmatig worden op verpleegafdelingen VIM-werkgroepen opgestart. Mensen die in de werkgroep zitting nemen krijgen een training in de analysemethode(n) en gaan met de gemelde incidenten van de afdeling aan de slag. Belangrijk hierbij is inzicht te krijgen in de risico's die bij personen, bij de afdeling en bij de instelling liggen. Een voorbeeld is medicatie. Mensen lezen niet elke letter van een woord. Omdat sommige namen van medicijnen op elkaar lijken, kun je fouten maken. Er wordt dan gezorgd dat er een barrière in het systeem wordt gebouwd dat die leesfouten opvangt door het aanbrengen van kleurcodes op de medicijnverpakkingen of de letters die van elkaar verschillen vet te drukken. Daarnaast wordt aan medewerkers gevraagd waar zij gevaren zien die de veiligheid van patiënten kunnen bedreigen. Vaak weten zorgprofessionals zelf heel goed waar risico's liggen op hun werkplek, factoren die maken dat je een vergissing maakt of iets vergeet. Na analyse van meldingen kan er een database aangelegd worden van veelvoorkomende 'basisoorzaken', zoals 'protocolfouten' of 'verifieerfouten' (Van der Schaaf en Habraken, 2005). Voor deze oorzaken moet een structurele, ziekenhuisbrede oplossing komen.

10.5.2 HET ANALYSEREN VAN (BIJNA-)INCIDENTEN

Er wordt onderscheid gemaakt in retrospectieve en prospectieve risico-inventarisatie voor de analyse van (bijna-)incidenten. Met *retrospectieve risico-inventarisatie* wordt bedoeld dat naar aanleiding van een gemeld (bijna-)incident teruggekeken wordt welke risico's daaraan ten grondslag lagen en hoe je die risico's kunt wegnemen. Met een *prospectieve risico-inventarisatie* worden op basis van kennis en ervaring binnen een werkproces risico's geïnventariseerd en worden verbetermaatregelen opgesteld.

Retrospectieve risico-inventarisatie
Methodieken waarmee een retrospectieve analyse van (bijna-)incidenten kan worden uitgevoerd zijn PRISMA en SIRE.
PRISMA staat voor Prevention and Recovery Information System for Monitoring and Analysis (Van der Schaaf en Habraken, 2005). De PRISMA-methode bestaat uit drie belangrijke componenten, namelijk:
- incidentbeschrijving;
- oorzakenclassificatie;
- vertaalslag naar structurele maatregelen.

Aan de hand van de melding wordt elk incident beschreven in de vorm van een 'oorzakenboom' (afbeelding 10.2). Het incident staat bovenaan in de boom en door steeds te vragen 'waarom' krijg je naar onderen toe een takkenstructuur van de oorzakenboom. Vervolgens worden de 'basisoorzaken', die per incident door middel van de bijbehorende oorzakenboom zijn geïdentificeerd, één voor één geclassificeerd als technische, organisatorische en menselijke faaloorzaken. Ten slotte wordt periodiek een aantal incidenten onderzocht op veelvoorkomende basisoorzaken en op basis daarvan worden de meest effectieve verbetermaatregelen bepaald met behulp van een zogenoemde classificatie/actie matrix (Van der Schaaf, 1997). Het uitwerken van deze matrix voert te ver in het kader van dit hoofdstuk.
SIRE staat voor Systematische Incident Reconstructie en Evaluatie. Een incident wordt met deze methode onderzocht in zeven stappen. Ten eerste wordt informatie over het incident verzameld en geordend. Vervolgens bakent de onderzoeker het onderzoeksgebied af en geeft aan waar de grenzen liggen. In de derde stap achterhaalt de onderzoeker alle oorzaken die aan het incident ten grondslag hebben gelegen en beïnvloedende factoren die daarbij een rol hebben gespeeld. Als die in kaart zijn gebracht, worden door de onderzoeker zinvolle en pragmatische aanbevelingen gedaan die herhaling van het incident voorkomen. Dan wordt er in de zesde stap een rapport geschreven met

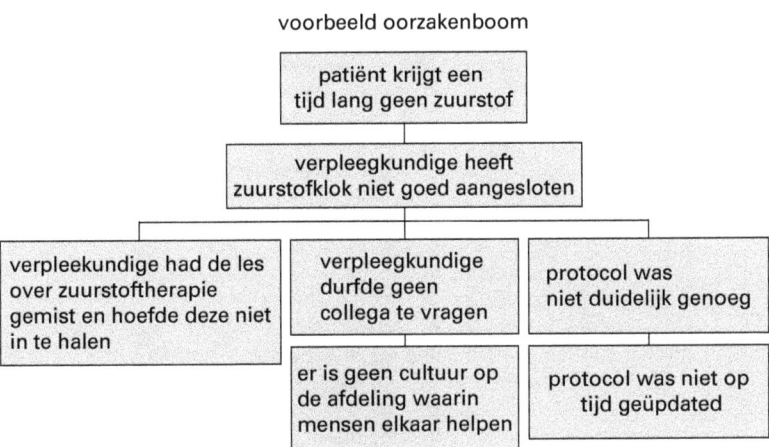

Figuur 10.2 *Oorzakenboom.*

daarin de bevindingen en tot slot is er de afronding waarbij iedereen die bij het onderzoek betrokken is geweest op de hoogte wordt gebracht van de SIRE-analyse.

Door retrospectieve manieren van foutenanalyse komen risico's aan het licht en fouten die door het systeem uitgelokt worden. De volgende stap is dan om de omgeving zo in te richten dat het maken van fouten zoveel mogelijk wordt vermeden. Dat is niet altijd gemakkelijk. Als een ziekenhuis bijvoorbeeld twee soorten infuuspompen gebruikt, waarbij de nummertoetsen van beide pompen van elkaar verschillen (zie figuur 10.3) dan kan dat betekenen dat de oude pomp niet meer gebruikt kan worden. Dit heeft grote financiële consequenties. Het is belangrijk om hierin een goede balans te vinden, want fouten kosten ook geld (De Bruijne et al., 2007).

Prospectieve risico-inventarisatie
Prospectieve risico-inventarisatie wordt in Nederland minder gebruikt dan de retrospectieve analysemethode. In Amerika wordt vanaf 2001 de Healthcare Failure Mode and Effects Analysis (HFMEA-)methode in 160 ziekenhuizen gebruikt die aangesloten zijn bij het Amerikaanse Department of Veteran Affairs (DeRosier et al., 2002). De HFMEA bestaat uit zes stappen die met een multidisciplinair team worden doorlopen. In de eerste stap wordt gekeken welk (deel van het) proces het team gaat analyseren. In de tweede stap volgt de samenstelling van een team. Dat team is multidisciplinair en bestaat uit personen die

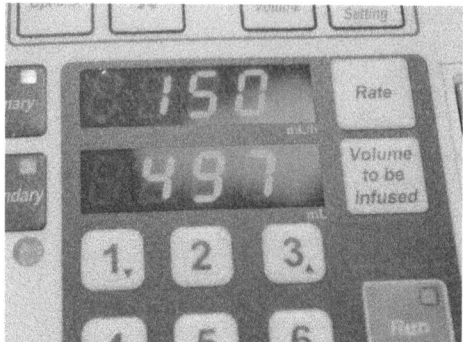
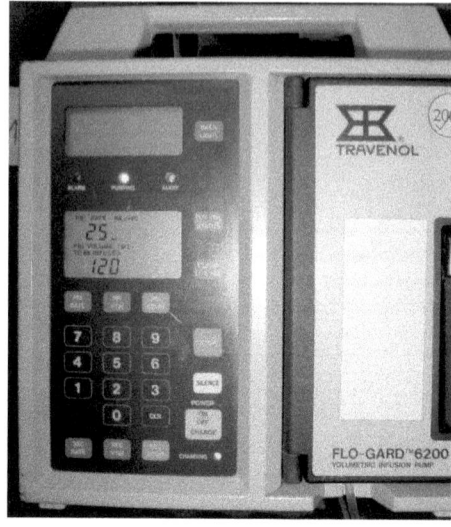

Figuur 10.3 Infuuspompen met verschillende nummering.

samen veel kennis hebben van het proces. Bij het medicatiedistributieproces kan gedacht worden aan een arts, een apotheker, een verpleegkundige en een apothekersassistent. Met dit team wordt een aantal analysesessies gepland. In de derde stap wordt het proces in een stroomdiagram in beeld gebracht. In dit proces wordt beschreven wie de handeling uitvoert en waar dat gebeurt. Hierna volgt de daadwerkelijke analyse waarin het proces van fouten die kunnen ontstaan wordt beschreven, de zogeheten faalwijzen. Vervolgens wordt per faalwijze benoemd wat de gevolgen hiervan kunnen zijn voor de patiënt. De ernst en de frequentie worden ingeschat en mogelijke oorzaken van de faalwijze-gevolgcombinatie benoemd. De scores ernst en frequentie worden met elkaar vermenigvuldigd. De beslisboom wordt doorlopen en vragen beantwoord over de gevolgen van de faalwijze op volgende processtappen, de waarneembaarheid van de faalwijze en het al dan niet bestaan van een effectieve beschermende maatregel voor het elimineren van het risico. Dit analyseproces wordt doorlopen voor elke faalwijze, zodat na de analyse bekend is waar de risico's in het proces zitten en wat maatregelen zijn om deze risico's weg te nemen. Aan het einde van het proces worden de uitkomsten aan het management gerapporteerd en wordt besloten welke maatregelen ingevoerd gaan worden (www.vmszorg.nl).

In deze paragraaf wordt de HFMEA-methode beschreven zoals gebruikt in het project 'Voorkom schade, werk veilig' (zie paragraaf

10.4). De methodiek is uitgetest voor decubitus als risico voor cardiochirurgische patiënten (Feuchtinger et al., 2005). Het doel was de effectiviteit van preventieve maatregelen van decubitus te onderzoeken. Het team bestond uit verpleegkundigen van operatieafdelingen, artsen, een verpleegkundig specialist, een verpleegkundig wetenschapper en een kwaliteitsmanager. Uit de inventarisatie bleek onder andere dat IC-verpleegkundigen vaak te weinig informatie over bestaande decubitus bij patiënten hadden. Daarop zijn de volgende maatregelen genomen:
- gestandaardiseerde en transparante documentatie over bestaande decubitus bij patiënten;
- als een patiënt bij de overdracht van operatiekamer naar Intensive Care niet gedraaid kan worden om de huid te inspecteren, wordt op de IC binnen dertig minuten gedraaid om huidinspectie uit te voeren.

Er zijn in totaal binnen dit onderzoek drie HFMEA's opeenvolgend uitgevoerd op de betrokken cardiochirurgische afdelingen. Na invoering van de verbetermaatregelen is het risico voor patiënten gedaald en ook het percentage patiënten met decubitus is gedaald van 31% naar 15% in drie jaar. De conclusie van het onderzoek is dan ook dat deze HFMEA's effectief zijn gebleken in de strijd tegen decubitus, zo ervaren experts met een theoretische achtergrond (Feuchtinger et al., 2005).
In Nederland wordt in verschillende ziekenhuizen en radiotherapieinstellingen een Nederlandse vorm van de HFMEA-methode gebruikt, de SAFER-methode (voor meer informatie zie www.patientveiligheid.nl).

10.6   Casus

Leerling-verpleegkundige, vierdejaars
Toen Marja een maand op de afdeling Cardiologie stage liep werd zij eerstverantwoordelijke verpleegkundige (EVV-er) van een patiënt die opgenomen werd. De patiënt werd opgenomen in verband met verergering van zijn angina pectoris klachten en deze meneer had ook diabetes. Hij was 80 jaar oud en woonde nog zelfstandig.
Marja nam de patiënt op en verzorgde hem een hele week. Zij begon met twee late diensten en daarna had zij vijf dagdiensten waarin zij veel tijd had om zich met 'haar' patiënt bezig te hou-

den. Meneer lag veel in bed omdat zijn klachten het mobiliseren bemoeilijkten, maar hij genoot zichtbaar van de aandacht.

Na een lange diensttijd had Marja vier dagen vrij. Toen zij weer terugkwam op de afdeling hoorde zij tijdens de ochtendoverdracht dat het beter ging met de anginaklachten, maar dat de patiënt decubitus ontwikkeld had op zijn stuit en hielen. Het voelde alsof zij een klap in het gezicht kreeg. Zij ging na of ze tijdens het wassen en verzorgen van de patiënt iets verdachts had gezien, maar kon zich niet herinneren hoe zijn hielen en stuit eruit hadden gezien. Marja had dus niet goed opgelet en voelde zich ontzettend schuldig.

De decubitusspecialist van het ziekenhuis was al ingeschakeld en had twee dagen geleden een beleid afgesproken met betrekking tot de wondverzorging. Met lood in haar schoenen ging zij naar de patiënt toe. Hij was nog even aardig als ervoor. Marja deed de verzorging en praatte wat, maar kon niet helemaal zichzelf zijn. De stagebegeleider van Marja had late dienst en na de overdracht vroeg Marja of ze een kwartiertje tijd had. Zij uitte haar gevoelens met betrekking tot haar nalatige handelen als verpleegkundige. De begeleider liet haar praten en reageerde heel begrijpend. Ze stelde Marja gerust dat er nu beleid was afgesproken met betrekking tot de wonden en dat het vast snel beter zou gaan. Marja's schuldgevoelens bleven, maar het luchtte op om erover te praten. Tijdens de dienst spookte het steeds door haar hoofd wat er gebeurd was en ze vroeg zich af of zij er geen VIM-melding van moest doen. De begeleider reageerde eerst wat verrast, maar toen zij er verder over spraken, bleek dat het ontstaan van decubitus wel voldeed aan de voorwaarden om een melding te maken: er was sprake van iets wat niet de bedoeling was en het was geen complicatie van de opnamediagnose van de patiënt. Wel was er een verhoogd risico, maar daarom hoefde de VIM-melding niet gelaten te worden.

Marja deed de melding samen met haar begeleider en de melding werd drie weken later behandeld door de VIM-commissie van de afdeling. Zij zochten uit welke maatregelen genomen konden worden om in de toekomst te voorkomen dat iemand decubitus zou ontwikkelen ten gevolge van het niet-uitvoeren van preventieve maatregelen.

Als nieuwe maatregelen werden genomen:

- Er kwam een notitie in het inwerkboek voor nieuwe verpleegkundigen en stagiaires van de afdeling; voortaan zou degene die de verpleegkundige inwerkt vertellen hoe op de afdeling omgegaan wordt met decubitus.
- Verder was er al een scoreformulier om het risico van patiënten te bepalen op decubitus, maar dat werd eigenlijk niet ingevuld, behalve bij patiënten die al decubitus hadden. Dit invullen werd deel van de verpleegkundige anamnese van elke patiënt die op de afdeling kwam.

De collega's van Marja reageerden hier positief op. Met de patiënt ging het snel beter, maar door de decubitus is zijn opnameduur wel met twee weken verlengd. Gelukkig kon hij daarna met nieuwe medicatie voor zijn angina weer naar huis.
Twee maanden later rondde Marja haar stage op de afdeling met succes af en kreeg zij haar getuigschrift. Het advies van de VIM-commissie heeft ervoor gezorgd dat de kans dat andere leerlingen dit zullen meemaken is verkleind en dat de zorg voor de patiënten hierdoor een stukje veiliger is geworden.

Hoe vervelend het ook is om een fout te maken, het blijft te allen tijde belangrijk om met collega's fouten bespreekbaar te maken en te houden. Zorg dat anderen zich vrij voelen om het incident te bespreken en zoek niet naar een schuldige. Soms is het nodig professionele hulp in te schakelen.
Na het nemen van de maatregelen voor de patiënt moeten er maatregelen genomen worden om alle collega's te beschermen tegen het nog een keer maken van de fout. Hiervoor moeten de incidenten gemeld en geanalyseerd worden.
Als er binnen een bepaald zorgproces veel incidenten plaatsvinden, is het een goed idee om het proces door te lichten en te bekijken welke risico's in het proces zitten. Voorbeelden van zorgprocessen zijn het medicatieproces of het proces dat een patiënt doorloopt als hij in het ziekenhuis belandt met een bepaalde aandoening. Dat kan door middel van een zogenoemde prospectieve risicoanalyse. Bij zo'n analyse wordt een proces met de verschillende hulpverleners die bij het proces betrokken zijn bekeken en wordt gekeken waar het allemaal kan misgaan. Voor die verschillende risicosituaties worden oplossingen bedacht en de ervaring van de zorgverleners met het proces kan daarbij goed helpen. Na het bespreken van risicovolle momenten op

de afdeling en het analyseren van incidenten van risico's in zorgprocessen, komt er een lijst met verbeterpunten die ingevoerd worden op de afdeling. Verbeteringen voor oorzaken van een incident, basisoorzaken van incidenten binnen het ziekenhuis of risico's binnen het proces kunnen worden ingevoerd met behulp van de Nolan-methodiek (Nolan maakt gebruik van drie kernvragen over de verbetering en de Plan Do Study Act-cyclus om de verbetering te implementeren). Belangrijk hierbij is dat een SMART-doelstelling (Specifiek, Meetbaar, Appellerend, Resultaatgericht, Tijdgebonden) wordt gemaakt, indicatoren bepaald, een nulmeting wordt gedaan en gestructureerd wordt gezocht welke interventies kunnen leiden tot verbetering (zie hoofdstuk 8). Daarvoor wordt eerst uitgezocht of er effectieve interventies zijn die het probleem kunnen oplossen. Als die er niet zijn, kan in andere zorginstellingen te rade worden gegaan ('good practices'), en de eigen creativiteit kan gebruikt worden om tot een verbetering te komen. Bij het invoeren van interventies is het belangrijk om klein te beginnen en door middel van metingen steeds te testen of het werkt. Als de doelstelling uiteindelijk is gehaald, is het belangrijk dit ook bij collega's van andere afdelingen en ziekenhuizen te melden, zodat ook zij kunnen zorgen voor veiliger zorg.

Literatuur

Bruijne MC de, Zegers M, Hoonhout LHF, Wagner C. Onbedoelde schade in Nederlandse ziekenhuizen. Dossieronderzoek van ziekenhuisopnames in 2004. Utrecht: EMGO Instituut en NIVEL, 2007.

Corrigan JM, Donaldson MS, Kohn LT, McKay T, Pike KC, for the Committee on Quality of Health Care in America. To err is human: Building a safer health system. Washington DC: National Academy Press, 2000.

DeRosier J, Stalhandske E, Bagian JP, Nudell T. Using Healthcare Failure Mode and Effect Analysis: the VA National Center for Patient Safety's Prospective Risk Analysis System, Joint Commission on Accreditation of Healthcare Organisations. Journal of Quality Improvement 2002;28:248-267.

Everdingen JJE et al (red.). Praktijkboek patiëntveiligheid. Houten: Bohn Stafleu van Loghum, 2006.

Everdingen JJE van, Molendijk A, Harten WK van. Waarom zijn ziekenhuizen niet zo veilig als we willen? In: Everdingen JJE et al (red.). Praktijkboek patiëntveiligheid. Houten: Bohn Stafleu van Loghum, 2006: 51-62.

Feuchtinger J, Halfens RJG, Dassen T, De Bie R. The effect of the 'Failure Mode and Effects Analysis' model on pressure ulcer incidence in cardiac surgery. In Feuchtinger J. Pressure ulcer prevention in cardiac surgery patients. Proefschrift. Maastricht: Universiteit Maastricht, 2005.

IGZ. Patiëntveiligheid definitielijst. Den Haag: IGZ, 2005.

Joustra, AC, Molendijk A, Kroeze MM. Veilig Incident Melden VIM. In: Everdingen JJE et al (red.). Praktijkboek patiëntveiligheid. Houten: Stafleu van Loghum, 2006, 51062.

Leistikow IP, Ridder K den. Patiëntveiligheid: Systematische Incident Reconstructie en Evaluatie. Maarssen: Elsevier gezondheidszorg, 2005.
Lockley SW, Cronin JW, Evans EE et al., for the Harvard Work Hours, Health and Safety Group. Effect of reducing interns' weekly work hours on sleep and attentional failures. New England Journal of Medicine 2004;351:1829-37.
Reason JT. Human error. New York: Cambridge University Press, 1990.
Reason J. Human error: models and management. British Medical Journal 2000;320: 768-70.
Schaaf TW van der. PRISMA incidenten analyse. Een instrument voor risicobeheersing in de zorgsector. Kwaliteit in beeld 1997;5:2-4.
Schaaf TW van der, Habraken MMP. PRISMA methode, medische versie, een korte omschrijving. Eindhoven: Technische Universiteit Eindhoven, Faculteit Technologie Management / HPM Patiëntveiligheidssystemen, 2005.
Vollenbroek J. Hoe een sterkte ook een zwakte is. NVVK info, april 2003.
Vollenbroek J. Waarom doen ze dat? NVVK info, oktober 2002.
Vuuren W van, Shea CE, Schaaf TW van der. The development of an incident analysis tool for the medical field. Eindhoven: Technische Universiteit Eindhoven, 1997.
Willems R. Hier werk je veilig of je werkt hier niet. Sneller Beter, de veiligheid in de zorg. Eindrapportage. Shell Nederland, 2004.

Interessante literatuur om verder te lezen

www.vmszorg.nl: website met de instrumenten die vanuit VMS Zorg, Veiligheidsmanagement in de zorg met daarop informatie over de instrumenten om met risico's om te gaan van de NVZ, Orde en het LEVV. Al (uitgebreider) in de tekst toegelicht (Veiligheidsprogramma Voorkom schade, werk veilig in de Nederlandse ziekenhuizen, geraadpleegd 12 juni 2007).
www.patiëntveiligheid.nl: site over patiëntveiligheid van het UMC-Utrecht met algemene informatie over patiëntveiligheid en specifieke informatie over instrumenten die binnen de instelling gebruikt worden om patiëntveiligheid te vergroten, onder andere de SAFER-methodiek voor prospectieve risico-inventarisatie.
www.patientveiligheid.org: site van Bastiën van der Hoeff, risicomanager van het UMC Maastricht. Met interessante publicaties over patiëntveiligheid en verschillende technieken om risico's in ziekenhuizen te beheersen.
www.snellerbeter.nl: site met informatie over verbeterprojecten van ziekenhuizen, onder andere op gebied van patiëntveiligheid.
Een boek met veel algemene informatie over patiëntveiligheid is: Everdingen JJE et al (red.). Praktijkboek patiëntveiligheid. Houten: Bohn Stafleu van Loghum, 2006.

Implementatie

11

drs. G. Holleman

Samenvatting

Dit hoofdstuk gaat over het proces van toepassen van de richtlijn decubitus (implementatie) in de praktijk en factoren die deze implementatie belemmeren dan wel bevorderen. Implementeren is een procesmatige en planmatige invoering van vernieuwingen of innovaties (van bewezen waarde) met als doel dat deze een structurele plaats krijgen in het (beroepsmatig) handelen, in het functioneren van de organisatie of in de structuur van de gezondheidszorg. Implementatie van de richtlijn decubitus levert gezondheidswinst en een verbeterde kwaliteit van leven voor patiënten. Welke stappen en hoe deze stappen genomen moeten worden staat in dit hoofdstuk. Het is een dynamisch en vooral leuk proces!

11.1 Inleiding

> 'Sinds 2003 zijn verpleegkundigen en verzorgenden beter geïnformeerd over decubitus. Nog steeds neemt echter maar zestig procent maatregelen zoals ze in de CBO-richtlijn decubitus worden beschreven. Wrijven (masseren) van de huid wordt nog steeds genoemd als een effectieve maatregel en verpleegkundigen vinden de 30 graden zijligging of de patiënt laten liften wel zinvol maar passen het nog sporadisch toe. Ook het leggen van een kussen onder de onderbenen om decubitus te voorkomen wordt vaak nagelaten' (Duimel-Peeters, 2005).

Het uitvoeren van vernieuwingen in het algemeen en richtlijnen in het bijzonder is een uitdaging. Implementatie blijkt niet altijd even succesvol. Diverse factoren spelen hierbij een rol, zoals de motivatie van de doelgroep, de aard van de vernieuwing of de cultuur van de setting waar de vernieuwing moet plaatsvinden. Ook factoren van financiële of organisatorische aard kunnen zowel een bevorderende als een belemmerende rol spelen. Een systematische en planmatige voorbereiding en uitvoering van activiteiten en programma's blijkt effectief. Aangevuld met een combinatie van top-down- en bottom-upbenaderingen levert dit succesvolle veranderingen in de praktijk (Grol, 2006).

Dit hoofdstuk gaat over het proces van toepassen van de richtlijn decubitus (implementatie) in de praktijk en factoren die deze implementatie belemmeren dan wel bevorderen. Het hoofdstuk bestaat uit zes paragrafen, die elk een onderdeel van het implementatieproces beschrijven. Na de inleiding beschrijft paragraaf 11.2 een reeks van definities van belangrijke implementatieconcepten die in de rest van het boek terugkomen. Tevens wordt een overzicht gegeven van factoren en activiteiten die een rol kunnen spelen bij implementatie. Paragraaf 11.3 gaat over gedragsverandering en de stappen die hierbij horen. In paragraaf 11.4 volgt een beschrijving in stappen van het daadwerkelijke proces van implementeren wat leidt tot de gewenste verbetering. In paragraaf 11.5 komen de richtlijnen aan de orde en in paragraaf 11.6 is een checklist opgenomen die als leidraad gebruikt kan worden bij implementatie.

11.2 Wat is implementeren

Implementeren kan omschreven worden als 'een procesmatige en planmatige invoering van vernieuwingen of innovaties (van bewezen waarde) met als doel dat deze een structurele plaats krijgen in het (beroepsmatig) handelen, in het functioneren van de organisatie of in de structuur van de gezondheidszorg' (Hulscher et al., 2000). Dit kan zijn het invoeren van een bepaalde werkwijze of product. Voor het implementeren worden op beredeneerde wijze activiteiten gekozen en uitgevoerd om de verbetering van zorg door die bepaalde vernieuwing of innovatie te bereiken. Implementatie moet uiteindelijk leiden tot een blijvende verandering.

> Verspreiding en implementatie van kennis aan verpleegkundigen en verzorgenden in verpleeg- en verzorgingshuizen is alleen succesvol door een systematische aanpak met een essentiële ondersteunende en voorwaardenscheppende rol van het management. De verspreiding en implementatie van kennis kan op verschillende manieren plaatsvinden. Allereerst moeten de zorgverleners geconfronteerd worden met het percentage patiënten/cliënten in hun in-

stelling met decubitus. De omgeving moet gereed zijn om evidence-based kennis te verspreiden, dit kan via scholingsbijeenkomsten met aandacht voor de voordelen van het werken met protocollen en motivatie om die protocollen te gebruiken. Het is inmiddels gebleken dat scholingsprogramma's een positief effect hebben op het verminderen van de incidentie van decubitus. Zonder ondersteuning en motivatie van het management is het bijna onmogelijk om veranderingen te implementeren in de verpleegkundige en verzorgende praktijk. Het management en de artsen moeten ook overtuigd zijn van de voordelen van dit veranderingsproces (Buss et al., 2002).

11.2.1 WAT ZIJN INNOVATIES

Een innovatie is een vernieuwing (van bewezen waarde) zoals een werkwijze, een techniek of organisatievorm die nieuw, beter of anders is dan wat gangbaar is in een bepaalde setting. Het kan gaan om een richtlijn die gebaseerd is op een systematische analyse van de wetenschappelijke literatuur. Maar het kan ook een best practice betreffen – een nieuwe vorm van organisatie van het zorgproces waarmee goede ervaringen zijn opgedaan en die tot de gewenste doelen leidt. Een innovatie kan inhouden dat nieuw gedrag ontwikkeld moet worden, oud gedrag gestopt moet worden of dat het huidige geborgd moet worden. Deze afwegingen kunnen relevant zijn voor het type factor dat het gedrag beïnvloedt (zie par. 11.3).

Implementeren staat nooit op zichzelf maar is onderdeel van een cyclus, ook wel de innovatiecyclus genoemd. Deze innovatiecyclus bestaat uit vier onderdelen:
– het idee (denken);
– het project (maken);
– het gebruik (doen); en
– het effect (leren).

Implementeren behoort bij het onderdeel 'gebruik' oftewel de fase waarin de processen daadwerkelijk worden uitgevoerd. Zo kan de innovatiecyclus rondom de richtlijn decubitus als volgt worden beschreven: *Het idee* ontstond omdat er geen eenduidigheid van handelen was in Nederland voor de preventie en behandeling van decubitus en omdat niet duidelijk was welke interventies evidence-based, dus effectief zijn. *Het project* werd de ontwikkeling van de richtlijn decubitus door het CBO. *De implementatie* vindt plaats met behulp van de Nationale Zorgmonitor Decubitus van het LEVV of als doorbraakproject van

'Zorg voor Beter'.[1] *Het effect* van deze implementatie wordt gemeten aan de hand van vooraf vastgestelde indicatoren.

11.2.2 WAT ZIJN BEÏNVLOEDENDE FACTOREN

Beïnvloedende factoren zijn factoren die een implementatie of de werking van een implementatieactiviteit verzwakken of versterken of die het verloop van een implementatie beïnvloeden. Deze factoren worden ook wel bevorderende en belemmerende of succes- en faalfactoren genoemd. Inzicht krijgen in beïnvloedende factoren is een belangrijke stap bij de implementatie van innovaties. De factoren kunnen betrekking hebben op individuen, de sociale context, de organisatorische context, en de maatschappelijke context (Plas en Wensing, 2006). In elke fase en stap van de implementatie kunnen andere factoren belangrijk zijn. Zowel belemmerende als bevorderende factoren kunnen bepalend zijn voor het succes. Inzicht in deze factoren is van groot belang om precies te weten hoe implementatiestrategieën opgebouwd dienen te worden en welke activiteiten ontplooid moeten worden.

Factoren kunnen gerelateerd zijn aan:
- individuele hulpverleners: hun kennis, vaardigheden, attitudes, normen, waarden, zelfvertrouwen, geloof in eigen kunnen, vaste routines en persoonlijkheid;
- sociale context: patiënten (hun kennis, attitude, gedrag, compliance, verwachtingen, behoeften, ervaringen en prioriteiten), houding en gedrag van collega's, de cultuur in het sociale netwerk, de mening van leiders en sleutelfiguren, en de aanwezigheid van innovators;
- organisatorische context: de wijze van organisatie van de zorg, de aanwezigheid van personeel, het gevoerde beleid, de taakverdeling tussen disciplines, logistieke processen;
- economische en juridische context: regelgeving, honorering, contractering.

---

[1] Zorg voor Beter is een initiatief van het ministerie van VWS, in samenspraak met de brancheorganisaties, beroepsverenigingen en cliëntenorganisaties. Vilans en TNO Kwaliteit van Leven voeren het uit, ZonMw heeft de regie. Samen werken al deze organisaties aan een betere zorg via Verbetertrajecten, innovaties en het toepassen van de normen en indicatoren voor verantwoorde zorg.

Casus

Tijdens een teststudie van een B-learning programma (elektronisch aanbieden van de stof in combinatie met het directe contact tussen docent en student) voor de preventie en behandeling van decubitus voor verpleegkundigen en verzorgenden werd uit logboeken een aantal bevorderende en belemmerende factoren geanalyseerd. 'Steun vanuit het management' blijkt een van de belangrijkste bevorderende voorwaarden voor de implementatie van dit B-learning programma. De grootste belemmerende factor bleek de tijd die de professionals aan de scholing moeten besteden en de tijd voor het begeleiden van deze scholing door de aandachtsvelder (Halfens et al., 2006). Zie tabel 11.1 voor verdere uitwerking van deze casus.

11.2.3 WAT IS EEN IMPLEMENTATIESTRATEGIE

Implementatiestrategieën zijn een geheel van doelgerichte en samenhangende activiteiten om de invoering van een product of nieuwe werkwijze te bewerkstelligen, de vernieuwing op gang te brengen of een blijvende verandering te realiseren (Plas en Wensing, 2006). Oftewel 'wat' is 'bij wie' gepland of gedaan. Er is een groot aantal strategieën beschikbaar om vernieuwingen of innovaties te implementeren: professionalgerichte strategieën, patiëntgerichte strategieën, marktgerichte strategieën, organisatorische strategieën en wettelijke maatregelen. Geen van deze strategieën is superieur in alle situaties voor alle gewenste veranderingen. Tevens blijken verschillende typen van veranderingen om verschillende activiteiten te vragen, maar is nog niet precies bekend welke activiteit of strategie het meest effectief is voor welke innovatie in welke setting. Idealiter worden strategieën of activiteiten gekozen of ontwikkeld die zo goed mogelijk aansluiten bij de omgeving waar de vernieuwing moet worden ingevoerd. Dat lijkt vanzelfsprekend, maar gebeurt in de praktijk (te) weinig. Vaak hecht men sterk aan bekende activiteiten zoals nascholing of financiële maatregelen, die men vervolgens in elke situatie toepast. Maar opheffen van kennistekort is niet in elke situatie een bepalende factor bij het verlagen van de incidentie van decubitus. Het niet-beschikbaar zijn van de juiste middelen zoals AD-matrassen kan ook een knelpunt zijn. Het op maat maken van een strategie is niet eenvoudig omdat er vaak niet een een-op-een relatie bestaat tussen een knelpunt, een implementatiestrategie of maatregel. Nascholing kan kennis vergroten, maar soms ook de attitudes veranderen. Attitudes worden

Tabel 11.1 Belemmerende en bevorderende factoren bij de implementatie van een (bij)scholingsprogramma.

	innovatie	organisatie	individu
bevorderende factoren	– scholing afgestemd op kwalificatieniveau – combinatie van theorie en vaardigheidsonderwijs	– steun van het management: werknemers en aandachtsvelders krijgen geïnvesteerde tijd vergoed – tijdens de klassikale bijeenkomst voor de vaardigheden kunnen vragen worden gesteld over de theorie – werkconferentie waar onduidelijkheden weggenomen worden	– enthousiaste zorgverleners – enthousiaste, kritische en creatieve aandachtsvelders
belemmerende factoren	– onbekend met pc – theorie is niet in boekvorm aanwezig	– tijdsinvestering – krappe tijdsplanning – vakantieperiode – reorganisatie – op de werkplek is geen pc aanwezig – geen eigen oefenruimte – logistiek proces rondom scholing (zorgverleners bij elkaar krijgen voor instructie, onderwijs en toetsing) – hulpmiddelen voor scholing zijn niet voorhanden	– geen enthousiaste teamleider • onervaren aandachtsvelders • kennistekort

echter mogelijk beter beïnvloed door communicatie met een expert of door financiële prikkels. Een enkelvoudige eenmalige activiteit is zelden succesvol gebleken, zoals alleen educatie. Educatie en scholing leiden wel tot een betere kennis van verpleegkundigen en verzorgenden, maar zij veranderen niet het gewenste gedrag (Halfens en Van Linge, 2003).

In tabel 11.2 wordt een overzicht gegeven van verschillende implementatiestrategieën ingedeeld naar verschillende doelgroepen.

Tabel 11.2 Overzicht met verschillende implementatiestrategieën ingedeeld in categorieën

doelgroep	implementatiestrategie
individu: eindgebruiker (burgers/patiënten)	– massamedia – persoonlijk materiaal – persoonlijk contact – bijeenkomsten in kleine groepen – bijeenkomsten in grote groepen – terugkoppeling op basis van metingen – beslissingsondersteuning – vernieuwing in leef- of werkomgeving – inzet van symbolen
individu: 'intermediair' (zorgverleners, docenten, etc.)	– massamedia – persoonlijk materiaal – persoonlijk contact – bijeenkomsten in kleine groepen – bijeenkomsten in grote groepen – terugkoppeling op basis van metingen – beslissingsondersteuning – vernieuwing in leef- of werkomgeving – inzet van symbolen
organisatie (zorginstelling, school, afdeling, team etc.)	– vernieuwing in strategische doelen – vernieuwing van organisatiegrootte – verandering van fysieke omgeving – vernieuwing in mix van competenties – vernieuwing in professionele rollen – vernieuwing in teams – herontwerp van werkprocessen – standaardisering van werkprocessen – informatisering van werkprocessen – vernieuwing interne communicatie – vernieuwing externe communicatie – vernieuwing in leiderschap en cultuur
maatschappij (zorgsysteem, andere maatschappelijke sectoren)	– beïnvloeding van de maatschappelijke agenda – professionele ontwikkeling van beroepsgroepen – financiële prikkels voor burgers/patiënten – financiële prikkels voor zorgverleners/zorginstellingen – contracteren van zorgaanbieders – wet- en regelgeving

11.3 Gedragsverandering

In 1985 heeft Rogers een standaardwerk geschreven over gedragsverandering met de titel *Diffusion of innovations*. Dit gaat in op het vraagstuk van de diffusie (verspreiding) van innovaties. Hoe gaan deze vernieuwingen waarbij een duidelijk aspect van gedragsverandering

aan de orde is, in zijn werk? Vernieuwing is een constante dynamiek en een kernwoord voor organisaties. Twee termen staan in dit boek centraal: diffusie en innovatie. Diffusie is het proces van communicatie over een innovatie in een sociaal systeem. Innovatie behelst vaak een breed scala aan mogelijke veranderingen. Zo kan het een geheel nieuwe manier van werken betekenen door leraren voor de klas. Of het kan betrekking hebben op een nieuwe technologie om de incidentie van decubitus te verlagen. Volgens Rogers verlopen de verspreiding en het gebruik van nieuwe ideeën en producten volgens een tamelijk vast voorspelbaar patroon. Vaak is er een groepje dat al eerder op de hoogte was van de vernieuwing, maar het grote publiek volgt soms niet en soms schoorvoetend. Rogers vat de wetmatigheid van dat veranderingsproces in vier punten samen:
- individuele besluiten tot verandering;
- niet iedereen pikt een verandering gelijktijdig op;
- kenmerken van de innovatie bepalen de snelheid van het proces;
- blijvend gebruik vraagt langdurige interventies.

Individuele besluiten
Rogers stelt dat of iemand zich een innovatie eigen maakt het resultaat is van een geleidelijk proces. Allereerst neemt iemand er kennis van en vervolgens wordt hij overtuigd om eventueel gebruik te overwegen. Als het besluit positief is dan gaat de betreffende persoon van de vernieuwing gebruikmaken, en verliest de innovatie uiteindelijk haar nieuwigheid. Deze route via 'kennisnemen', 'overreding', 'besluit', 'implementatie' en 'bevestiging' is niet rechtlijnig of rationeel. Zo blijken mensen de autoreclames te lezen van het merk waarvan ze net een auto gekocht hebben: ze zoeken bevestiging (of troost) achteraf bij een moeilijk besluit.

Niet iedereen tegelijk
Niet alle mensen pakken iets nieuws tegelijk op. Er zijn groepen te onderscheiden die in een eigen tempo en op eigen voorwaarden het nieuwe idee of product accepteren. Rogers noemt ze respectievelijk: 'innovators, 'early adopters', 'early majority', 'late majority', en 'laggards'. Het model in figuur 11.1 geeft aan hoe deze groepen verdeeld zijn over de populatie. Het is het symbool voor de theorie geworden. Voor de praktijk is daaruit een vuistregel te halen: houd tien mensen een nieuw idee voor of stuur ze een uitnodiging voor een voorlichtingsbijeenkomst, en gewoonlijk zullen er twee zeker wel, twee zeker niet en zes misschien op ingaan.

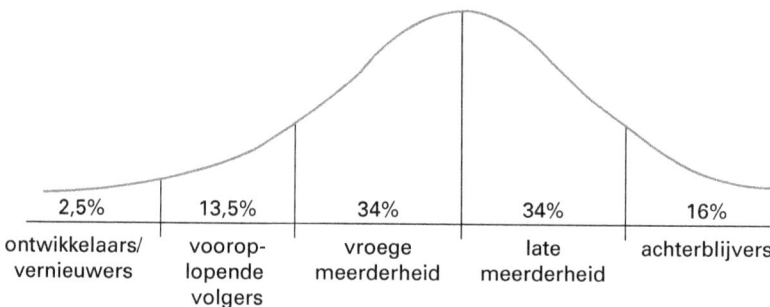

Figuur 11.1 Diffusiecurve.

Snelheid van het vernieuwingsproces

Uit onderzoek naar het tempo van de verspreiding van een innovatie is gebleken dat de kenmerken van de innovatie van groot belang zijn. Deze kenmerken worden in de innovatietheorieën met iets van elkaar verschillende begrippen aangeduid, maar het meest gebruikt zijn: 'relatief voordeel', 'verenigbaarheid', 'complexiteit', 'mogelijkheid tot uitproberen'. Let op, het gaat hier om de perceptie van de gebruiker! Met dit lijstje in de hand kan de planner nagaan of de innovatie wel geschikt is om snel verspreid te worden. Zo is de 'late meerderheid' over het algemeen vooral geïnteresseerd in de directe en gemakkelijke bruikbaarheid van een nieuw idee of product, terwijl 'vernieuwers of innovators' nog wel met enig gebruikersongemak kunnen leven.

Langdurige interventie is nodig

In eerder onderzoek vroeg men kort na het aanbieden van een innovatie of mensen bereid waren het idee of product te gaan gebruiken. Al snel werd echter duidelijk dat die bereidheid nog geen garantie was voor het daadwerkelijk gebruik op de langere termijn. Het accent in de innovatietheorie is geleidelijk verschoven van het bestuderen van de diffusie (het aanbod en het verspreiden ervan), via adoptie (het doen besluiten om een vernieuwing te gebruiken), naar implementatie (het daadwerkelijk toepassen van een nieuw idee of product), tot en met verankering van een vernieuwing. Te vaak zijn acties en campagnes om vernieuwingen onder de aandacht te brengen als een spectaculair vuurwerk: ze oogsten bewondering, maar zijn ook zo weer voorbij. Ze zijn onvoldoende om door meer mensen dan de 'early adopters' te worden opgemerkt, en zelfs bij die groep worden ze al snel weer door andere prioriteiten verdrongen. Wil men dus de 'hele bevolking' bereiken en de innovatie verankeren, dan moet men zijn weg zien te vinden langs alle vijf de groepen die Rogers noemt, met voor elke groep een aangepast aanbod. En voor elk van de groepen moet voldoende nazorg zijn gegarandeerd, om ervoor te zorgen dat de vernieuwing net zo gewoon wordt als tandpastagebruik. Gedragsverandering blijkt mogelijk, maar deze verandering vereist over het algemeen verschillende aanpakken op verschillende niveaus gekoppeld aan de specifieke setting en de doelgroep (Grol en Grimshaw, 2003).

11.4 Proces van implementatie

Uit de praktijk en de literatuur blijkt dat een systematische benadering en een planmatige aanpak belangrijk zijn om een implementatie in goede banen te leiden.
Implementeren betekent voor de doelgroep, zorgverleners en teams meestal het doorlopen van een *stapsgewijs proces*. Er zit een natuurlijke volgorde in de stappen die je moet doorlopen om verder te komen in dat proces dat uiteindelijk tot de gewenste verbetering leidt. Bij de implementatie van een vernieuwing kan gebruikgemaakt worden van een model (zie figuur 11.2) waarin alle stappen beschreven zijn. Dit model van Grol (Grol en Wensing, 2006) is een samenvatting van literatuur en volgt de praktijk van de implementatie van innovatie zo goed mogelijk in zes stappen. Allereerst moet de inhoud van de vernieuwing en de huidige manier van werken duidelijk zijn. Voor het kiezen van de juiste activiteiten of strategieën zal de omgeving waar de vernieuwing wordt geïmplementeerd in kaart gebracht moeten worden; wat zijn de beïnvloedende factoren die het proces gaan versnellen of vertragen? Deze factoren zijn richtinggevend voor de keuze van de strategieën die vervolgens uitgevoerd gaan worden. Het regelmatig checken of deze strategieën tot een verbetering leiden is de laatste maar zeker een heel belangrijke stap. Let op: het gaat hier om een model, de werkelijkheid kan vragen om een andere volgorde of om aanvullende stappen!
Uitgangspunt voor het proces van implementatie in figuur 11.2 kan tweeledig zijn: het kan gaan om nieuwe informatie die erop wijst dat de patiëntenzorg verbetert of het kan gaan om een bepaalde wijze van werken binnen een werksetting die niet goed werkt of problemen geeft.

Stap 1 Voorstel voor vernieuwing
De vernieuwing moet bij voorkeur 1) meer voordelen opleveren dan de bestaande werkwijze of rituelen; 2) moet overeenkomen met de bestaande normen en waarden ten aanzien van goede zorg; 3) goed te begrijpen zijn; 4) de invoering moet niet te moeilijk zijn; en 5) de

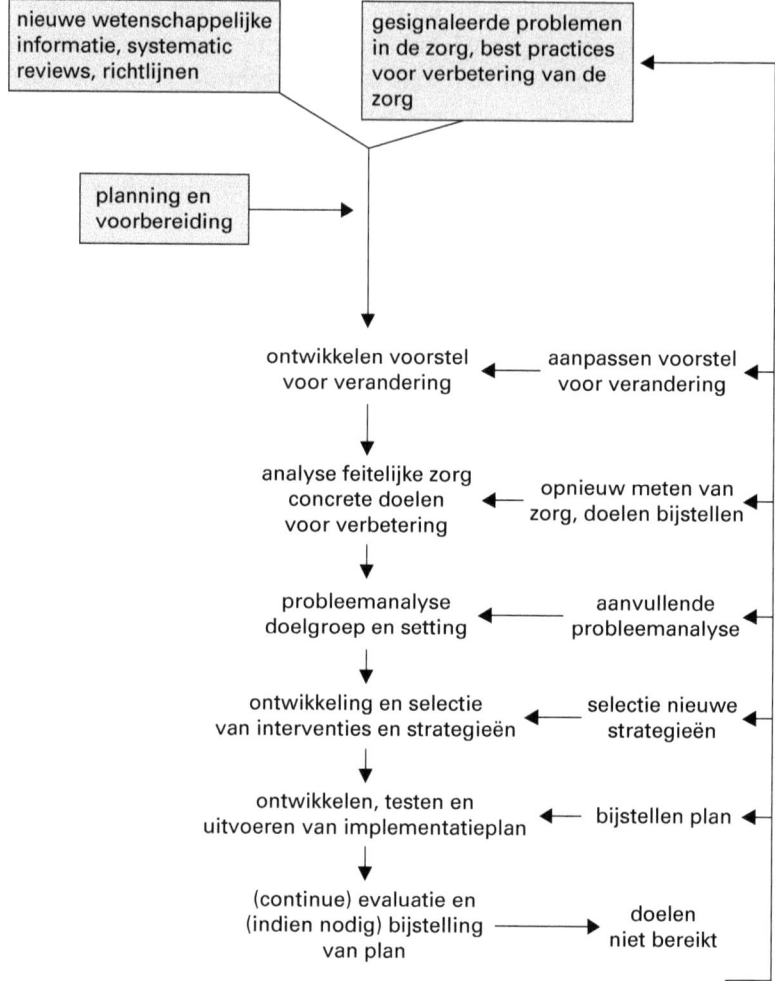

Figuur 11.2 Planning en uitvoering van implementatie: een model.

resultaten van de invoering van de vernieuwing moeten goed zichtbaar zijn, ook voor anderen.

Vernieuwing kan de invoering zijn van de Nationale Decubitusmonitor.

Stap 2 Huidige manier van werken

Het in kaart brengen van de feitelijke zorgverlening op dit moment en de afwijkingen van de gewenste situatie helpt de doelgroep om een gevoel van noodzaak tot veranderen oftewel *sense of urgency* te creëren. Hierbij kan gebruikgemaakt worden van indicatoren (zie hoofdstuk 9) waarmee de gewenste wijze van werken op een valide manier kan worden gemeten.

De huidige manier van werken met betrekking tot decubituspreventie kan door een eerste incidentiemeting van zes weken in kaart worden gebracht.

Stap 3 Beschrijven van de omgeving

Deze stap vereist als het ware in de huid te kruipen van de personen en de instelling die moeten veranderen. Er wordt een analyse gemaakt van de context waarbinnen de vernieuwing moet gaan plaatsvinden met aandacht voor de kenmerken van de doelgroep en de setting. Elke doelgroep en setting zijn tot op zekere hoogte uniek en ook zijn er verschillen in de doelgroep zelf. Effectieve implementatie kan daarom niet zonder een goede analyse van deze doelgroep en setting, waar de implementatie moet plaatsvinden. Met deze analyse ontstaat het inzicht wie er een belangrijke rol spelen bij deze implementatie, wat de veranderingscultuur op de afdeling is en wie er direct belang bij deze implementatie hebben. Deze informatie is ook van belang bij een succesvol, haalbaar plan.

Het uitvoeren van een contextanalyse aan de hand van een vooraf opgestelde semigestructureerde vragenlijst kan hierbij een hulpmiddel zijn.

Stap 4 Keuze activiteiten/strategieën

Op basis van de gevonden factoren uit stap 3 wordt een mix van maatregelen, methoden en strategieën bedacht. Verschillende strategieën zijn nodig voor de verschillende fasen van implementatie. Zo zijn voor de verspreiding van een vernieuwing activiteiten en/of strategieën nodig die de belangstelling van de professional of het team wekken. Voor de daadwerkelijke implementatie zijn activiteiten en/of strategieën nodig die de feitelijke toepassing stimuleren.

Voor de verspreiding en implementatie van 'Nationale Zorgmonitor Decubitus' is bijvoorbeeld een folder gemaakt met uitleg van de monitor. Er worden ook instructiebijeenkomsten georganiseerd waarin uitgelegd wordt wat en hoe er gemeten moet worden. Dit wordt gevolgd door een eerste monitoring van de incidentie van decubitus over zes weken. Deze meting wordt extern ondersteund door een verpleegkundige decubitusspecialist.

Stap 5 Uitvoering implementatieplan

Het is nu tijd om het daadwerkelijke plan van aanpak te ontwikkelen dat als richtlijn dient voor het implementatieproces. In dit plan komt aan de orde wat, wanneer, waar en hoe gebeurt door wie. Het is belangrijk dat de doelgroep hierbij betrokken wordt, waardoor draagvlak wordt gecreëerd. Het maken van een tijdspad, verdeling van taken, verantwoordelijkheden en procedures horen ook bij deze stap. Verder is het belangrijk de doelen op korte en lange termijn uit te schrijven.

Stap 6 Evaluatie en (indien nodig) bijstelling
De laatste stap in het implementatieproces is de evaluatie van de bereikte resultaten; hebben we bereikt wat we wilden bereiken? Als dit niet zo is dan zal een plan gemaakt moeten worden hoe alsnog die doelen te bereiken. Om te weten of de doelen bereikt worden, moet men ze allereerst meetbaar maken. Hiertoe dienen indicatoren voor het behalen van de doelen te worden geformuleerd en geselecteerd (zie hoofdstuk 9).

11.5 Implementatie richtlijnen

11.5.1 WAT ZIJN RICHTLIJNEN

Richtlijnen zijn niet meer weg te denken uit de hedendaagse gezondheidszorg. Vele zorginstellingen en beroepsverenigingen in de verpleging en verzorging zijn de afgelopen jaren bezig geweest met het ontwikkelen, implementeren en actualiseren van deze documenten. Uit onderzoek van Leytens en Wagner (1999) blijkt dat richtlijnen met gebruik van verschillende methoden worden ontwikkeld. Tevens blijkt uit dit onderzoek dat er grote verschillen bestaan in kwaliteit tussen deze richtlijnen. Richtlijnen zijn systematisch ontwikkelde aanbevelingen om zorgverleners en patiënten te helpen bij beslissingen over passende zorg in specifieke situaties (Field en Lohr, 1992). Richtlijnen ondersteunen de dagelijkse praktijkvoering en zijn belangrijke hulpmiddelen bij het handhaven en verbeteren van de kwaliteit van zorg.

11.5.2 HOE IMPLEMENTEER JE RICHTLIJNEN

Inmiddels weten we dat implementeren een cyclisch proces is. Verschillende stappen moeten doorlopen worden wil een richtlijn blijvend gebruikt worden. Implementatie van de richtlijn vraagt om een vernieuwing van praktijkroutines van de doelgroep. Dit soort veranderingen gaat niet zonder slag of stoot en gerichte interventies om die daadwerkelijke gedragsvernieuwing tot stand te brengen zijn noodzakelijk.
Er zijn verschillende (landelijke) richtlijnen ontwikkeld voor verpleegkundigen en verzorgenden, zoals onder andere blijkt uit de databank Richtlijnen van het LEVV (www.levv.nl). De databank bevat momenteel 37 richtlijnen vanaf 1999. Ook naar het implementeren van richtlijnen is al veel onderzoek gedaan, zoals blijkt uit een overzichtsartikel van Grol en Grimshaw (2003) en een aantal Cochrane reviews (Grimshaw et al., 2004). Binnen de verpleegkundige beroepsgroep hebben Halfens en Van Linge een review uitgevoerd (Halfens en Van Linge, 2003) naar de invoering van verpleegkundige

richtlijnen. Uit al deze onderzoeken komt naar voren dat de compliance met richtlijnen verhoogd kan worden door middel van een combinatie van verschillende implementatiestrategieën. Gerandomiseerd onderzoek naar de effectiviteit van de verschillende strategieën is schaars. Wel blijkt dat gerichte nascholing over de richtlijn enig effect heeft evenals terugrapportage van indicatoren van klinisch handelen (bijv. de audit of feedbackmethode). Bij feedback wordt informatie teruggekoppeld aan een individuele zorgverlener, een praktijk, team of instelling. Deze informatie kan zijn verzameld op basis van interne toetsing (ook wel interne audit genoemd), waarbij zorgverleners actief meedoen aan de gegevensverzameling, of op basis van een inventarisatie van de verleende zorg door anderen (ook wel externe toetsing of externe audit genoemd). De informatie heeft betrekking op het klinisch handelen, de ervaringen van patiënten en de organisatie, de uitkomsten of de kosten van de zorg. Feedback wordt in de regel gegeven na afloop van de feitelijke zorgverlening. De informatie kan gebaseerd zijn op directe observatie van de zorg aan de hand van bijvoorbeeld audio- of videotapes van zorgcontacten of het bijwonen van patiëntencontacten. Anderzijds kan de informatie gebaseerd zijn op de indirecte observatie van zorg – bijvoorbeeld zelfregistratie, monitoring van het eigen handelen, dossieronderzoek, interviews of enquêtes onder zorgverleners. Hoewel er veel onderzoek naar de werkzaamheid van feedback is verricht, blijven er vragen onbeantwoord. Wel blijkt dat feedback waarschijnlijk effectiever is bij zorgverleners in opleiding dan bij de gevestigde zorgverleners, omdat men in de opleidingstijd meer openstaat voor zelfreflectie.

Veel zorgverleners passen richtlijnen of een nieuwe werkwijze niet (goed) toe, omdat ze vergeten wat er precies van hen verwacht wordt. Ook vallen ze, onder grote werkdruk, gemakkelijk terug in routinematig handelen. De remindermethode is een mogelijke oplossing om drukke, vergeetachtige zorgverleners een handje te helpen. Een reminder wordt gegeven voor of tijdens patiëntencontact. Het werk van de meeste zorgverleners wordt steeds ingewikkelder en het is voor iedere individuele zorgverlener ondoenlijk om voortdurend op alle terreinen te weten wat wenselijk is, hoe een nieuwe procedure er precies uitziet of wanneer een bepaalde actie gewenst is. Samuel Johnson schreef hierover lang geleden: 'Men more frequently need to be reminded than informed.'

Andere strategieën zoals educatie gericht op de naleving van een richtlijn voor klinisch handelen is potentieel waardevol, maar nog onvoldoende onderzocht, evenals het effect van klinisch leiderschap en teamgerichte strategieën.

11.6 Checklist implementatiemonitor

Om zichtbaar te kunnen maken dat een project echt gericht is op implementatie, heeft het NIVEL een checklist opgesteld (Heiligers, 2001). Deze checklist is ontleend aan de ZON-implementatiemonitor en bevat een aantal vragen op basis waarvan men kan nagaan of een voorgesteld implementatietraject echt op implementatie is gericht. De volgende vragen moeten daarom volmondig met 'ja' beantwoord kunnen worden.

1. Is er een concreet stappenplan voor de implementatie geweest?
2. Zijn de betrokken hulpverleners ook betrokken geweest bij de productieontwikkeling?
3. Zijn de patiënten/cliënten voor wie het allemaal is bedoeld betrokken geweest bij de productieontwikkeling?
4. Worden de desbetreffende hulpverleners betrokken bij de vormgeving van het implementatieproces?
5. Worden de desbetreffende patiënten/cliënten betrokken bij de vormgeving van het implementatieproces?
6. Is duidelijk gemaakt of de betrokken hulpverleners en patiënten/cliënten wel de benodigde kennis hebben en zijn voor tekorten passende interventies voorzien?
7. Is duidelijk gemaakt of de betrokken hulpverleners en patiënten/cliënten wel de benodigde vaardigheden hebben en zijn voor tekorten passende interventies voorzien?
8. Is duidelijk gemaakt wat er gaat gebeuren na afronding van het project:
   - Is duidelijk wie na afronding van het project verdergaat met de projectresultaten?
   - Weten die personen of organisaties dat zij hiermee verdergaan en willen ze dat ook?
   - Wat hebben zij nodig om met de projectresultaten verder te kunnen gaan?
   - Worden de middelen in het project geleverd?
   - Is het antwoord op al deze vragen helder geformuleerd in het projectplan?

11.7 Conclusie

Het doel van implementatie van nieuwe werkwijzen is het bereiken van gezondheidswinst en een verbeterde kwaliteit van leven bij patiënten of meer efficiënte of patiëntvriendelijke zorg door het invoeren van verandering in de zorgverlening en in het handelen van zorgverleners.

Ongeacht de vraag of het een groot- of kleinschalig project betreft of het gaat om het invoeren van richtlijnen, protocollen of nieuwe zorgprocedures dan wel om het oplossen van problemen in de zorg, een goede voorbereiding en planning zijn essentieel. Alle stappen in het implementatieproces moeten de nodige aandacht krijgen. Bij de selectie van strategieën en de planning van de implementatie is het van belang creatief te werk te gaan en te komen tot een mix van maatregelen en activiteiten die bij voorkeur effectief zijn gebleken in vergelijkbare settings. Hoewel de wetenschappelijke kennis over de effecten van verschillende vormen van feedback en reminders nog beperkt is, biedt de literatuur toch aanknopingspunten voor de toepassing ervan in implementatieplannen en -projecten.
Implementeren is en blijft een uitdaging, succes!

Literatuur

Buss IC, Halfens RJG, Huyer Abu-Saa H, Kok G. Pressure ulcer prevention in nursing homes: views and beliefs of enrolled nurses and other health care workers. Journal of Clinical Nursing 2002;13:668-76.

Cox K, Louw D de, Verhoef J, Kuiper C. Evidence-based practice voor verpleegkundigen; Methodiek en implementatie. Utrecht: Lemma BV, 2004.

Crassee D. Hielblaar goed te voorkomen. Tijdschrift voor verpleegkundigen 2006;4:39.

Duimel-Peeters IGP. Massage to prevent pressure ulcers: knowledge, beliefs, practice and effectiveness. Proefschrift. Maastricht: Universiteit Maastricht, 2005.

Field MJ, Lohr KN. Guidelines for clinical practice; from development to practical use. Washington DC: National Academy Press, 1992.

Grimshaw JM, Thomas RE, MacLennan G, Fraser C, Ramsay CR, Vale L, Whitty P, Eccles MP, Matowe L, Shirran L, Wensing M, Dijkstra R, Donaldson C. Effectiveness and efficiency of guideline dissemination and implementation strategies. Health Technology Assessment 2004;8(6).

Grol R, Grimshaw J. From best evidence to best practice: effective implementation of change in patients' care. Lancet 2003 Oct 11;362(9391):1170.

Grol R, Wensing M. Implementatie effectieve verbetering van de patiëntenzorg. Maarssen: Elsevier, 2006.

Halfens RJG, Linge RH van. Disseminatie en implementatie van kennis in de verpleegkundige en verzorgende praktijk. Elsevier Gezondheidszorg/Landelijk Expertise Centrum Verpleging en Verzorging, 2003.

Halfens RJG, Hulsenboom M, Bronner CM, Hollands L. Ontwikkeling en evaluatie van een (bij)scholingsprogramma preventie en behandeling van decubitus voor verpleegkundigen en verzorgenden. Verpleegkunde 2006;21(1).

Heiligers P, Calsbeek H, Friele R. Ontwikkeling implementatiemonitor. Utrecht: ZON, Nivel, 2001.

Hulscher M, Wensing M, Grol R. Effectieve implementatie: Theorieën en strategieën. Den Haag: ZON, 2000.

Leytens J, Wagner C. Inventarisatie en beoordeling van bestaande richtlijnen en protocollen in de verpleging en de verzorging. Utrecht: Nivel, 1999.

Plas M, Wensing M. Begrippenkader voor implementatiestrategieën en beïnvloedende factoren bij implementatie in de gezondheidszorg. Nijmegen: UMC St Radboud, Afdeling Kwaliteit van Zorg (WOK), 2006.

Vos R de. Evidence based practice: de steen van Sysiphos in de klinische praktijk. Openbare les lector Evidence Based Nursing, 2005.

12 Wet- en regelgeving en rechtspraak

mr. A.M. Buijse

Samenvatting

Dit hoofdstuk gaat over de juridische aspecten van de verpleegkundige beroepsuitoefening.
Aan de hand van een casus komen de volgende onderwerpen aan de orde: de professionele standaard, de eisen die de Wet BIG stelt aan de beroepsuitoefening van verpleegkundigen, de in de WGBO vastgelegde rechten van de patiënt, de verantwoordelijkheid van de zorginstelling op grond van de Kwaliteitswet zorginstellingen, de verantwoordelijkheid en aansprakelijkheid van de verpleegkundige en de juridische procedures waarmee een verpleegkundige te maken kan krijgen.

12.1 Inleiding

Een samenleving kan niet zonder normen en regels waar we ons aan houden in het maatschappelijk verkeer. Een groot aantal normen en regels is vastgelegd in wetten en uitspraken van de rechter. Met behulp van deze rechtsregels kunnen we conflicten vermijden of oplossen. Het recht kan ook gedrag beïnvloeden en consequenties verbinden aan een bepaald gedrag. Een voorbeeld is het rode stoplicht waarvoor we horen te stoppen en de boete die we krijgen als we er doorheen rijden. Andere belangrijke functies van het recht zijn het bevorderen van de kwaliteit van onze samenleving en het beschermen van mensen. Die functies van het recht zijn bij uitstek aan de orde in de gezondheidszorg. Daarom is het van belang dat beroepsbeoefenaren in de gezondheidszorg weten wat 'het recht' van hen vraagt. Een belangrijk onderwerp dat in onze wetgeving geregeld is zijn de rechten van de patiënt. Wet- en regelgeving stellen verder eisen aan de beroepsuitoefening in de gezondheidszorg en ze bevatten instrumenten om de kwaliteit van beroepsuitoefening te beoordelen en te bevorderen.

Een verpleegkundige vervult verschillende rollen: zorgverlener, professional, regisseur, ontwerper, werknemer. In al deze rollen heeft ze te maken met rechtsregels. Als zorgverlener moet ze bijvoorbeeld op de hoogte zijn van de rechten van de patiënt, zoals het recht op informatie en geheimhouding. Als regisseur coördineert ze de zorg en zorgt ze voor continuïteit. Het bijhouden van een dossier, een wettelijke plicht voor hulpverleners, is daarvoor essentieel. In de rol van ontwerper kan een verpleegkundige zorgen voor bijvoorbeeld goede afspraken over de vraag wie welke informatie moet en mag geven. Als werknemer heeft een verpleegkundige te maken met de eisen in haar taak- en functieomschrijving en met afdelingsregels. In de rol van professional ten slotte weet een verpleegkundige wat de Wet op de geneeskundige behandelingsovereenkomst (WGBO) van haar verwacht en handelt ze daarnaar:

> *Artikel 453 WGBO*
> *De hulpverlener moet bij zijn werkzaamheden de zorg van een goed hulpverlener in acht nemen en handelt daarbij in overeenstemming met de op hem rustende verantwoordelijkheid, voortvloeiende uit de voor hulpverleners geldende professionele standaard.*

Na bestudering van dit hoofdstuk en het uitwerken van de opdrachten weet de verpleegkundige wat wet- en regelgeving van haar vragen. Ze weet hoe ze door het toepassen van juridische normen en regels de kwaliteit van haar beroepsuitoefening kan bevorderen, wat de rechten van de patiënt zijn en hoe ze die kan honoreren.

Dit hoofdstuk start met een casus. Aan de hand daarvan komt aan de orde wat het recht zegt over het handelen van verpleegkundigen, de rechten van de patiënt en de kwaliteit van de zorgverlening. Daarbij wordt aandacht besteed aan de professionele standaard, aan een aantal onderwerpen uit belangrijke wetten (WGBO, wet BIG, Kwaliteitswet zorginstellingen[1]) en aan verantwoordelijkheid en aansprakelijkheid. Iedere paragraaf eindigt met een aantal opdrachten en vragen.

---

1 Wetten kunnen gedownload worden via www.overheid.nl

Casus

Mevrouw Blok, een bejaarde dame van 81 jaar, wordt opgenomen in het ziekenhuis nadat ze thuis bij een val haar heup gebroken heeft. Na de operatie verblijft ze vijf dagen op de medium care (MC-)afdeling. Daarna wordt ze overgeplaatst naar de afdeling Orthopedie. Een van de afdelingsverpleegkundigen vangt mevrouw Blok op en neemt de gegevens uit het dossier van de MC over in het verpleegkundig dossier van de afdeling Orthopedie. Mevrouw Blok heeft een blaaskatheter en krijgt antibiotica i.v., insuline en pijnstillers. Ze mag iedere dag onder begeleiding mobiliseren volgens protocol. In het MC-dossier staan geen bijzonderheden vermeld bij het onderdeel 'dagelijkse zorg'.

De volgende dag krijgt Anna mevrouw Blok onder haar hoede. Anna heeft vijf weken geleden haar HBO-V-diploma behaald en wordt ingewerkt door een collega. Helaas is die collega al meer dan een week ziek en is nog geen vervanger geregeld. Omdat Anna het druk heeft en mevrouw Blok tegen de verzorging opziet, besluit ze de zorg te beperken tot het hoogst nodige. Tijdens het wassen ziet Anna dat mevrouw Blok rode hielen en een rode, ontvelde stuit heeft; ze noteert dit in het dossier. De rest van de dag laat ze haar patiënte, die een vermoeide indruk maakt en veel slaapt, zoveel mogelijk met rust. 's Avonds plakt een collega van Anna de decubitus op de stuit en de beide hielen af met Tegaderm. In het dossier noteert zij dat mevrouw Blok verhoging heeft, maar verder een rustige avond had.

De rest van de week zorgt Anna opnieuw voor mevrouw Blok. De bejaarde vrouw is regelmatig verward, heeft nog veel pijn en eet en drinkt nauwelijks. Anna ziet dat de Tegaderm opgekruld is en vraagt zich af wat ze kan doen aan de ontvelde stuit en rode hielen. Van een collega hoort ze dat de afdeling over een decubitusprotocol beschikt, maar waar zich dat bevindt is onduidelijk. Na enig zoeken vindt Anna in een van de klappers in het kantoortje een protocol met aanwijzingen voor het voorkómen en behandelen van decubitus. Het is niet duidelijk wie het protocol opgesteld heeft en of het actueel is, maar Anna gaat ervan uit dat het protocol bruikbaar is en voegt het toe aan het verpleegkundig dossier.

Na een paar vrije dagen is Anna opnieuw verantwoordelijk voor mevrouw Blok. Anna schrikt enorm als ze een diepe decubituswond op de stuit ziet en een grote zwarte korst op de rechterhiel. In het verpleegkundige dossier staan geen afspraken over een decubitusbeleid, en of het protocol is toegepast is niet duidelijk. Tijdens de artsenvisite maakt Anna haar zorgen over de decubitus kenbaar bij de arts. Haar patiënte heeft ook hoge koorts en klaagt over pijn. De arts, die voor het eerst op de afdeling Orthopedie visite loopt, draagt op andere antibiotica te geven en de zwarte korst van de hiel te verwijderen. Op Anna's opmerking dat de pijnstillers onvoldoende lijken te helpen reageert hij niet. Omdat de arts een gehaaste indruk maakt, laat ze het daarbij.
Als later op de ochtend blijkt dat de gespecialiseerde wondverpleegkundige die dag geen dienst heeft, vraagt Anna zich af of ze de arts moet bellen om de zwarte korst van de hiel te verwijderen. Ze heeft het zelf nog nooit gedaan, maar wel een keer toegekeken toen een gespecialiseerd wondverpleegkundige de handeling uitvoerde. Omdat de arts niet erg toegankelijk leek en haar collega's, die het erg druk hebben, haar verzekeren dat een afdelingverpleegkundige de handeling ook best mag uitvoeren, besluit Anna het zelf te doen.

's Middags schieten twee dochters van mevrouw Blok Anna aan op de gang. Ze maken zich ernstige zorgen over hun moeder en vertellen dat hun vader de situatie niet meer goed aankan. De dochters willen weten wat er gedaan wordt aan de koorts, de pijn en de decubitus. Ze willen ook het medisch en verpleegkundig dossier inzien en beklagen zich erover dat ze nog geen enkele keer met een arts gesproken hebben. Anna voelt zich overvallen. Ze weet niet of ze wel informatie mag geven aan de dochters. Anna houdt zich op de vlakte en zegt toe dat ze de arts zal vragen langs te komen. Als blijkt dat de arts de hele dag op de OK staat, vraagt ze vlak voor het einde van haar dienst aan een collega om een gesprek te regelen zodra de arts op de afdeling arriveert.

Een week later heeft Anna late dienst. Ze hoort dat mevrouw Blok is gevallen, opnieuw geopereerd moest worden en daarna naar de IC overgeplaatst is. Daar was nog een hele toestand aan voorafgegaan. Het team vroeg zich af of mevrouw Blok in staat was om zelf een beslissing te nemen over een operatie. Haar man twijfelde erg vanwege de grote risico's en haar vier kinderen konden het onderling niet eens worden; ze kregen op de afdeling slaande ruzie. Uiteindelijk heeft de arts de beslissing genomen.

Vier dagen later overlijdt mevrouw Blok op de IC. De week daarop moet Anna bij het afdelingshoofd komen. Hij vertelt haar dat twee kinderen van mevrouw Blok een klacht willen indienen bij de klachtencommissie en wellicht zelfs bij de tuchtrechter; ook eisen ze een vergoeding voor de materiële en immateriële schade die ze hebben geleden. Ze zijn uitermate ontevreden over de zorgverlening, de communicatie en de verslaglegging. Volgens hen zou hun moeder nog geleefd hebben als er beter naar hen geluisterd was en de verpleegkundigen niet maar wat hadden aangerommeld. De decubitus is niet goed behandeld, hun moeder kreeg onvoldoende pijnstilling en de wijziging in het antibioticabeleid is niet uitgevoerd. Het afdelingshoofd laat verder weten dat hij overweegt een disciplinaire maatregel tegen Anna te nemen.
Anna is hevig ontdaan. Ze vraagt zich af of zij verantwoordelijk is voor het feit dat mevrouw Blok is overleden. Wat staat haar nu te wachten?

Heeft Anna onzorgvuldig en onverantwoord gehandeld? Hoe zit het met de verantwoordelijkheid van haar collega's, de arts en het ziekenhuis? Zou het anders verlopen zijn als Anna en haar collega's zich meer bewust waren geweest van de normen die 'het recht' stelt aan het handelen van verpleegkundigen?

12.2 Professionele standaard

Beroepsbeoefenaren moeten zorgvuldig handelen. Dat behoeft geen betoog. Het staat ook in de Wet op de beroepen in de individuele gezondheidszorg (Wet BIG) en in de Wet op de geneeskundige behandelingsovereenkomst (WGBO). Maar de WGBO voegt er iets aan toe:

> *De hulpverlener moet bij zijn werkzaamheden de zorg van een goed hulpverlener in acht nemen en handelt daarbij in overeenstemming met de op hem rustende verantwoordelijkheid, voortvloeiende uit de voor hulpverleners geldende professionele standaard.*

Vrij vertaald: een verpleegkundige moet zorgvuldig handelen *en daarbij haar professionele standaard in acht nemen*. In een notendop geeft deze norm aan wat de samenleving van een verpleegkundige verwacht.
In de WGBO is niet vastgelegd waaruit de professionele standaard bestaat. De wetgever laat de concrete invulling over aan beroepsbeoefenaren zelf en aan de rechter. Wel wordt algemeen aanvaard dat de professionele standaard de volgende elementen bevat.[9]

Recht van buiten: regels die door wetgever en rechter zijn geformuleerd:
- wettelijke voorschriften; onder andere de Wet BIG, de WGBO, de BOPZ en de Kwaliteitswet zorginstellingen;
- uitspraken van de rechter (jurisprudentie).

Recht van binnen: normen van de beroepsgroep:
- beroepscode en gedragsregels;
- beroepsprofiel;
- vakinhoudelijke en technische regels;
- standaarden, richtlijnen en protocollen; bijvoorbeeld de richtlijnen voor de uitvoering van voorbehouden handelingen die NU'91 in samenwerking met de KNMG heeft ontwikkeld;[25]
- consensusafspraken en richtlijnen; bijvoorbeeld de Herziening Consensus verpleegkundige verslaglegging;[22]
- specifieke hulpverlenings- en ethische regels.

Mengvormen:
- richtlijnen van de Inspectie voor de Gezondheidszorg; bijvoorbeeld *Het mag niet, het mag nooit. Seksuele intimidatie door hulpverleners in de gezondheidszorg*;[25]
- algemene juridische, ethische en beroepsnormen.

Handelen volgens de professionele standaard veronderstelt dat verpleegkundigen op de hoogte zijn van relevante juridische regels en normen. Maar dat is niet voldoende. Veel wettelijke regels zijn globaal geformuleerd. Ze bevatten zogenoemde 'open' normen: normen die beroepsbeoefenaren zelf moeten invullen en uitwerken. Dat is soms lastig, maar kan ook een uitdaging zijn. Een voorbeeld is de hiervoor beschreven norm 'handelen volgens de professionele standaard'. Een ander voorbeeld is de regeling voorbehouden handelingen in de Wet BIG. Volgens deze regeling is bekwaamheid een voorwaarde om bevoegd een voorbehouden handeling te kunnen uitvoeren. Maar de Wet BIG geeft niet aan hoe de bekwaamheid verkregen en onderhouden moet worden. Dat moeten zorginstellingen en beroepsbeoefenaren zelf regelen.

Een groot aantal wettelijke normen is door beroepsorganisaties en deskundigen uitgewerkt in handleidingen, richtlijnen en protocollen. Deze handvatten hebben echter niet op iedere vraag een antwoord. Daarvoor is de praktijk te divers. Het is dan van belang dat de verpleegkundige zelf nagaat hoe ze zou moeten handelen. Leidraad daarbij is de vraag: wat houdt in deze concrete situatie 'zorgvuldig handelen' in? Het gaat daarbij niet alleen om vakinhoudelijke aspecten. Zorgvuldig handelen heeft ook betrekking op de samenwerking met andere disciplines en het zorgen voor continuïteit in de zorgverlening.

In de volgende paragrafen wordt een aantal belangrijke wetten beschreven en aan de hand van concrete voorbeelden uitgelegd.

12.3 Patiëntenrechten: WGBO

Onze samenleving hecht veel waarde aan autonomie en zelfbeschikking. In de gezondheidszorg komt het recht op zelfbeschikking tot uitdrukking in de rechten van de patiënt. Deze rechten zijn vastgelegd in de Wet op de geneeskundige behandelingsovereenkomst (WGBO). Meestal is men zich het niet bewust, maar degene die een geneeskundige behandeling nodig heeft sluit daarvoor een overeenkomst met een hulpverlener (een zorginstelling of een beroepsbeoefenaar). De WGBO regelt welke rechten en plichten die overeenkomst meebrengt voor de hulpverlener en de patiënt.

De belangrijkste rechten van de patiënt zijn:
- recht op informatie en toestemmingsvereiste;
- recht op geheimhouding;
- recht op bescherming van de privacy;
- recht op inzage in het dossier.

Als een patiënt niet meer in staat is om zelf te beslissen, moet de hulpverlener toestemming vragen aan een vertegenwoordiger van de patiënt. In de WGBO is geregeld wie de patiënt kunnen vertegenwoordigen als hij wilsonbekwaam is.

Een hulpverlener moet de rechten van de patiënt uiteraard honoreren. De WGBO bevat daarnaast nog een aantal plichten voor de hulpverlener. De belangrijkste verplichting – de zorg van een goed hulpverlener in acht nemen – is al aan de orde gekomen in paragraaf 12.2. Een andere plicht van de hulpverlener is het bijhouden van een dossier. De patiënt moet op zijn beurt de hulpverlener naar beste weten de informatie en medewerking geven die de hulpverlener nodig heeft om de overeenkomst te kunnen uitvoeren.

12.3.1 VERSLAGLEGGING

> In het MC-dossier staan bij het onderdeel 'dagelijkse zorg' geen bijzonderheden vermeld. [...] In het verpleegkundig dossier staan geen afspraken over een decubitusbeleid, en of het protocol is toegepast is niet duidelijk.

Mevrouw Blok krijgt tijdens haar verblijf op de medium care decubitus. Daarover is echter niets genoteerd in het dossier. Op de afdeling Orthopedie wordt in de verslaglegging evenmin aandacht besteed aan de decubitus. Geen beschrijving, geen afspraken, geen voortgangsrapportage. Dit is duidelijk niet in overeenstemming met 'de zorg van een goed hulpverlener'. Als verpleegkundige moet je zorgen voor continuïteit in de zorgverlening en inzicht geven in je doen en laten. Een adequate verslaglegging is daarvoor onontbeerlijk. Dat vindt de wetgever ook en daarom is in de WGBO vastgelegd dat een hulpverlener een dossier moet bijhouden met het oog op een goede hulpverlening aan de patiënt. Wat dat concreet betekent geeft de WGBO niet aan. Beroepsbeoefenaren en zorginstellingen moeten zelf vaststellen welke gegevens relevant zijn voor een goede hulpverlening en welke formulieren ze daarvoor willen gebruiken. Voor de verpleegkundige beroepsgroep heeft de Verpleegkundige Wetenschappelijke Raad een consensusrichtlijn ontwikkeld voor verpleegkundige verslaglegging.[22] De richtlijn is uitgegeven door het CBO. De tuchtrechter gaat ervan uit dat verpleegkundigen op de hoogte zijn van de richtlijn en hem toepassen.

Opdracht/vragen
a Bestudeer/raadpleeg de Consensus Verpleegkundige Verslaglegging[22] en de Nationale Beroepscode van Verpleegkundigen en Verzorgenden.[5]

b Wat hadden de verpleegkundigen en de arts in de casus gedurende de opname van mevrouw Blok ten minste in het dossier moeten vastleggen over de decubitus?
c Heb je vanuit je eigen ervaring aanvullingen op je bevindingen?
d Wat betekenen je bevindingen voor je eigen beroepspraktijk?

12.3.2 RECHT OP INFORMATIE, TOESTEMMING, GEHEIMHOUDING EN INZAGE IN DOSSIER

De dochters willen weten wat er gedaan wordt aan de koorts, de pijn en de decubitus. Ze willen ook het medisch en verpleegkundig dossier inzien en beklagen zich erover dat ze nog geen enkele keer met een arts gesproken hebben. Anna voelt zich overvallen. Ze weet niet of ze wel informatie mag geven aan de dochters. Anna houdt zich op de vlakte en zegt toe dat ze de arts zal vragen langs te komen.

Een goede relatie met de patiënt is gebaseerd op vertrouwen en respect. Dat betekent dat een verpleegkundige de patiënt informeert over de zorg die ze wil geven en dat ze geen handelingen verricht zonder toestemming van de patiënt. Om toestemming te kunnen geven is informatie nodig. Dit wordt ook wel 'informed consent' genoemd.
In de WGBO is vastgelegd dat de patiënt recht heeft op informatie en dat zijn toestemming vereist is voor het verrichten van handelingen die onderdeel zijn van de geneeskundige behandeling. Verplegen en verzorgen vallen ook onder deze handelingen. Alleen als een handeling niet ingrijpend is, hoeft een hulpverlener geen toestemming te vragen. De patiënt bepaalt echter wat ingrijpend is, niet de hulpverlener.
De WGBO is formeel niet van toepassing op handelingen die géén onderdeel zijn van een geneeskundige behandeling. Het ligt echter voor de hand om ook in die situaties de rechten van de patiënt te honoreren en te handelen in de geest van de WGBO.

De WGBO noemt een aantal onderwerpen waarover de patiënt in ieder geval geïnformeerd moet worden:
– de aard en het doel van het onderzoek of behandeling;
– de noodzakelijke verrichtingen;
– de te verwachten gevolgen en risico's voor de gezondheid van de patiënt;

- alternatieve onderzoeken of behandelingen die in aanmerking komen;
- de vooruitzichten.

De WGBO geeft niet aan wie welke informatie moet of mag geven. Beroepsbeoefenaren moeten dat zelf regelen. Een belangrijk kader daarvoor is natuurlijk het eigen deskundigheidsgebied. Daarnaast zijn ook het instellingsbeleid en afdelingsafspraken van belang. In het kader van de evaluatie van de WGBO is in 2004 het informatie- en toestemmingsvereiste uitgewerkt in een groot aantal richtlijnen en handleidingen, waaronder een 'Handleiding voor verpleegkundigen en verzorgenden over informatie en toestemming'.[12]

Een patiënt heeft recht op geheimhouding. Dat betekent dat een hulpverlener aan anderen alleen informatie over de patiënt mag geven als de patiënt of zijn vertegenwoordiger daarvoor toestemming heeft gegeven. Een belangrijke uitzondering daarop zijn degenen die rechtstreeks betrokken zijn bij de uitvoering van de behandelingsovereenkomst. De hulpverlener mag aan hen informatie geven zonder toestemming van de patiënt, als zij die informatie nodig hebben om hun zorg te kunnen verlenen. Een andere uitzondering op de geheimhoudingsplicht is aan de orde als de hulpverlener door te zwijgen terechtkomt in een 'conflict van plichten'. Een voorbeeld daarvan is kindermishandeling. In zo'n situatie kan een hulpverlener met een beroep op overmacht zijn geheimhoudingsplicht verbreken.

In de WGBO is verder vastgelegd dat een patiënt recht heeft op inzage in zijn dossier en (tegen een redelijke vergoeding) op een kopie van het dossier.

Opdracht/vragen

a Bestudeer/raadpleeg de 'Handleiding voor verpleegkundigen en verzorgenden over informatie en toestemming'[12] en de Nationale Beroepscode van Verpleegkundigen en Verzorgenden.[5]
b Mag Anna informatie geven aan de dochters van mevrouw Blok? Mag ze haar patiënt bespreken in een bijscholing over decubitus?
c Hoe zou je kunnen bereiken dat een patiënt op het juiste moment de juiste informatie van de juiste persoon krijgt?

12.3.3 WILSBEKWAAMHEID EN VERTEGENWOORDIGING

> Het team vroeg zich af of mevrouw Blok in staat was om zelf een beslissing te nemen over een operatie. Haar man twijfelde erg vanwege de grote risico's en haar vier kinderen konden het onderling niet eens worden; ze kregen op de afdeling slaande ruzie. Uiteindelijk heeft de arts de beslissing genomen.

In de WGBO is vastgelegd dat een hulpverlener informatie moet geven en toestemming moet vragen aan een vertegenwoordiger als de patiënt wilsonbekwaam is. Bij wilsonbekwaamheid gaat het om het niet kunnen nemen van een concrete beslissing in een bepaalde situatie. Het etiket 'wilsonbekwaam' wil dus niet zeggen dat een patiënt nergens meer over zou kunnen beslissen. Welke eisen je moet stellen aan de wilsbekwaamheid hangt af van de soort beslissing. Aan ingewikkelde beslissingen moeten uiteraard hogere eisen gesteld worden dan aan eenvoudige beslissingen.[24]

Wie vertegenwoordiger kunnen zijn is in de WGBO geregeld.
- de curator of mentor;
- de schriftelijk gemachtigde;
- echtgenoot, geregistreerde partner of andere levensgezel van de patiënt;
- ouder, kind, broer of zus van de patiënt.

Als meerdere personen binnen één categorie in aanmerking komen, zullen ze onderling moeten vaststellen wie de vertegenwoordiger wordt. Wat er moet gebeuren als dat niet lukt, vermeldt de WGBO niet. In een modelrichtlijn[24] is aangegeven dat de hulpverlener in die situatie degene die de belangen van de patiënt het beste zal behartigen moet vragen om als vertegenwoordiger op te treden.

Andere dan de in de wet genoemde personen kunnen geen wettelijk vertegenwoordiger zijn en dus geen beslissingen nemen voor de patiënt. Een hulpverlener moet de beslissing van de vertegenwoordiger volgen tenzij dat niet verenigbaar is met 'de zorg van een goed hulpverlener'.

Opdracht/vraag
a Bestudeer de 'Modelrichtlijn voor hulpverleners over informatie en toestemming bij een meerderjarige wilsonbekwame patiënt'.
b Wie moest toestemming geven voor de operatie? Mevrouw Blok? Haar echtgenoot? (Een van) hun kinderen? Mocht de arts uiteindelijk de beslissing nemen?

12.4 Beroepsuitoefening: Wet BIG

Het doel van de Wet BIG is het bewaken en bevorderen van de kwaliteit van de beroepsuitoefening in de gezondheidszorg en het beschermen van de patiënt tegen ondeskundig handelen van beroepsbeoefenaren. De Wet BIG bevat regels voor de beroepsuitoefening. Voor acht beroepen, waaronder het verpleegkundig beroep, geldt een registratieregeling en een daaraan gekoppelde titelbescherming. Een verpleegkundige mag alleen de titel 'verpleegkundige' voeren als ze geregistreerd is in het BIG-register. Alle acht registerberoepen vallen onder het eveneens in de Wet BIG geregelde tuchtrecht. Beroepen kunnen specialismen instellen waaraan de minister een beschermde titel kan verbinden. Verder bevat de Wet BIG een regeling voor een aantal beroepen die niet in het BIG-register geregistreerd worden, een regeling voor het verrichten van zogenoemde voorbehouden handelingen (zie paragraaf 12.2) en een aantal strafbepalingen.

12.4.1 Deskundigheid en bekwaamheid

In artikel 33 van de Wet BIG is het deskundigheidsgebied van de verpleegkundige omschreven:

Tot het gebied van deskundigheid van de verpleegkundige wordt gerekend:
a het verrichten van handelingen op het gebied van observatie, begeleiding, verpleging en verzorging;
b het ingevolge opdracht van een beroepsbeoefenaar op het gebied van de individuele gezondheidszorg verrichten van handelingen in aansluiting op diens diagnostische en therapeutische werkzaamheden.

Beroepsbeoefenaren moeten zich houden aan hun wettelijk omschreven deskundigheidsgebied. In de loop der jaren is de deskundigheid van verpleegkundigen door specialisaties en scholing toegenomen. Het gevolg is dat verpleegkundigen in het kader van een geneeskundige behandeling regelmatig handelingen uitvoeren zonder dat een arts daarvoor expliciet opdracht gegeven heeft. De omschrijving in artikel 33 lid b doet daardoor geen recht meer aan ontwikkelingen in de praktijk. Niettemin: Wat hoe dan ook altijd geldt, is dat een verpleegkundige deskundig en bekwaam moet zijn als ze handelingen verricht op het gebied van de individuele gezondheidszorg. Deskundigheid is niet hetzelfde als bekwaamheid.[26] Deskundigheid wordt verkregen door het volgen van een opleiding of scholing. Bekwaamheid verkrijgt een beroepsbeoefenaar door ervaring op te doen in de praktijk. Bekwaamheid reikt verder dan het technisch goed kunnen uitvoeren van een handeling. Het betreft ook het kunnen inschatten van de situatie en de context waarin de handeling verricht moet worden, en het op de hoogte zijn van mogelijk risico's van de handeling. Beroepsbeoefenaren en zorginstellingen moeten zelf regelen hoe ze de bekwaamheid vaststellen en hoe die onderhouden moet worden.

12.4.2 VOORBEHOUDEN HANDELINGEN

> De arts geeft opdracht andere antibiotica te geven en de zwarte korst op de hiel te verwijderen. [...] Als later op de ochtend blijkt dat de gespecialiseerde wondverpleegkundige die dag geen dienst heeft, vraagt Anna zich af of ze de arts moet bellen om de zwarte korst van de hiel te verwijderen. Ze heeft het zelf nog nooit gedaan, maar wel een keer toegekeken toen een gespecialiseerd wondverpleegkundige de handeling uitvoerde. Omdat de arts niet erg toegankelijk leek en haar collega's, die het erg druk hebben, haar verzekeren dat een afdelingverpleegkundige de handeling ook best mag uitvoeren, besluit Anna het zelf doen.

Het verwijderen van een zwarte korst op de hiel is een heelkundige handeling. Heelkundige handelingen zijn 'voorbehouden handelingen'. Dit zijn handelingen die onverantwoorde risico's voor patiënten kunnen opleveren als ze door ondeskundigen worden verricht. In de Wet BIG staan veertien categorieën voorbehouden handelingen. Aan het verrichten van deze handelingen stelt de Wet BIG specifieke voorwaarden.[26]
Een bevoegd beroepsbeoefenaar (arts, tandarts of verloskundige) moet de opdracht geven. Hij moet als het redelijkerwijs nodig is

aanwijzingen geven, toezicht houden en de mogelijkheid van tussenkomst verzekeren. Verder moet hij zich ervan vergewissen dat de opdrachtnemer bekwaam is. De opdrachtnemer mag alleen handelen in opdracht, hij moet aanwijzingen opvolgen en hij moet zichzelf bekwaam achten.

Voorbehouden handelingen zijn risicovolle handelingen. Niet iedere risicovolle handeling is echter ook een voorbehouden handeling. Een voorbeeld is het verzorgen van een decubituswond.
Ongeacht de vraag of een handeling wel of niet voorbehouden is, geldt altijd dat een beroepsbeoefenaar deskundig en bekwaam moet zijn als hij een handeling uitvoert. Onbekwaam is onbevoegd! Voor de voorbehouden handelingen is dit expliciet vastgelegd in de Wet BIG. Onbevoegd een voorbehouden handeling uitvoeren is strafbaar.

Opdracht/vraag
a Bestudeer/raadpleeg de publicatie 'Onder voorbehoud'[26] en de richtlijn voor de uitvoering van Voorbehouden Handelingen van NU'91/KNMG.[25]
b Was Anna bevoegd om het wondtoilet uit te voeren?

12.4.3 PROTOCOLLEN EN RICHTLIJNEN

Van een collega hoort Anna dat de afdeling over een decubitusprotocol beschikt, maar waar zich dat bevindt is onduidelijk. Na enig zoeken vindt Anna in een van de klappers in het kantoortje een protocol met aanwijzingen voor het voorkómen en behandelen van decubitus. Het is niet duidelijk wie het protocol opgesteld heeft en of het actueel is, maar Anna gaat ervan uit dat het protocol bruikbaar is en voegt het toe aan het verpleegkundig dossier.

Richtlijnen en protocollen zijn niet meer weg te denken uit de zorg. Ze bieden beroepsbeoefenaren houvast bij het nemen van beslissingen en bevorderen de kwaliteit van de zorgverlening. Ze maken deel uit van de professionele standaard van een beroepsbeoefenaar.
In wet- en regelgeving zul je geen algemene regels en voorschriften voor richtlijnen en protocollen vinden. Op een paar uitzonderingen na moeten beroepsbeoefenaren en zorginstellingen zelf nagaan of voor

een bepaalde situatie een richtlijn of protocol ontwikkeld moet worden, hoe men dat wil doen en welke eisen eraan gesteld moeten worden.

Richtlijnen en protocollen horen niet slaafs opgevolgd te worden. Een beroepsbeoefenaar moet zich altijd afvragen of in de gegeven situatie het protocol of de richtlijn onverkort toegepast moet worden. Wel zal de beroepsbeoefenaar een afwijking altijd goed moeten motiveren. Of een verpleegkundige verantwoordelijk is voor de deugdelijkheid en actualiteit van verpleegkundige protocollen hangt mede af van de rol die ze daarin toebedeeld heeft gekregen door de afdeling of instelling. In ieder geval geldt het volgende: verpleegkundigen horen hun kennis en kunde bij te houden. Als een verpleegkundige constateert dat een protocol verouderd is of fouten bevat dan mag van haar verwacht worden dat ze haar professionele verantwoordelijkheid neemt en dit aankaart.

Het omgaan met richtlijnen en protocollen komt regelmatig aan de orde in tuchtrechtzaken. De tuchtrechter hecht namelijk groot belang aan de aanwezigheid en het naleven van richtlijnen en protocollen.[2]

Opracht/vragen
a Bestudeer de uitspraak van de Tuchtrechter Zwolle d.d. 11 januari 2007 (zie noot 2).
b Welke inhoudelijke en procedurele eisen zouden er gesteld moeten worden aan een decubitusprotocol?
c Hoe wordt er op jouw afdeling omgegaan met protocollen?

12.5 Kwaliteitswet zorginstellingen

Zorginstellingen zijn verplicht om verantwoorde zorg te leveren. Dit is vastgelegd in de Kwaliteitswet zorginstellingen. De Kwaliteitswet geeft een heel globale omschrijving van verantwoorde zorg: zorg van goed niveau, doeltreffend, doelmatig en patiëntgericht en afgestemd op de reële behoeften van de patiënt.

Om een verantwoorde zorgverlening te realiseren moet een zorginstelling zorgen voor kwalitatief en kwantitatief voldoende personeel en voor een goede verdeling van de verantwoordelijkheden. Verder

2 Zie www.levv.nl/tuchtrecht. Uitspraak RTC Zwolle d.d. 11 januari 2007 'Ondeugdelijk protocol en onvoldoende overleg met arts'.

moeten zorginstellingen beschikken over een kwaliteitssysteem en ieder jaar een kwaliteitsjaarverslag uitbrengen.

Als een zorginstelling nalatig is en dus geen verantwoorde zorg levert, kan de Inspectie voor de Gezondheidszorg de instelling een aanwijzing geven met daarin maatregelen die de zorginstelling moet nemen.

Opdracht/vragen

a Waar hadden de instelling en de afdeling in de casus voor moeten zorgen?
b Ga na of jouw instelling een kwaliteitssysteem heeft en een kwaliteitsjaarverslag publiceert. Zoek uit hoe het kwaliteitsbeleid voor de decubituszorg eruitziet.

12.6 Verantwoordelijkheid en aansprakelijkheid

De begrippen verantwoordelijkheid en aansprakelijkheid worden vaak door elkaar gebruikt. Verantwoordelijkheid is echter niet hetzelfde als aansprakelijkheid. 'Verantwoordelijk zijn' kan in een juridische procedure leiden tot aansprakelijkheid. Of een zorginstelling of beroepsbeoefenaar aansprakelijk is, wordt dus vastgesteld door de rechter. Het antwoord zal onder andere afhangen van de gevolgde juridische procedure (tuchtrecht, strafrecht, civiel recht) en van de feiten en omstandigheden. Dat betekent dat het meestal niet mogelijk is om op voorhand een concreet antwoord te geven op de vraag wie aansprakelijk is.

12.6.1 Verantwoordelijkheid beroepsbeoefenaar

Vier dagen later overlijdt mevrouw Blok op de IC. De week daarop moet Anna bij het afdelingshoofd komen. Hij vertelt haar dat twee kinderen van mevrouw Blok een klacht willen indienen bij de klachtencommissie en wellicht zelfs bij tuchtrechter; ook eisen ze vergoeding voor de materiële en immateriële schade die ze hebben geleden. [...] Het afdelingshoofd laat verder weten dat hij overweegt een disciplinaire maatregel tegen Anna te nemen. Anna is hevig ontdaan. Ze vraagt zich af of zij verantwoordelijk is voor het feit dat mevrouw Blok is overleden. Wat staat haar nu te wachten?

Uitgangspunt in de gezondheidszorg is dat iedere beroepsbeoefenaar verantwoordelijk is voor zijn eigen doen en laten. Een verpleegkundige is dus niet verantwoordelijk voor fouten van een collega-verpleegkundige of een verzorgende. Evenmin is een arts verantwoordelijk voor fouten die de verpleegkundige maakt, ook niet als de arts aangeeft dat hij 'eindverantwoordelijk' is. Eindverantwoordelijkheid heeft juridisch bezien geen betekenis. Organisatorisch bezien kan 'eindverantwoordelijk zijn' wel van betekenis zijn. Zo heeft een hoofdverpleegkundige die eindverantwoordelijk is voor het verpleegkundig afdelingsbeleid de taak dat beleid vast te stellen en de uitvoering organisatorisch goed te regelen. Ze zal verder moeten nagaan of de medewerkers die ze inzet beschikken over de deskundigheid en bekwaamheid die vereist zijn om de taken goed te kunnen uitvoeren. Ook moet ze de voorwaarden creëren om het werk goed te kunnen uitvoeren. Op de wijze waarop ze zich van die taken kwijt, kan ze uiteraard aangesproken worden. Hetzelfde geldt voor een verpleegkundige die een stagiaire begeleidt. Zij is niet verantwoordelijk voor de fouten die de stagiaire maakt. Ze kan echter wel aangesproken worden op fouten die ze in de rol van begeleider maakt, zoals het niet-geven van benodigde instructies.

De vraag wie waarvoor verantwoordelijk is kwam aan de orde in een tuchtrechtzaak waarin een verpleegkundig afdelingshoofd aangeklaagd was. De klagers verweten hem onder andere dat er niet gehandeld was conform het decubitusprotocol. Het Regionaal Tuchtcollege stelde vast dat een verpleegkundig afdelingshoofd leidinggevende taken heeft en verantwoordelijk is voor een juiste coördinatie van de verpleegkundige activiteiten op zijn afdeling. Voor de individueel verleende verpleegkundige zorg 'aan het bed' is het afdelingshoofd niet rechtstreeks verantwoordelijk; dat is de verpleegkundige 'aan het bed' zelf.[3]

Een verpleegkundige hoort verantwoording af te leggen over haar handelen. Ze kan daar rechtsreeks op aangesproken worden door de patiënt, collega's, de leidinggevende of de instelling. Ze kan er ook op aangesproken worden in een tuchtrechtelijke of strafrechtelijke procedure. Hierna volgen de belangrijkste procedures waarmee een beroepsbeoefenaar te maken kan krijgen.

---

[3] Zie www.levv.nl/tuchtrecht Uitspraak CTG d.d. 17 maart 2005 'Verpleegkundig afdelingshoofd niet verantwoordelijk voor uitvoering decubitusbeleid'.

12.6.2 TUCHTRECHT

Verpleegkundigen vallen onder het in de Wet BIG geregelde tuchtrecht. Het doel van het tuchtrecht is het bewaken en bevorderen van de kwaliteit van de beroepsuitoefening. Het gaat in het tuchtrecht niet om het vergoeden van schade of het bestraffen van de beroepsbeoefenaar (hoewel dat vaak wel zo ervaren zal worden).

Het tuchtrecht kent evenals het strafrecht geen aansprakelijkheid voor het doen of laten van anderen. Een arts of een hoofdverpleegkundige is dus niet tuchtrechtelijk aansprakelijk voor de fouten die de verpleegkundige 'aan het bed' maakt.[4] Waar een hoofdverpleegkundige wel tuchtrechtelijk op aangesproken kan worden is de uitvoering van haar eigen taken. Bijvoorbeeld het niet-geven van instructies als dat gezien de situatie wel had gemoeten of het niet zorg dragen voor de aanwezigheid van actuele verpleegkundige protocollen.

Er zijn in Nederland vijf regionale tuchtcolleges (RTC's) en één centraal tuchtcollege (CTG). Een RTC bestaat uit drie leden-beroepsgenoot en twee juristen. Het CTG behandelt zaken in hoger beroep en bestaat uit drie juristen en drie leden-beroepsgenoot. In eerste instantie wordt een verpleegkundige dus beoordeeld door een college dat in meerderheid bestaat uit verpleegkundigen.

Als de kinderen van mevrouw Blok een klacht indienen, moeten ze duidelijk maken in welk opzicht Anna volgens hen tekortgeschoten is. De tuchtrechter zal vervolgens Anna's doen en laten toetsen aan twee normen:
- Heeft Anna gehandeld of iets nagelaten in strijd met de zorg die ze had moeten geven aan de patiënt en zijn naasten?
- Heeft Anna gehandeld of iets nagelaten in strijd met het belang van een goede uitoefening van de individuele gezondheidszorg?

Deze tuchtnormen, die in de Wet BIG zijn vastgelegd, zijn globale normen. De tuchtrechter moet deze normen invullen. Dat doet hij aan de hand van de ingediende klacht, de concrete feiten en de professionele standaard van de beroepsbeoefenaar. In de WGBO is immers vastgelegd dat een beroepsbeoefenaar moet handelen volgens zijn professionele standaard. Als de tuchtrechter de klacht gegrond verklaart, moet hij een maatregel opleggen. Hij kan daarbij rekening houden met verzachtende of verzwarende omstandigheden.

4 zie noot 3.

De tuchtrechter kan de volgende maatregelen opleggen:
- waarschuwing;
- berisping;
- geldboete van ten hoogste 4500 euro;
- schorsing van de inschrijving in het BIG-register voor ten hoogste één jaar;
- gedeeltelijke ontzegging van de bevoegdheid het betrokken beroep uit te oefenen;
- doorhaling van de inschrijving in het BIG-register.

Een waarschuwing is een zakelijke terechtwijzing die aangeeft dat het gedrag onjuist was zonder daarop het stempel van laakbaarheid te drukken. Een berisping betekent dat het gedrag verwijtbaar is en veroordeeld wordt.
Een boete en een schorsing kunnen gezamenlijk als één maatregel opgelegd worden. Een schorsing kan ook voorwaardelijk opgelegd worden. Dit betekent dat het tuchtcollege een definitieve schorsing kan opleggen als de beroepsbeoefenaar zich niet aan de voorwaarden houdt.
Een schorsing, de eventuele voorwaarden daarbij en de gedeeltelijke ontzegging om het beroep uit te oefenen worden aangetekend in het BIG-register.

Opdracht/vragen
a Zou de tuchtrechter de ingediende klacht gegrond verklaren? Anders gezegd: Heeft Anna gehandeld in strijd met een van de tuchtnormen?
b Welke maatregel zou de tuchtrechter op moeten leggen als de klacht gegrond is?

12.6.3 STRAFRECHT

In het strafrecht gaat het om feiten die door de wetgever strafbaar gesteld zijn. Voorbeelden waarmee beroepsbeoefenaren in de gezondheidszorg te maken kunnen krijgen zijn 'dood door schuld' en 'het toebrengen van zwaar lichamelijk letsel door schuld'. Een strafrechtelijke procedure wordt in gang gezet door de officier van justitie (OvJ). Voor een strafrechtelijke veroordeling zal onder andere bewezen moeten worden dat er sprake is van een strafbaar feit en dat er sprake is van een oorzakelijk verband tussen het strafbare feit en het handelen van degene die vervolgd wordt.

Het strafrecht kent net als het tuchtrecht alleen een persoonlijke verantwoordelijkheid en aansprakelijkheid: men kan alleen een straf opgelegd krijgen voor feiten die men zelf begaan of veroorzaakt heeft. De belangrijkste straffen zijn een boete, hechtenis of gevangenisstraf.

Het lijkt niet waarschijnlijk dat Anna vervolgd zal worden vanwege een door haar begaan strafbaar feit. Als dat echter wel aan de orde zou zijn, rijst de vraag of ze dan ook nog voor de tuchtrechter gedaagd kan worden. Of omgekeerd. Die mogelijkheid bestaat inderdaad. Als er een tuchtrechtelijke procedure gestart is, wacht de OvJ echter meestal de uitspraak van de tuchtrechter af. Op basis daarvan beslist hij of hij de beroepsbeoefenaar alsnog strafrechtelijk zal vervolgen of daarvan zal afzien (de zaak seponeren).

12.6.4 CIVIEL RECHT

In de casus willen de kinderen een vergoeding voor de schade die ze hebben geleden. De civiele (burgerlijke) rechter oordeelt over schadevergoedingszaken. Uitgangspunt in ons rechtssysteem is dat de veroorzaker van de schade de schade moet vergoeden.

Zullen de kinderen van mevrouw Blok Anna aansprakelijk stellen voor geleden schade? Die kans is zeer gering. In het Burgerlijk Wetboek is namelijk vastgelegd dat in een aantal situaties bepaalde personen moeten instaan voor de gevolgen van het handelen of nalaten van anderen. Dat wil zeggen dat zij de schade moeten vergoeden die een ander heeft veroorzaakt. Zo is een werkgever aansprakelijk voor schade die is veroorzaakt door een werknemer, tenzij de schade het gevolg is van opzet of bewuste roekeloosheid.

De kinderen zullen dus de instelling waar Anna in dienst is aansprakelijk moeten stellen voor geleden schade. Zij zullen daarbij moeten bewijzen dat zij schade hebben geleden. Anders gezegd: zij hebben een bewijslast. De praktijk wijst uit dat dat vaak op problemen stuit. Bijvoorbeeld als de verslaglegging in het patiëntendossier gebreken vertoont. De rechter kan in zo'n situatie echter de bewijslast omdraaien: de zorginstelling zal dan moeten aantonen dat er zorgvuldig gehandeld is. Dat is uiteraard lastig als het dossier gebreken vertoont. Zorginstellingen hebben er dus belang bij dat hun medewerkers zorgen voor een goede verslaglegging.

12.6.5 KLACHTRECHT

Zorginstellingen en zelfstandig gevestigde beroepsbeoefenaren moeten beschikken over een klachtencommissie. Dit is geregeld in de Wet klachtrecht cliënten zorgsector. Het doel van deze wet is cliënten een laagdrempelige klachtmogelijkheid te bieden en de kwaliteit van de zorg te verbeteren. Een cliënt of zijn vertegenwoordiger kan bij een klachtencommissie een klacht indienen over iedere gedraging van de zorginstelling, de werknemers en personen die door de zorginstelling ingeschakeld zijn. Zo zouden de dochters van mevrouw Blok een klacht kunnen indienen over het feit dat de afdeling en de arts niet zorgen voor een goede communicatie. De klachtencommissie geeft een gemotiveerd oordeel over de klacht, maar een cliënt kan aan de uitspraak geen rechten ontlenen.

12.6.6 DISCIPLINAIRE MAATREGELEN

Een werkgever kan disciplinaire maatregelen treffen als een werknemer zich misdraagt of zijn plichten op grond van de arbeidsovereenkomst stelselmatig niet nakomt. Voorbeelden van disciplinaire maatregelen zijn een berisping, een 'op non-actief stelling' of een schorsing (al of niet met behoud van loon). In de casus zou het afdelingshoofd Anna een berisping kunnen geven. Hoe de werkgever moet omgaan met zijn bevoegdheid en welke maatregelen een werkgever kan nemen, zijn doorgaans geregeld in collectieve arbeidsovereenkomsten (cao's) en instellingsreglementen.

12.7 Slotbeschouwing

In dit hoofdstuk is aan de hand van een casus een aantal belangrijke juridische normen uiteengezet die van belang zijn voor beroepsbeoefenaren en instellingen in de gezondheidszorg. Uit de beschrijving blijkt dat Anna en haar collega's maar ook de artsen en de leiding van de afdeling betere zorg hadden kunnen leveren als zij op de hoogte waren geweest van deze normen en, uiteraard, de normen in de praktijk hadden uitgewerkt en toegepast.

Literatuur

Gezondheidsrecht in het algemeen

1 Sluijters B. (red). Gezondheidsrecht. Tekst en Commentaar. Deventer: Kluwer, 2004.

Rechtspositie en beroepsnormen verpleegkundige in het algemeen

2 Beumer FJA, Hartog-van ter Tholen RM den. Recht voor verpleegkundigen. Groningen: Wolters-Noordhoff, 2005.
3 Die AC de, Hoorenman EM, Veen EB van. Recht in de verpleegkundige praktijk. Maarssen: Elsevier gezondheidszorg, 2000.
4 Leistra E et al. Beroepsprofiel van de verpleegkundige. Utrecht: Elsevier/De Tijdstroom en LCVV, 1999.

5 V&VN/NU'91. Nationale Beroepscode van Verpleegkundigen en Verzorgenden. Utrecht: V&VN/NU;91, 2007. Te bestellen via www.nu91.nl en www.venvn.nl.

Wet BIG in het algemeen

6 Die AC de, Hoorenman EM. De Wet BIG. De betekenis van de wet voor beroepsbeoefenaren in de gezondheidszorg. Den Haag: Koninklijke Vermande, 2003.
7 Sindram IPC. BIG inzichtelijk; verpleegkundigen en verzorgenden IG onder de Wet BIG. Utrecht: Nieuwe Unie '91, 1998. Te bestellen via: 2www.nu91.nl

WGBO in het algemeen

8 Samenwerkingsverband implementatieprogramma WGBO. Van wet naar praktijk; implementatie van de WGBO. Utrecht KNMG, 2004. De publicatie (of een onderdeel daaruit) kan gedownload worden via www.levv.nl
9 Legemaate J. (red). De WGBO: van tekst naar toepassing. Houten/Diegem: Bohn Stafleu van Loghum, 1998.
10 Berkers PHM. Patiëntenbelangen in balans. De Wet geneeskundige behandelingsovereenkomst in de verpleegkundige praktijk. Utrecht: Nieuwe Unie '91, 1997.

Geheimhouding

11 Samenwerkingsverband implementatieprogramma WGBO. Toegang tot patiëntengegevens. In: Van wet naar praktijk; implementatie van de WGBO, deel 4: Toegang tot patiëntengegevens. Utrecht: KNMG, 2004. De publicatie kan worden gedownload via www.levv.nl.

Recht op informatie en toestemming

12 Samenwerkingsverband implementatieprogramma WGBO. Handleiding voor verpleegkundigen en verzorgenden over informatie en toestemming. In: Van wet naar praktijk: implementatie van de WGBO, deel 2: Informatie en toestemming. Utrecht: KNMG, 2004. De handleiding kan gedownload worden via onze website www.levv.nl (rubriek producten/publicatie/alle publicaties- overige publicaties).

Richtlijnen en protocollen

13 Buijse AM. De juridische betekenis van richtlijnen en protocollen, EADV Magazine 2006;4:192-5. Te downloaden via www.levv.nl/tuchtrecht.
14 Grol RTPM, Everdingen JJE van, Casparie AF. Invoering van richtlijnen en veranderingen: een handleiding voor de medische, paramedische en verpleegkundige praktijk. Utrecht: De Tijdstroom, 1994.

Tuchtrecht

15 Buijse AM, Tol M van. Tuchtrecht en de verpleegkundige standaard. TvZ Tijdschrift voor Verpleegkundigen 2005;9:18-29. Te downloaden via www.levv.nl/tuchtrecht.
16 Buijse AM, Tol M van. Tien jaar tuchtrecht voor verpleegkundigen. TvZ Tijdschrift

voor Verpleegkundigen 2007;11/12:45-55. Te downloaden via www.levv.nl/tuchtrecht.
17 Smidt Y de. Tuchtrecht vanuit vier perspectieven. Utrecht: NU'91, 2004.
18 VWS. Tuchtrecht in de gezondheidszorg. Rijswijk: VWS, 1997. Te downloaden via www.minvws.nl, trefwoord tuchtrecht

Verantwoordelijkheid en aansprakelijkheid
19 Die AC de. Aansprakelijkheid. Handboek Verpleegkundig consult (losbl.). Houten/Diegem: Bohn Stafleu van Loghum.
20 Buijse AM. Eindverantwoordelijkheid: een lastig begrip? Tijdschrift LVW 2006;4:4-7. Te downloaden via www.cbo.nl trefwoord 'verslaglegging';.
21 Legemaate J. Verantwoordingsplicht en aansprakelijkheid in de gezondheidszorg. Deventer: Tjeenk-Willink, 1997.

Verslaglegging
22 Kwaliteitsinstituut voor de Gezondheidszorg CBO/Verpleegkundig Wetenschappelijke raad. Herziening Consensus verpleegkundige verslaglegging. Utrecht: CBO, 1999.
23 Samenwerkingsverband implementatieprogramma WGBO. Deel 3: Dossier en bewaartermijnen. In: Van wet naar praktijk: implementatie van de WGBO. Utrecht: KNMG, 2004. De publicatie (of een onderdeel daaruit) kan gedownload worden via www.levv.nl

Vertegenwoordiging van de patiënt
24 Samenwerkingsverband implementatieprogramma WGBO. Modelrichtlijn voor hulpverleners over informatie en toestemming bij een meerderjarige wilsonbekwame patiënt, en Stappenplan bij de beoordeling van wilsbekwaamheid. In: Van wet naar praktijk: implementatie van de WGBO, deel 2: Informatie en toestemming. Utrecht: KNMG, 2004. Te downloaden via www.levv.nl

Voorbehouden handelingen
25 NU'91 en KNMG. Voorbehouden handelingen in de praktijk: richtlijnen voor de samenwerking tussen artsen, verpleegkundigen en ziekenverzorgenden. Utrecht: KNMG/NU'91, 1997. Te bestellen via www.NU91.nl
26 Boomen IJHC van den, Vlaskamp AAC. Onder voorbehoud, informatie over de bevoegdheidsregeling voorbehouden handelingen. Rijswijk: Ministerie van VWS, 1996. Te downloaden via http://www.minvws.nl/folders/meva/ondervoorbehoud.asp of via www.levv.nl

Diversen
27 Inspectie voor de Gezondheidszorg. Het mag niet, het mag nooit. Seksuele intimidatie door hulpverleners in de gezondheidszorg. Rijswijk: IGZ, 1998.

Decubitus internationaal

dr. J.T.M. Weststrate

Samenvatting

Decubitus is een groeiend wereldwijd probleem. Twee grote (inter)-nationale organisaties (EPUAP en NPUAP) die zich bezighouden met de preventie en behandeling van decubitus door een multidisciplinaire aanpak zijn gezaghebbend voor Nederland. Het samenbundelen van krachten is van strategisch belang in het beleid decubitus te voorkomen.

13.1 Inleiding

Decubitus is een mondiaal probleem. Waar mensen ziek zijn, komt decubitus voor. Decubitus krijgt steeds meer aandacht. Een belangrijke reden hiervoor is, dat het ontstaan van decubitus het succes dwarsboomt van de hedendaagse vooruitgang in de medische mogelijkheden. We zien dit aan het feit dat diverse overheden het ontstaan van decubitus als een parameter gebruiken die de kwaliteit van zorg aangeeft. Recent onderzoek[1] laat zien dat het aantal patiënten met een decubituswond stijgt. Waren er in de Verenigde Staten in 1994 gemiddeld 17 patiënten per 1000 ontslagen bij wie decubitus was geconstateerd, in 2003 waren dit er 26 per 1000, een stijging van maar liefst 63%. Ter vergelijking: het totaal aantal opnamen steeg in dezelfde periode met 11%. Dit voorbeeld laat zien dat decubitus (nog) niet op zijn retour is.

Dit hoofdstuk belicht het werk van twee grote invloedrijke (inter)nationale organisaties die structureel aandacht aan de preventie en behandeling van decubitus besteden. We bespreken hun doelstellingen, de activiteiten en producten die daaruit volgen, namelijk:
- de European Pressure Ulcer Advisory Panel (EPUAP);
- de National Pressure Ulcer Advisory Panel (NPUAP).

Een belangrijk kenmerk van deze twee (inter)nationale organisaties is dat zij bestaan uit een grote diversiteit aan professionals. Hierdoor wordt het decubitusprobleem vanuit verschillende gezichtspunten bekeken. Wetenschappers, docenten, verpleegkundigen, artsen, economen en vele anderen dragen hun expertise aan om de opmars van decubitus een halt toe te roepen. Per organisatie komen de volgende onderdelen aan bod: ontstaan, doelstelling, onderzoek, congres en de producten. Het doel van dit hoofdstuk is dat de verpleegkundige inzicht krijgt in wat er zich op het gebied van decubituspreventie afspeelt in deze twee organisaties.

13.2 De EPUAP

Het ontstaan

De European Pressure Ulcer Advisory Panel (EPUAP, http://www.epuap.org) is in 1996 in Londen opgericht. Omdat diverse Europese landen met verschillende achtergronden en culturen zijn vertegenwoordigd, is een draagvlak van groot belang voor de uitvoering van besluiten. In 2007 zijn twaalf Europese landen vertegenwoordigd in het bestuur. Opvallend is de grote afvaardiging van het Verenigd Koninkrijk en Nederland in het bestuur. De uitdaging voor de EPUAP in de komende jaren is de organisatie meer Europees draagvlak te geven door participatie van nog meer Europese landen. Afstand en taal kunnen hier een barrière vormen. Veel Europeanen zijn er nog niet aan gewend om zich Trans-Europees te bewegen. Dit maakt het soms lastig om besluiten vanuit andere culturen te waarderen. Taal vormt een tweede barrière, omdat bij inhoudelijke discussies vaak meer komt kijken dan het geleerde school Engels.

Doelstelling

De doelstelling luidt als volgt: 'to provide the relief of persons suffering from or at risk of pressure ulcers, in particular through research and the education of the public'. Centraal in de doelstelling van de EPUAP staat dat zij decubitus wil voorkomen door onderzoek en opleiding.

Onderzoek

In 2001 heeft de EPUAP in ziekenhuizen in vijf Europese landen (Engeland, Italië, Portugal, Zweden en België) onderzoek gedaan naar decubitusprevalentie. Voor dit onderzoek is een dataverzamelingformulier ontwikkeld dat van de website van de EPUAP gedownload kan worden.[2] In totaal zijn 5947 patiënten onderzocht, waarbij bij 1078 (18,1%) enige vorm van decubitus (graad 1-4) werd geconstateerd.[3]

Het congres
Jaarlijks organiseert de EPUAP een congres. Het congres heeft drie belangrijke functies. In de eerste plaats biedt het een platform voor het presenteren van onderzoeksresultaten aan een deskundig en geïnteresseerd publiek. Opmerkelijk is de verscheidenheid aan onderzoeksonderwerpen die worden gepresenteerd: van puur technische aard (het ontwikkelen van een afschuifkracht meter) tot onderwerpen die alles met directe patiëntenzorg hebben te maken. Een tweede belangrijke functie van het congres is dat het een ontmoetingsplaats is voor iedereen met belangstelling voor decubitus. In de derde plaats is het congres een plek voor commerciële bedrijven om hun producten op het gebied van decubituspreventie en -behandeling te tonen.

Producten
In het afgelopen decennium heeft de EPUAP een aantal voor de praktijk richtinggevende producten op de markt gebracht. Bovenaan staat de Europese richtlijn voor preventie en behandeling van decubitus. Hoewel deze aan herziening toe is, is het een product dat in veel landen de basis vormt voor de nationale richtlijn decubituspreventie en -behandeling. Inmiddels wordt in samenwerking met de NPUAP (zie hierna) aan een nieuwe richtlijn gewerkt. Door de onderbouwing met resultaten uit onderzoek wordt iedere aanbeveling met zoveel mogelijk bewijs (evidence-based) onderbouwd. Naast deze algemene richtlijnen is enige jaren geleden ook een voedingsrichtlijn ter preventie van decubitus tot stand gekomen.[4]

Naast de meer algemene richtlijn decubituspreventie en -behandeling hebben diverse werkgroepen van de EPUAP richtlijnen voor onderdelen ontwikkeld. Zo is er de richtlijn voor classificatie van decubitus met daarin opgenomen het verschil tussen wonden die zijn ontstaan door druk en schuifkrachten en wonden die ontstaan zijn door inwerking van vocht.[5] Online is een programma beschikbaar om de vaardigheid van het classificeren te testen.[6]

Andere producten zijn het tijdschrift *EPUAP review* dat het officiële communicatiekanaal is voor leden van de EPUAP. Dit wordt drie keer per jaar uitgegeven. De inhoud hiervan is ook te lezen op de website van EPUAP.[7] Verder is in 2006 het boek uitgebracht *Science and practice of pressure ulcer management*.[8] In dit boek komen vele auteurs aan het woord over een breed scala aan decubitus gerelateerde onderwerpen.

13.2.1 CONCLUSIE

De EPUAP heeft zich in de eerste tien jaar van haar bestaan nadrukkelijk gepresenteerd met veel wetenschappelijke bijdragen en als hét Europese orgaan om (wetenschappelijke) consensus te verkrijgen in de organisatie van decubituszorg. Gezien de samenstelling van het huidige ledenbestand is er een oververtegenwoordiging van Engeland. Om draagkracht vanuit de andere Europese landen te vergroten zal de EPUAP het lidmaatschap vanuit andere Europese landen moeten stimuleren.

13.3 De NPUAP

Ontstaan

De tweede (inter)nationale organisatie op het gebied van decubitus is de NPUAP (http://www.npuap.org). Deze organisatie is in 1987 opgericht en gevestigd in de Verenigde Staten. Het is de Amerikaanse equivalent van de EPUAP, met dat verschil dat hierin buiten de Verenigde Staten geen andere landen vertegenwoordigd zijn. De NPUAP bestaat uit een multidisciplinair team van experts afkomstig uit een grote diversiteit van afdelingen uit de gezondheidszorg.

Doelstelling

De doelstelling van de NPUAP wordt als volgt omschreven: 'to provide multi-disciplinary leadership for improved patient outcome in pressure ulcer prevention and management through education, public policy and research'. Om deze doelstelling te realiseren zijn er drie werkgroepen in het leven geroepen: onderwijs, algemeen beleid en onderzoek.

Onderzoek

De werkgroep onderzoek heeft zich de afgelopen jaren met name beziggehouden met het standaardiseren van onderzoek naar lig-, zit- en ondersteunende materialen De werkgroep richt zich op een aantal belangrijke criteria waarop ondersteunende materialen beoordeeld moeten worden. Deze criteria zijn: uitvalrisico, brandbaarheid, infectiepreventie, levensduur van het product, frictierisico tussen patiënt en product, drukverdeling capaciteit, huidvochtigheid en lichaamstemperatuur.
Verder heeft de NPUAP een literatuurstudie verricht naar decubitusprevalentie- en incidentieonderzoeken bij instellingen in de Verenigde Staten. De resultaten hiervan laten zien dat de incidentie in ziekenhuizen varieerde van 0,4% tot 38%, in instellingen voor langdurige

zorg van 2,2% tot 23,9% en in de thuiszorg van 0% tot 17%. De prevalentie varieerde in de ziekenhuizen van 10% tot 18%, in instellingen voor langdurige zorg van 2,3% tot 28% en van 0% tot 29% in de thuiszorg.[9]

Congres

De NPUAP organiseert iedere twee jaar in februari een (inter)nationaal congres. Tijdens deze bijeenkomst werken diverse sprekers een bepaald thema uit. De aanwezigen bespreken de voors en tegens met als eindresultaat een consensusverklaring. Bij de introductie van de organisatie op de website is een aantal van deze verklaringen te vinden. De meest recente verklaring betreft de beschrijving van diepe decubitus (deep tissue injury) en de integratie hiervan in de huidige Amerikaanse decubitusclassificatie.[10] Behalve het nationaal congres vinden er in allerlei staten regelmatig lokale conferenties plaats.

Producten

De NPUAP heeft de volgende producten beschikbaar:
- vier cd-roms met de onderwerpen: basiskennis decubitus, decubitusprevalentie en -incidentie en decubituspreventie en -behandeling;
- een video over decubituspreventie specifiek voor de mensen die langdurige zorg nodig hebben;
- een beschrijving van een onderwijscurriculum voor verpleegkundigen gericht op competentiegericht onderwijs;
- introductie en uitleg van de PUSH (Pressure Ulcer Scale for Healing) tool. Een eenvoudig te gebruiken instrument dat het genezingsproces van de decubituswond overzichtelijk in kaart brengt;[11]
- een bibliografie van artikelen over best practice en kwaliteit van decubituszorg, genezing van decubituswonden, incidentie en prevalentie, richtlijnen voor decubituszorg voor de praktijk, beoordeling en analyse van decubitusrisico, decubitusgradaties en diverse boeken over het onderwerp.

Verder heeft de NPUAP een aantal verhelderende uitspraken gedaan met betrekking tot de interpretatie en beschrijving van de verschillende fases van decubitus. Op de website zijn de volgende begrippen beschreven:[12]
- de verschillende graden van decubitus (staging system);
- hoe graad 1-decubitus geïnterpreteerd moet worden bij mensen met een donkere huid;

– de histologische onderbouwing dat bij de beschrijving van het genezingsproces van een decubituswond niet een aflopende decubitus stadiëring (van graad 4, naar 3, etc.) kan worden gebruikt. Een decubituswond geneest volgens de algemene regels van het wondgenezingsproces.

De NPUAP is een organisatie met als hoofddoel een eenduidig decubitusbeleid in de Verenigde Staten te bewerkstelligen. Zij heeft hiertoe een aantal praktische instrumenten ontwikkeld die toegankelijk zijn voor iedere professional. De organisatie werkt voornamelijk op basis van consensus en best practice. De uitdaging voor de NPUAP is om structureel internationale samenwerking te zoeken zonder de eigen doelstelling uit het oog te verliezen.

13.4 Slotbeschouwing

Samenwerking is een belangrijk instrument in de strijd tegen decubitus. Dit is dan ook de meest belangrijke uitdaging voor beide organisaties: EPUAP en NPUAP. Samenwerken op het gebied van onderwijs, onderzoek en patiëntenzorg. De uitdaging is om tot een gezamenlijk beleid te komen waarin het geheel meer waard is dan de som der delen.

Literatuur

1. Russo CA, Elixhauser A. Hospitalisations related to pressure sores 2003. HCUP statistical brief #3. April 2006. Agency for Healthcare and Quality, Rockville, MD (http://www.hcup-us.ahrq.gov/reports/statsbriefs/sb3.pdf).
2. http://www.epuap.org/study/study.html
3. http://www.epuap.org/review4_2/page8.html
4. EPUAP. Nutritional guidelines for pressure ulcer prevention and treatment, 2003.
5. http://www.epuap.org/review6_3/page6.html
6. http://www.decubitus.be/elearning/overzicht.html
7. http://www.epuap.org/reviews.html.
8. Romanelli M (ed). Science and practice of pressure ulcer management. Londen: Springer-Verlag, 2006.
9. Cuddigan J, Berlowitz D, Ayello E. Pressure ulcers in America; prevalence, incidence, and implications for the future. Advances in Skin & Wound Care 2001;July/August.
10. http://www.npuap.org/pr2.htm
11. http://www.npuap.org/PDF/push3.pdf
12. http://www.npuap.org/documents/PU_Definition_Stages.pdf

Register

aansprakelijkheid 278
afschuifvervorming 49
AIRE-instrument 215
alginaat 137
antisepticum 131
apotheker 190
Appraisal of indicators through research and evaluation, xie AIRE-instrument 215
audit 199, 202
autorisatie/legitimatie 210
azijnzuur 132

barrière 233
basaalmembraanzone 41
bekwaamheid 274
belasting, mechanische 53
bereidheid, omgeving 254
beslag 126
(bijna-)fouten, melden van 201
blaar of ontvelling 65

cadexomeer 132
CBO-richtlijn 2002 185
Centrale Indicatieorganen Zorg, zie CIZ 189
certificering 202
CIZ 189
classificatie 65
collageenvezel 42
Consumer Quality, zie CQ-index 205
contextanalyse, implementatieplan 255
corticosteroïden 123
CQ-Index 205
cytoskelet 40

Dakins-paraffine 132
dataverzamelingformulier 287
debridement 133

–, antiseptisch 136
–, autolytisch 135
–, biochirurgisch 136
–, chirurgisch 135
–, enzymatisch 135
debris 133
decubitus, diepe 65
decubitus incidentieformulier 186
Decubitus Wondscore, zie DWS 129
decubituswond
–, duur 30
–, ernst 30
–, kenmerken 30
–, lokalisatie 31
–, plaats van ontstaan 32
decubituszorg
–, organisatie in de GGZ 163
–, organisatie van de thuiszorg 159
–, organisatie van eerstelijnszorg 158
–, organisatie van verpleeg- en verzorgingshuizen 160
–, organisatie van verstandelijk genhandicaptenzorg 162
–, ziekenhuiszorg 164
definitie 24
dermis 40
deskundigheid 274
deskundigheidsgebied 274
dextranomeren 137
dossier 270
druk 48, 77, 84
drukkracht 24
drukschijfje 67, 68
duur 26
DWS 129

eigenschap, mechanische 53
elastinevezel 42
e-learningprogramma 188

Elektronisch Patiëntendossier 190
endotheelcel 43
epidermis 40
epithelisatie 118
EPUAP 286
etiologie 37
European Pressure Ulcer Advisory Panel, zie EPUAP 286
Eusol-paraffine 132
evaluatie, richtlijn 257

factor
 –, belemmerend, bevorderend 249
 –, extrinsieke 55
 –, intrinsieke 56
fagocytose 118
fout 233, 236, 243
frictieletsel 78

gangraena per decubitum 36
gedragsverandering, voorloper 252
geheimhouding 271
graad 65
granulatiefase 118

handelingen
 –, risicovolle 276
 –, voorbehouden 275
Harmonisatie Kwaliteitsbeoordeling in de Zorgsector, zie HKZ-model 203
hemostase 117
HFMEA 239
hieldecubitus 103
HKZ-model 203
honing 133
houding
 –, liggende 92
 –, zittende 95
huid 40
 –, donkere 290
huidskleur 71
huidtemperatuur 71
hydrocolloïden 137
hydrofiber 138
hypochloriet oplossing 132

IGZ 200
implementatie 210
implementatiemonitor, checklist 260
implementatiestrategie 250
incident 238
 –, melden van 237
incidentie 25
incubator 39
indicator 205, 210, 215
 –, externe 217, 220
 –, interne 217
indicatorbreuk 218
indicatorenset 219
inflammatie 117
informatie, recht op 271
INK-model 203
innovatie, beïnvloedende factoren 247
Inspectie voor de Gezondheidszorg, zie IGZ 200
Instituut Nederlandse Kwaliteit-model, Zie INK-model 203
International Standards Organization, Zie ISO 203
intervisie 201
inzagerecht 271
ischemie 57
ISO 9000-serie 203

jodium 132

keratinocyt 43
ketenomkering 154
ketensamenwerking
 –, kenmerken 156
 –, knelpunten 173
 –, succesfactoren 169
ketenzorg 154
 –, definitie 154
klachtencommissie 282
klachtenregeling 201
kosten 32
kussen, drukverlagend 99
kwaliteit van zorg 199, 200, 201, 215
kwaliteitsjaarverslag 199
kwaliteitsmodel 202, 203
kwaliteitssysteem 198
Kwaliteitswet zorginstelling 196

lamina lucida 40
Landelijk Prevalentieonderzoek Zorgproblemen 184
Landelijke Eerstelijns Samenwerkingsafspraak, zie LESA 207
leiderschap 183
Leidschendamconferenties 196
LESA Decubitus 207

Lokale Vacuüm Therapie, zie LVT 138
LPZ 224
LVT 138
lymfesysteem 59

maatregel
 –, disciplinaire 283
 –, huidbeschermende 78
 –, niet-effectieve 104
 –, preventieve 84
maceratie 120
materiaal, ondersteunend 289
matras, drukverlagend 96
maturatiefase 118
mechanica 47
meetinstrument 27
melding incidenten cliënten, zie MIC-commissie 201
melding incidenten patiënten, zie MIP-commissie 201
meten 26
MIC-commissie 201
MIK-V 204
MIP-commissie 201
myofibril 44

National Pressure Ulcer Advisory Panel, zie NPUAP 286
Nederlands Instituut voor Accreditatie van Ziekenhuizen, zie NIAZ 204
netwerk, regionaal 183
NIAZ 204
normaalkracht 48
NPUAP 286

onclassificeerbaar 79
ondermijning 126
ontlasting 72
osteïtis 129
osteomyelitis 129

patiëntenenquête 204
patiëntenrechten: WGBO 269
PDCA-cyclus 225
periodeprevalentie 26
Perspekt 204
pijn 71, 140
populatie 27
povidon 132
Pressure Ulcer Scale for Healing, zie PUSH 290

Pressure Ulcer Status Tool, Zie 129
prestatie-indicator 184, 200, 205
prevalentie 25
prevalentiecijfer 29
preventie 77
preventieprotocol 188
procesindicator 219
proliferatiefase 118
protocol 206
PSST 129
PUCLAS 72
PUHS 130
puntprevalentie 25
PUSH tool 290

reactiefase 117
Regionaal Decubitus Netwerk 187
remodelleringsfase 118
reperfusieschade 57
richtlijn 206
 –, decubitus 206
 –, evidence-based 206
richtlijn en protocol, omgaan met 277
richtlijnontwikkeling 207, 209
 –, historie 208
risico-inventarisatie 238, 239
risicoschaal 70
risicoscorelijst 86
rol van de verpleegkundige 157
roodheid
 –, niet-wegdrukbare 65, 91
 –, wegdrukbare 67

samenwerking 291
schaafwond 78
schadedrempel 37
schadevergoeding 282
schuifkracht 24, 48, 52, 77, 84
schuim 138
shear 49
spierweefsel 44
stadium 65
standaard, professionele 232, 267
strafrecht 281
stratum corneum 40
stratum germinativum 40
stratum granulosum 40
stratum spinosum 40
streefnorm 218
structuurindicator 218

therapietrouw 124
tissue injury, deep 79
toestemming 271
tuchtcollege 280
tuchtnorm 280
tuchtrecht 280
tulle 136

uitkomstindicator 219
unstageable 79
urine 72

Veilig Incident Melden, zie VIM 237
Veiligheid Management Systeem, zie VMS 236
verantwoorde zorg 197
verantwoordelijkheid 278
verbetercyclus 224
verbetertraject 224
 –, stappenplan 225
veroudering 47
verslaglegging 270
vertegenwoordiger 273
vetweefsel, subcutaan 43
VIM 237
vingerdrukmethode 68
VMS 236
vochtletsel 72

voeding 107
voedingsrichtlijn ter preventie van decubitus 288
voorlichtingsfolder 186

waterstofperoxide 132
WCS-richtlijn 188
weefselconsistentie 71
weefselletsel, diep 79
weefseltolerantie 85
weefselvervorming 84
Wet BIG 274
Wet op de geneeskundige behandelingsovereenkomst, zie WGBO 269
WGBO 269
whole system benadering 155
wilsonbekwaamheid 273
wisselhouding 100
wondanamnese 124
wonddesinfectie 131
wondinfectie 127
wondirrigatie 131
wondreiniging 131
wrijfkracht 25, 52

zilver 133
zorgsysteem 232
Zwart-Geel-Rood-model 140

GPSR Compliance

The European Union's (EU) General Product Safety Regulation (GPSR) is a set of rules that requires consumer products to be safe and our obligations to ensure this.

If you have any concerns about our products, you can contact us on

ProductSafety@springernature.com

In case Publisher is established outside the EU, the EU authorized representative is:

Springer Nature Customer Service Center GmbH
Europaplatz 3
69115 Heidelberg, Germany

www.ingramcontent.com/pod-product-compliance
Ingram Content Group UK Ltd.
Pitfield, Milton Keynes, MK11 3LW, UK
UKHW051249180426
11947UKWH00020B/1621